协和实用早产儿护理手册

主　编　郭　娜　蔡永华　冯淑菊

中国协和医科大学出版社
北　京

图书在版编目（CIP）数据

协和实用早产儿护理手册 / 郭娜, 蔡永华, 冯淑菊主编. -- 北京：中国协和医科大学出版社, 2025. 5. -- ISBN 978-7-5679-2597-7

Ⅰ. R473.72-62

中国国家版本馆CIP数据核字第2025X9S980号

主　　编　郭　娜　蔡永华　冯淑菊
责任编辑　沈冰冰
封面设计　邱晓俐
责任校对　张　麓
责任印制　黄艳霞
出版发行　**中国协和医科大学出版社**
（北京市东城区东单三条9号　邮编100730　电话010-65260431）
网　　址　www.pumcp.com
印　　刷　天津画中画印刷有限公司
开　　本　710mm×1000mm　1/16
印　　张　24.25
字　　数　400千字
版　　次　2025年5月第1版
印　　次　2025年5月第1次印刷
定　　价　128.00元

编者名单

主　编　郭　娜　蔡永华　冯淑菊

副主编　景亚琳　王亚静

编　者（按姓氏笔画排序）

于素杰　王亚静　田春辉　冯淑菊　李　悦

李海洋　杨　冰　张　倩　陈　瑶　周　瑛

周　叇　胡米佳　莫雅睿　郭　娜　唐　娜

崔国风　淡海涛　景亚琳　谢羽庭　蔡永华

前　言

随着早产儿医学和监护技术的蓬勃发展，早产儿的存活率不断提高，改善预后、提高生活质量已成为早产儿专业领域工作者不断努力追求的目标。早产儿护理是早产儿医学的重要组成部分，提供专业、高质量的护理在早产儿的治疗、监护和改善预后中都起到了非常重要的作用。

近年来，关于早产儿护理的书籍不断涌现，促进了早产儿护理学的发展，但是，既往书籍大多着重于护理基础理论知识的阐述，实践方面的内容相对薄弱。本书基于北京协和医院新生儿重症监护病房多年的临床实践经验，充分结合国内外最新的指南和专家共识，就早产儿护理和操作技术进行了系统梳理及临床实践总结。本书内容分为上下两篇，上篇为分系统临床护理知识，内容包括早产儿娩出、转运、监护、评估、常规护理、呼吸支持护理、营养及喂养护理、皮肤护理、血管通路及导管的建立与护理等方面，同时将疼痛管理、发育支持、家庭参与式护理及院感防控相关内容贯穿其中；下篇为专科护理技术操作，结合早产儿护理的特殊性，内容包括专科护理技术操作的实施要点、并发症的预防和处理等。

本书所有编者均具有丰富的临床经验，他们在完成繁忙的临床和教学工作之余，精心撰写，成书之际，向所有编者表达由衷的感谢。本书在编写上始终秉承严谨、务实的态度，内容力求精益求精，突出实用性，以手册的形式成书，方便临床工作人员随身携带和快速查阅。尽管如此，由于编者的水平、时间有限，不足之处在所难免，欢迎广大读者提出宝贵的建议和意见，我们将进一步修订完善。

编　者

2024年8月

目　录

上篇　早产儿护理总论

下篇 专科护理技术操作

上篇

早产儿护理总论

第一章

早产儿的婉出及转运

第一节　娩出后即时护理

一、保暖

（1）由于早产儿体表面积大，散热快，如不及时保暖，体温下降会更快。所以，需要提前提高产房温度至25～28℃；提前预热辐射暖台，预热用于擦干早产儿的毛巾和包被；预热早产儿转运暖箱。

（2）早产儿出生后立即用干毛巾擦干体表水分并迅速移除湿毛巾，并置于准备好的远红外辐射暖台上进行抢救。对于体重＜1500g、胎龄＜32周的极低出生体重儿应将头部以下躯干和四肢用塑料薄膜包裹以起到保暖作用。需注意避免医源性高温，以防引发呼吸抑制。

二、清理呼吸道及呼吸支持

观察患儿自主呼吸是否规律，胸廓起伏是否良好，有无呼吸困难及呻吟。可在患儿颈肩部垫软枕，置患儿头于轻度仰伸位（鼻吸气位），先口后鼻清理患儿呼吸道分泌物，保持呼吸道通畅。连接心电监护仪，监测经皮血氧饱和度，如患儿出现呼吸急促、呼吸暂停、血氧饱和度下降等情况，遵医嘱予患儿氧气支持，必要时进行正压通气及气管插管呼吸支持。

三、脐带处理

延迟脐带处理对新生儿有益，可以增加新生儿期血红蛋白浓度及血清铁的储备，减少贫血的发生，且不会增加母婴危险。正常情况下，建议出生后45秒至3分钟结扎，新生儿窒息复苏者则需出生后立即结扎。根据病情需要，确认需要进行脐静脉置管术的早产儿出生后保留脐带残端3～5cm，推荐在出生后24小时内置管。

四、全身检查

检查早产儿有无严重畸形、产伤及皮肤损伤。如果有，应给予及时处理并做详细记录。

五、维持血压稳定

监测患儿血压，必要时遵医嘱予以扩容及血管活性药物，及时纠正患儿血压情况。

六、维持血糖稳定

早产儿宫内糖原不足，出生后代谢率增加，易发生低血糖，出生后应采集足跟血并结合母亲的孕产史、患儿的胎龄及体重等情况综合评估患儿血糖情况，必要时予患儿开通静脉通路补液治疗。

七、监测血气分析的变化

注意患儿有无呼吸性及代谢性酸中毒，及时予以呼吸支持及纠正代谢性酸中毒，以防由代谢紊乱引起的脑损伤。

八、稳定新生儿转运

对于符合STABLE原则稳定的患儿（STABLE原则详见本章第二节转运），与患儿母亲核对患儿的手腕带、母亲姓名、患儿性别、出生日期及一般情况后，进行转运。

（淡海涛）

第二节　转　　运

一、准备阶段

（一）转运联络

当班医护进行联络，了解患儿日龄、胎龄、性别、一般情况和病情严重程度等。

（二）转运前准备

1. 人员准备　转运小组成员应为经过专门培训的、具有熟练的专业和操作技术水平的新生儿科中高年资医生、工作3年以上的专科护士。

2. 转运设备　转运暖箱、负压吸引器、有创和无创呼吸机、便携式氧气筒、便携式脉氧仪、微量输液泵、急救箱（内有各种型号的气管插管、喉镜、复苏气囊、面罩、静脉留置针、一次性注射器、常用急救药品等），出发前需检查并确定所有设备完好，处于备用状态。

（三）转运前保证患儿病情稳定

STABLE原则是系统地应用各项操作及监测技术来维持患儿在转运过程中的生理稳定，为转运成功及患儿之后的康复提供有力的保证。其中，S代表血糖和安全，T代表体温，A代表气道，B代表血压，L代表实验室检查，E代表情感支持。

1. S（safe & sugar）　指转运过程中首先保证安全，维持血糖的稳定，确保血糖维持在2.6～7.8mmol/L。由于早产儿宫内糖原不足，出生后代谢率增加易发生低血糖，同时早产儿对糖的耐受性差，输入葡萄糖后易引起高血糖，因此，需严格持续监测血糖，根据血糖值调节糖速。

2. T（temperature）　指保持患儿体温的稳定。早产儿皮肤薄而不成熟，棕色脂肪量少，易发生低体温。寒冷会导致低血糖和严重呼吸窘迫综合征等并发症的出现。因此，需要严密监测患儿生命体征，抢救时注意保暖，转运暖箱需提前预热，并根据患儿胎龄、体重调节暖箱温度。

3. A（airway）　指保持患儿呼吸道通畅。气道分泌物会加重呼吸窘迫，根据不同的临床表现正确评估患儿的呼吸情况，及时给予相应的呼吸支持。及时清除呼吸道分泌物，确保呼吸道通畅。注意吸痰时动作轻柔。必要时协助医生进行正压通气、气管插管等操作，维持有效通气。

4. B（blood pressure）　指维持患儿血压稳定。连接心电监护仪监测患儿血压、心率及血氧饱和度。必要时开通静脉通路并给予生理盐水扩容、血管活性药物静脉输注。

5. L（lab works）　指确保患儿各项实验室检查指标均处于正常范围。通过血气分析了解患儿酸碱平衡状况有助于调节机械通气参数。通过X线检查可确认气管插管位置，辅助判断患儿病情。通过血常规了解患儿感染情况，给予相应治疗。

6. E（emotional support）　指情感支持。转运人员需对患儿进行风险评估，并对家长进行解释，提供支持和援助，帮助家庭渡过难关，并在征得家属理解和支持下进行转运。

二、转运时的护理

1. 保证安全　在转运过程中动作尽量轻柔，减少声音对患儿的刺激。将患儿置于转运暖箱后，以安全带裹好患儿身体，保证安全。患儿身体四周与暖箱侧壁垫棉垫保护，减少震动以增加安全感，保持患儿安静。

2. 保持呼吸道通畅　患儿头轻度仰伸位，头偏向一侧或侧卧位，防止呕吐。对于部分先天性喉软骨发育不良的患儿，即使在转运前清理过呼吸道，转运过程中仍有必要多次清理呼吸道，以保证呼吸道通畅。转诊途中空间狭窄，可通过观察患儿是否烦躁、自主呼吸是否加强及呼吸频率是否加快等表现来判断患儿是否需要清理呼吸道。

3. 保暖　低体温会引起患儿皮肤硬肿，甚至会造成体内脏器组织的损伤。因此，在转运过程中，要注意转运暖箱内的温度，采用肤温控制模式。转运途中尽量集中操作，减少开箱门的次数，以保证转运途中患儿的体温正常。可用包被包裹患儿，头戴帽子，减少热量和湿度的丢失。对于体重＜1500g、胎龄＜32周的极低出生体重儿应将头部以下躯干和四肢用塑料薄膜包裹以起到保暖作用。

4. 保持静脉通路通畅　在转运途中，路途颠簸可能会使静脉留置针出现针头移位或者其他的输液故障，为了确保患儿血糖稳定及药物的及时供给，医务人员应选择较为粗直的静脉，避免外渗，密切观察并保持转运途中静脉通路的通畅。

5. 病情观察　严密观察患儿病情，监护生命体征并做好记录。根据病情变化及时纠正患儿低血糖、低血压、代谢性酸中毒，以及降低颅内压、控制惊厥等症状。

三、转运后的衔接护理

转运前及转运途中需与NICU保持密切联系，无障碍通过绿色通道接收患儿，

NICU要做好充分的接诊准备。转运小组与NICU主管医生和护士做到严格交接班，包括患儿的病情、基本信息、一般情况，以及转运途中的抢救、治疗、用药情况。转运后填写转运记录，补充急救药品及物品，消毒转运暖箱并充电，使之处于备用状态。主管医生和护士应用STABLE原则评估患儿病情，为之后的治疗和护理提供依据。

（淡海涛）

第三节　入院时准备及护理

一、入院前准备

接到准备接收危重早产儿的通知后，NICU护士应立即充分做好接诊准备，包括：准备暖箱并预热，铺好床单位；根据患儿病情及胎龄准备有创或无创呼吸机，并根据机器类型准备好保护患儿皮肤的贴膜；准备心电监护及血压袖带和经皮血氧饱和度传感器；连接好负压吸引装置、吸氧装置等，确保抢救工作顺利进行。

二、入院时护理

（1）称体重。

（2）置患儿于预热好的暖箱中，快速擦干，根据胎龄和体重调节暖箱温湿度。

（3）连接心电监护，监测生命体征。

（4）评估患儿病情，与转运小组医护人员做好交接班，了解患儿出生和转运时的治疗和用药情况。

（5）根据患儿需要，必要时清理呼吸道，予以适宜的呼吸支持（包括吸氧、无创正压通气、有创机械通气等）。

（6）监测血糖，建立静脉通路，根据血糖水平遵医嘱静脉输入葡萄糖溶液。

（7）留置胃管，根据患儿情况予胃肠减压、抽吸胃内羊水胃液、洗胃等操作。

（8）如病情需要，配合医生给予肺表面活性物质、置中心静脉导管、放置胸腔引流管或腹腔引流管等。

（9）结束抢救工作后，及时准确书写护理记录。在抢救过程中，注意予患儿保暖，做好手卫生，予患儿保护性隔离。

（唐　娜）

第四节　窒息与复苏

一、窒息

新生儿窒息指胎儿因缺氧发生宫内窘迫或娩出过程中引起的呼吸、循环障碍，以致出生后1分钟内无自主呼吸或仅有不规则、间歇性、浅表呼吸，导致低氧血症者。

（一）病因

窒息的本质是缺氧，凡是能造成胎儿或新生儿血氧浓度降低的任何因素均可引起窒息。

1. 母体因素　孕母患有充血性心力衰竭、妊娠高血压、糖尿病、多胎妊娠等；孕母年龄＞35岁，有吸毒、吸烟或被动吸烟史；胎盘因素如前置胎盘、胎盘早剥、胎盘老化等。

2. 分娩因素　脐带并发症如脐带脱垂、脐带打结、脐带绕颈等；难产如剖宫产、滞产、急产、产程延长、子宫破裂等；产程中麻醉药、镇痛药及催产药使用不当导致新生儿呼吸中枢受抑制等。

3. 胎儿因素　早产、胎儿生长受限；巨大儿；先天畸形如先天性心脏病等；呼吸道梗阻；羊水或胎粪吸入；宫内感染或宫内失血所致神经系统受损。

（二）临床表现

窒息导致胎盘功能下降或新生儿呼吸受阻，组织内气体交换减少及肠道、肾脏、肌肉和皮肤内的小动脉可能收缩。当持续缺氧时，心功能会减弱，所有器官的血流量也会减少。患儿缺乏充分的血液灌流和组织氧合，会影响细胞功能且可导致器官损伤。

在胎儿期，缺氧早期表现为胎动增加，胎心率加快（≥160次/分）；晚期表现为胎动减少或消失，胎心减慢或停搏，羊水被胎粪污染呈黄绿色或墨绿色，均提示胎儿宫内缺氧。在新生儿期，新生儿缺氧主要表现为心率增快或减慢，呼吸不规律、呼吸暂停、肌张力减低、低血氧饱和度、低血压及皮肤颜色改变。

（三）Apgar评分

患儿由于缺氧程度不同，症状表现也不同。Apgar评分（表1-1）常用作判断有无新生儿窒息及窒息的严重程度。Apgar评分是以出生后1分钟内的心率、呼吸、肌张力、喉反射及皮肤颜色5项体征为依据。每项0～2分，满分10分，8～10分属正常，4～7分属轻度窒息，0～3分属重度窒息。出生后1分钟评分可区分窒息程度，5分钟及10分钟评分有助于判断复苏效果和预后。如5分钟评分仍低于6分，新生儿神经系统受损的风险较大。

表1-1　新生儿Apgar评分标准

体征	评分标准		
	0	1	2
心率	无	＜100次/分	＞100次/分
呼吸	无	慢，不规则	规则，啼哭
肌张力	瘫软	四肢略屈曲	活动活跃
反射	对外界刺激无反应	皱眉	哭声响亮
皮肤颜色	皮肤青紫/苍白	躯干红润，四肢青紫	全身红润

二、复苏

窒息的治疗原则为复苏，复苏需遵循新生儿复苏流程图（图1-1）。

整个复苏过程以“评估-决策-措施”的程序不断重复，评估基于以下3个体征：呼吸、心率、经皮血氧饱和度。其中心率对于决定是否进行下一步骤是最重要的。

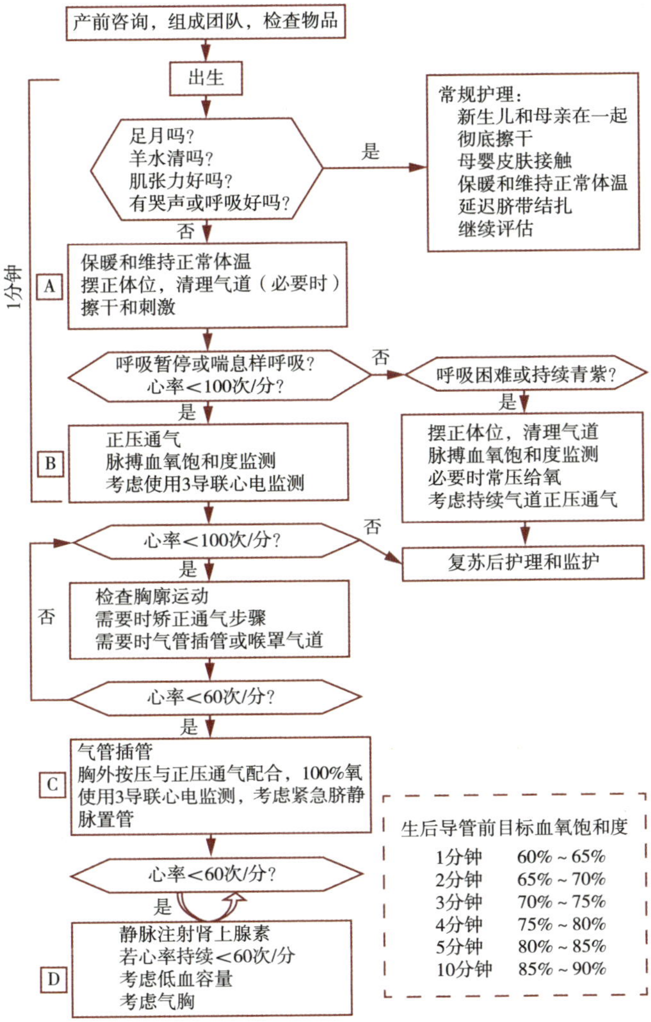

▶ **图1-1　新生儿复苏流程**

（一）复苏前准备

1. 产前咨询　胎龄、单双胎、羊水是否清亮、有无围产期高危因素。

2. 组建复苏团队　每个团队至少有1名熟练掌握新生儿复苏流程并具备有效领导能力的医务人员，确保复苏步骤正确，明确所有物品的功能状态。团队人员确保有效沟通，及时执行医嘱并在完成后反馈，保证有专人准确记录抢救时间、患儿的生命体征、各项操作及用药等。

3. 用物准备　按照复苏用物准备检查表准备用物（表1-2）。

表1-2　复苏用物准备检查表

种类	用物	是否准备
保暖	预热辐射暖台，预热毛巾或毛毡	
	温度传感器	
	帽子	
	塑料袋或保鲜膜，预热的床垫（＜32周）	
清理呼吸道	吸引球	
	10号或12号吸痰管连接低压吸引器，压力80～100mmHg	
	胎粪吸引管	
听诊	听诊器	
通气	氧流量10L/min	
	给氧浓度调至21%（如果是＜35周的早产儿，氧浓度调至21%～40%）	
	正压通气复苏装置（复苏气囊、T-组合复苏器）	
	足月儿和早产儿的面罩	
	8号胃管和大号空针	
气管插管	常压给氧的装置	
	经皮血氧饱和度仪及传感器，目标血氧饱和度值表格	
	喉镜0号、1号镜片（00号，可选）	
	气管导管（2.5号、3.0号、3.5号、4.0号），导管芯（铁丝）	
	气管插管插入深度表	
	防水胶布，插管固定装置，剪刀，卷尺	
	喉罩气道（1号），5ml注射器	
药物	1∶10 000（0.1mg/ml）肾上腺素，生理盐水	
	脐静脉插管和给药所需物品（脐静脉穿刺包）	
	心电监护仪和导联（可选）	

（二）初步复苏

1. 快速评估　是否足月；羊水是否清亮；是否有呼吸或哭声；肌张力是否好。如以上任何一项为否，则需要进行初步复苏。

2. 保暖并快速擦干、刺激　新生儿出生后立即放在辐射暖台上（产房温度设置25～28℃，辐射暖台温度设置32～34℃或腹部体表温度36.5℃），用干毛巾在5秒内开始彻底擦干新生儿，20～30秒内完成擦干动作，擦干顺序：眼→面部→头→躯干→四肢→背部（对于体重＜1500g、胎龄＜32周的极低出生体重儿应将头部以下躯干和四肢用塑料薄膜包裹以起到保暖作用）。

彻底擦干也是对新生儿的刺激，以诱发自主呼吸的过程。经过擦干后，部分新生儿会建立自主呼吸。经过擦干若仍无呼吸，可以采用的刺激呼吸的方法有用手轻拍或手指弹患儿的足底，摩擦背部和胸腹部数次。

3. 清理气道　置新生儿头轻度仰伸位（鼻吸气位），强调“必要时”先口后鼻清理呼吸道分泌物。建议使用洗耳球清理气道。避免过度刺激，过度用力吸引可导致喉痉挛，并刺激迷走神经，可能引起心动过缓。应限制吸管的深度和吸引时间（＜10秒），吸引器负压不超过100mmHg（1mmHg＝0.133kPa）。

4. 复苏有胎粪污染的患儿　当羊水胎粪污染时，首先评估新生儿有无活力。有活力时，即呼吸正常、心率＞100次/分、肌张力好，继续初步复苏，不需气管插管吸引胎粪，可用吸引球或大孔吸管清理口腔和鼻腔；无活力时，即无呼吸或喘息样呼吸，心率＜100次/分，肌张力弱，满足任意一条应在20秒内完成气管插管，用胎粪吸引管吸引胎粪需要在3～5秒完成，如必要可重复操作。如果不具备气管插管条件，而新生儿无活力时，应快速清理口鼻后立即开始正压通气。

5. 初步复苏后评价　初步复苏30秒，评价呼吸和心率。

（1）如呼吸好，心率＞100次/分，予以常规护理、母婴同室、继续观察。

（2）如有呼吸，心率＞100次/分，但有呼吸困难，持续发绀，予以清理气道、血氧饱和度监测、常压给氧或正压通气。

（3）如呼吸暂停或喘息样呼吸，或心率＜100次/分，应立即行正压通气（详见本节正压通气）。

6. 常压给氧　血氧饱和度持续低于标准值（图1-1）可通过氧气导管或氧气面罩常压给氧，流量一般为5L/min，如果吸氧时间长，氧气需要进行加温、加湿处理。

（三）正压通气

有效通气是心肺复苏步骤中最重要的也是最有效的一个步骤。

1. 正压通气装置 常用正压通气装置有复苏气囊和T-组合复苏器，不同装置各有优缺点（表1-3），使用前检查装置处于完好备用状态，复苏气囊注意打开压力控制阀，T-组合复苏器使用前预设好压力参数。

表1-3 正压通气装置对比

复苏装置	优点	缺点
复苏气囊	可以没有气源 减压阀避免过度充气	面罩须密闭才能有效通气 需储氧器才可供给浓度氧 不能常压给氧 不能提供PEEP
T-组合复苏器	预设PIP、PEEP 压力更稳定 可延长供气时间 尤其适用于早产儿复苏	需压缩气源 过程中不宜改变压力

2. 正压通气步骤 具体如下。

（1）操作者站在患儿头侧，放置肩垫，使患儿头轻度仰伸位（鼻吸气位）。

（2）选择大小合适的面罩，面罩应密闭遮盖患儿下颌、口、鼻，但不要遮盖眼睛（图1-2）。

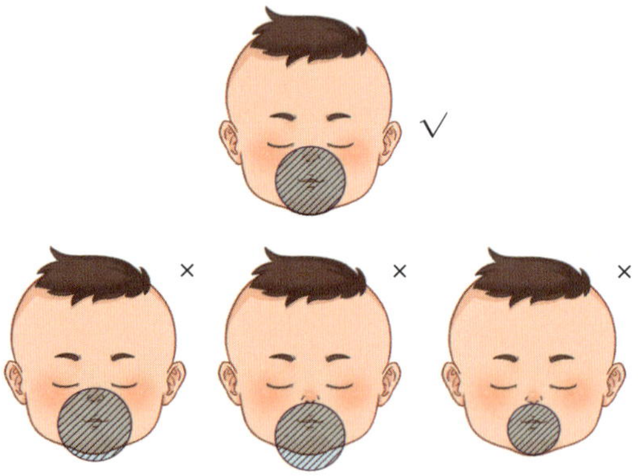

▸ 图1-2 正确使用复苏气囊面罩示意

（3）EC手法固定面罩，即面罩自下颌下部向上罩住患儿下颌间、口鼻，用拇指、示指环绕面罩边缘，其余3指放在下颌角下并轻轻上抬下颌，均匀用力下压面罩使其与面部密闭。另一只手操作复苏气囊或T-组合复苏器。

（4）通气频率40～60次/分，吸：呼时间比为（1～1.5）：2。操作者在念"1"时挤压气囊或堵塞T-组合复苏器的PEEP帽，在念"2、3"时放开，可望获得合适的呼吸频率（图1-3）。

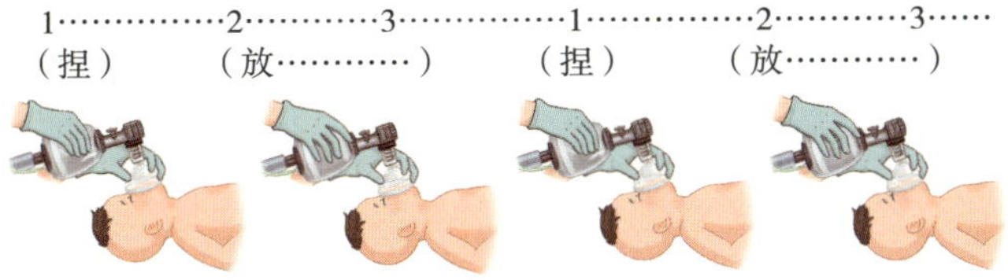

▶ 图1-3　维持通气频率示意

（5）观察胸廓有无起伏，如胸廓有起伏，继续正压通气30秒后评估心率；如胸廓无起伏，进入矫正通气步骤。

3. 矫正通气步骤　操作顺序（MRSOPA）如下。

M（调整面罩）：面颊和鼻背部最易漏气。

R（摆正体位）：轻度仰伸位（鼻吸气位）。完成M和R后尝试通气，如仍无胸廓运动，进行下一步操作。

S（吸引口鼻）：若存在黏稠分泌物阻塞，可进行吸引。

O（打开口腔）：微张口。完成S和O后再尝试通气，如胸廓仍无运动，进行下一步操作。

P（增加压力）：可每次增加5～10cmH_2O，直到胸廓运动。在完成P后尝试通气，如胸廓仍无运动，进行下一步操作。

A（替代气道）：完成5步仍无胸廓运动，予以气管插管或喉罩气道。

4. 正压通气效果评价　30秒有效正压通气后评估心率。

（1）如心率≥100次/分，且出现自主呼吸，可停止正压通气，继续观察。当血氧饱和度未达到目标值时，可常压给氧。

（2）如心率60～99次/分，继续正压通气，必要时矫正通气步骤，可考虑气管插管。

（3）如心率＜60次/分，开始胸外按压，进行气管插管，增加氧浓度至100%。

5. 用氧的建议　无论是足月儿或早产儿，正压通气均要在经皮血氧饱和度仪的监测指导下进行。足月儿开始用空气进行复苏，早产儿开始给21% ～ 40%浓度的氧，用空氧混合仪根据血氧饱和度调整给氧浓度，使血氧饱和度达到目标值。胸外按压时给氧浓度要提高到100%。

（四）维持循环

有效正压通气30秒后，患儿心率＜60次/分，应立即气管插管正压通气并同时进行胸外按压。气管插管详见第二十一章。

1. 按压位置　患儿胸骨下1/3（即两乳头连线中点下方），避开剑突（图1-4）。

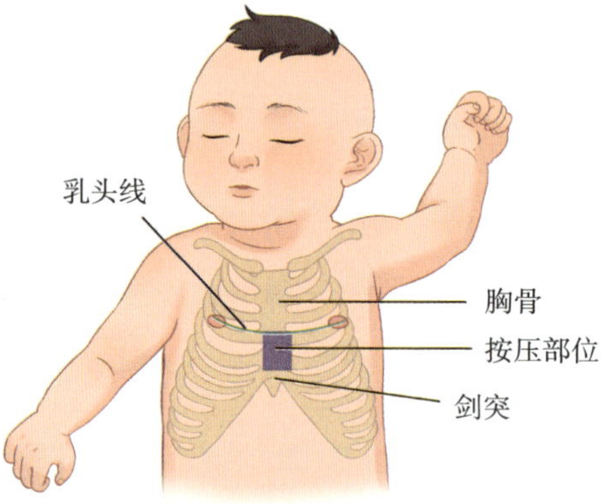

▶ 图1-4　胸外按压的正确位置示意

2. 按压方法

（1）双指法：右手示指和中指2个指尖放在胸骨上进行按压，左手支撑背部。

（2）拇指法：双手拇指屈曲并拢，用指端重叠或并列按压胸骨，双手环胸支撑背部。需注意按压及放松时拇指均不能离开胸壁，放松期手指要充分抬起，使胸廓完全扩张，让胸廓弹回并通气。《中国新生儿复苏指南（2021年修订）》推荐使用拇指法（图1-5）。

3. 按压深度　约为胸廓前后径的1/3（图1-6）。

4. 胸外按压与正压通气配合　双人配合完成，一人负责胸外按压，一人负责正压通气，从胸外按压1-2-3-呼吸，4个动作1个周期，应耗时约2秒，每分钟应有120个“动作”（90次按压和30次呼吸）（图1-7）。

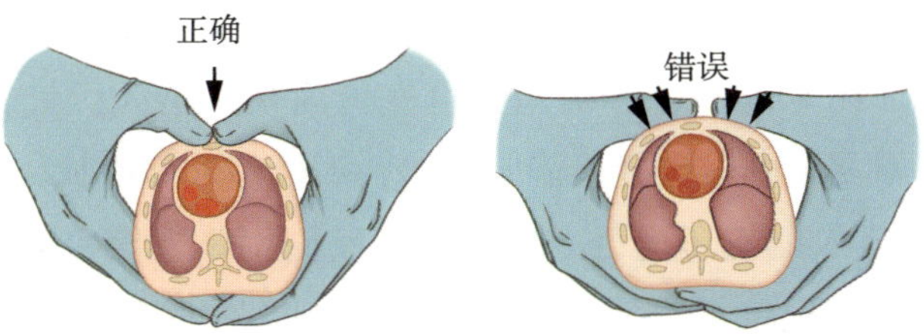

▶ 图1-5　正确的和错误的拇指法示意

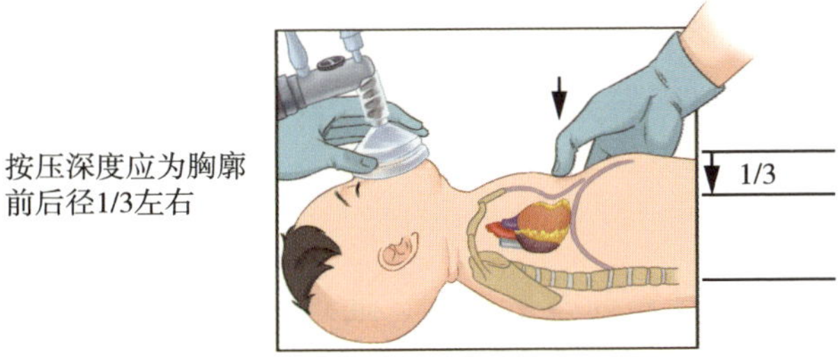

▶ 图1-6　正确的按压深度示意

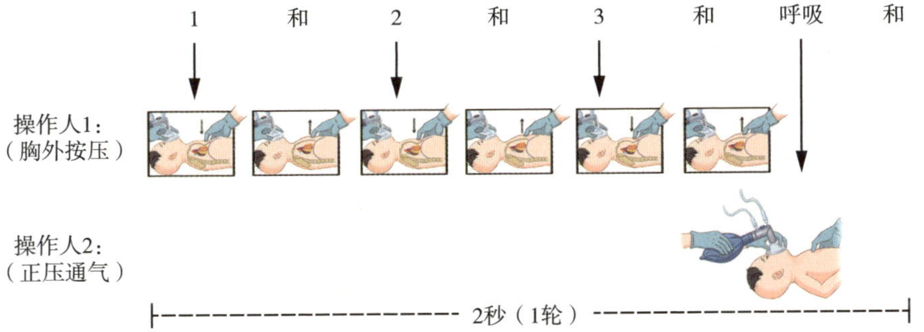

▶ 图1-7　胸外按压与正压通气配合示意

5. 胸外按压心率评估　胸外按压开始60秒后评估心率，评估心率时尽可能缩短胸外按压停止时间（不超过6秒），条件允许可使用心电监护仪监测心率，当心率≥60次/分时，停止胸外按压，以40～60次/分频率继续正压通气，并依据血氧饱和度调整用氧浓度；当心率＜60次/分时，检查正压通气和胸外按压操作是否正确，如都正确，做紧急脐静脉插管，给予肾上腺素。

（五）药物

1. 肾上腺素　已进行30秒有效的正压通气（FiO_2 100%），胸外按压60秒后心率＜60次/分，可静脉给予1∶10 000肾上腺素0.1～0.3ml/kg，首选脐静脉导管注入，如果静脉通路未建立，首次用药可气管内快速给入，气管内用药剂量为0.5～1.0ml/kg。重复给药应选择脐静脉通路，不推荐外周静脉。

2. 扩容 经有效的正压通气、胸外按压及使用肾上腺素无反应，心率持续降低，有急性失血病史及低血容量的表现［表现为皮肤苍白、毛细血管再充盈延迟（测前胸＞3秒）和脉搏微弱］需给予生理盐水扩容，首剂量为10ml/kg，5～10分钟缓慢注入。无低血容量表现或急性失血病史，不推荐常规扩容。因为对于受损的心脏给予大容量负荷，可影响心输出量，对新生儿不利。不推荐使用碳酸氢钠。心率增加、脉搏有力、苍白改善、血压增加等指征说明扩容有效。

（六）评价

评价贯穿新生儿窒息复苏整个过程，通过评估呼吸、心率、脉搏及血氧饱和度，采取相应复苏措施。另外，心肺复苏过程需注意保暖，避免使用高渗性药物，操作动作轻柔，维持患儿颅内压稳定。

（七）复苏后管理

对于有活力、呼吸反应好的患儿，应与母亲在一起进行皮肤接触、母乳喂养、保暖等常规护理措施。复苏后尚不稳定，转新生儿病房或NICU进行生命体征的密切监测和进一步治疗。

此外，医护需向家长讲解新生儿窒息相关知识，告知家长患儿目前病情及预后情况，做好知情同意工作，取得患儿家长的理解与信任，这还有助于帮助家长树立信心及使父母快速进行角色转变。

（淡海涛）

第二章

危重早产儿监护

第一节 基本监护

一、生命体征监测

1. 体表温度监测　新生儿可选择体温计测温、肤温传感器监测。

（1）体温计测温临床常选用腋窝作为测量部位，对于早产儿也可将颌下、颈部、背部作为测量部位。早产儿正常腋温为36.3～36.9℃。

（2）使用辐射暖台及暖箱时，肤温传感器以测量腹部肝区皮温为宜。正常皮肤温度为36.2～37.2℃。有研究提出零热流监测技术，零热流指将肤温传感器置于皮肤某区域时该处无热量散失，热流从身体中心到外周呈梯度下降，通常将肤温传感器置于肩胛与不导热的床垫之间进行监测。定时更换肤温传感器位置，避免皮肤压伤。该法特点是此处皮肤温度近于核心体温，测量正常值范围为36.5～37.5℃。

2. 心率监测　早产儿心率正常范围在100～160次/分，与胎龄、日龄、活动状态有关。

3. 呼吸监测　早产儿呼吸频率在40～60次/分，节律多不规则。早产儿呼吸急促是指呼吸次数＞60次/分；呼吸暂停是指早产儿呼吸停止≥20秒，或＜20秒且伴有发绀和心率≤100次/分。

4. 血压监测　分为无创血压监测和有创血压监测，一般用无创血压监测。对于严重高血压、严重低血压、血压骤升骤降及心脏手术的危重患儿适宜用有创动脉血压监测。不同胎龄、日龄早产儿血压正常范围不同（表2-1）。

表2-1　不同胎龄早产儿出生后1～7天和30天的血压值　　单位：mmHg

出生后日龄	血压	≤28周	29～32周	33～36周	37周
1	收缩压	38～46	42～52	51～61	57～69
	舒张压	23～29	26～38	32～40	35～45
	平均压	29～35	33～43	39～47	44～52

续　表

出生后日龄	血压	≤28周	29～32周	33～36周	37周
2	收缩压	38～46	46～56	54～62	58～70
	舒张压	24～32	29～39	34～42	36～46
	平均压	29～37	35～45	42～48	46～54
3	收缩压	40～48	47～59	54～64	58～71
	舒张压	25～33	30～35	35～43	37～47
	平均压	30～38	37～47	42～50	46～54
4	收缩压	41～49	50～62	56～66	61～73
	舒张压	26～36	32～42	36～44	38～48
	平均压	31～41	39～49	44～50	46～56
5	收缩压	42～50	51～65	57～67	62～74
	舒张压	27～37	33～43	37～45	39～49
	平均压	32～42	40～50	44～52	47～57
6	收缩压	44～52	52～66	59～69	64～76
	舒张压	30～38	35～45	37～45	40～50
	平均压	35～43	41～51	45～53	48～58
7	收缩压	47～53	53～67	60～70	66～76
	舒张压	31～39	36～44	37～45	40～50
	平均压	37～45	43～51	45～53	50～58
30	收缩压	59～65	67～75	68～76	72～82
	舒张压	35～49	43～53	45～55	46～54
	平均压	42～56	52～60	53～60	55～63

摘自：PEJOVIC B，PECO-ANTIC A，MARINKOTIC-ERIC J. Blood pressure in non-critically ill preterm and fullterm neonates. Pediatr Nephrol，2007，22：249-257.

5. *经皮血氧饱和度监测*　早产儿尤其是胎龄＜32周的极低出生体重儿，易发生早产儿视网膜病，需谨慎用氧，理想的血氧饱和度应维持在90%～94%。动脉导管未闭的患儿导管前和导管后血氧饱和度可出现差异，必要时需同时监测导管前及导管后血氧饱和度。

二、心电监护仪的使用

通过心电监护仪可监测患儿心率、呼吸、脉搏、血压和血氧饱和度。

1. 心电监测电极片三导联位置　分别为胸腹部右上（红色/白色：胸骨右缘，锁骨中线第2肋间靠近右肩）、左上（黄色/黑色：胸骨左缘，锁骨中线第2肋间靠近左肩）、左下（绿色/红色：左锁骨中线剑突水平处或左下腹）（图2-1）。

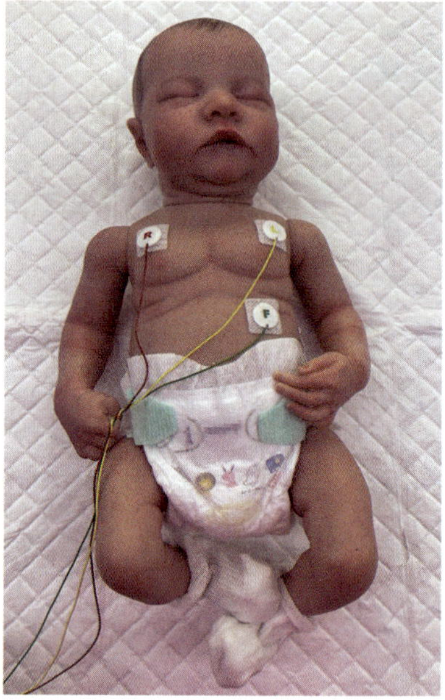

▶图2-1　心电监护电极片粘贴位置

电极片使用注意事项如下。

（1）对于扣式的导联导线，需先连接电极片和导线，再将电极片粘贴于相应部位。

（2）选取适于早产儿的电极片。

（3）部分患儿对电极片过敏，需定时观察电极片周围皮肤有无红肿、水疱等异常。

（4）早产儿皮肤薄嫩，电极片黏性大，为避免发生粘胶相关性皮肤损伤，粘贴电极前可预先涂抹皮肤保护剂，在移除电极片时可用除胶剂或抚触油浸透电极片后再轻轻移除。

2. *无创血压监测的要点*　①选择合适的袖带：用皮尺测量患儿的臂围，根据臂围选择合适的袖带（表2-2）。如果臂围可用多个规格型号或在临界值，应选择大1号的型号袖带。②优先测量上肢血压。③需在患儿安静时测量血压。④不要在有血氧饱和度传感器、输液、置管的肢体测血压。

表2-2　血压袖带型号与臂围对应表

袖带型号（#）	臂围尺寸（cm）	袖带尺寸（mm）
1	3～6	110×27
2	4～8	140×32
3	5～11	200×40
4	7～14	250×50
5	8～15	269×60

3. *经皮血氧饱和度监测注意要点*　①监测部位可选择手掌、足部、前臂、小腿。②固定传感器时应松紧适宜，以免影响局部血液循环或引起局部皮肤受压，每2～4小时更换测量部位，并检查局部皮肤受压情况。③传感器的发光器件要与光敏接收器相对，同时局部避免蓝光直接照射，防止干扰。④不要把传感器放置在使用动脉导管、静脉注射的肢体上。⑤若患儿有严重水肿、低体温、贫血、循环不良，测量数值会偏低。

三、代谢监测

1. *血糖监测*　早产儿宫内糖原储存不足，出生后代谢率高，易发生低血糖，应在出生后即刻监测血糖，同时早产儿对糖的耐受性差，静脉输注葡萄糖后又易发生高血糖，因此，血糖稳定前每2～3小时监测血糖1次，血糖稳定后每日至少监测2～3次。出生后1天内血糖低于1.7mmol/L，1天后低于2.2mmol/L可诊断为新生儿低血糖症；全血血糖＞7mmol/L可诊断为新生儿高血糖。血糖检测仪（纸片法）检测简便、快速，可作为筛查的手段，但确诊需要静脉血糖（化学法）测定血清葡萄糖值。

2. *胆红素监测*　监测手段有经皮胆红素监测和血清胆红素监测。经皮胆红素监测的优点是无创、便捷、可反复操作，部位是胸骨和前额，临床一般取两个部位的平均值；因经皮胆红素监测存在较多干扰因素，仅作为临床参考，血清胆红素监测仍是临床检测胆红素水平的金标准。

（唐　娜）

第二节　各系统监护

一、呼吸系统监护

1. 观察内容　护士要密切观察患儿的呼吸情况，内容包括：①有无呼吸急促、呼吸暂停。②呼吸是否规律，有无叹息样呼吸、双吸气抽泣样呼吸。③有无呼吸困难、三凹征、鼻翼扇动、点头、耸肩。④是否有呻吟、吐沫。⑤面色有无发绀。⑥气道分泌物情况。

2. 监测手段

（1）氧合状态监测：经皮血氧饱和度（SpO_2）监测在临床上最常用，可连续监测患儿血液中被结合的氧合血红蛋白的容量占全部可结合的血红蛋白容量的百分比。

（2）血气分析：观察有无呼吸性及代谢性酸中毒，足跟动脉化末梢血气分析有独特的优势。其正常参考值与动脉血气分析参考值略有不同：pH 7.35 ～ 7.45，氧分压35 ～ 45mmHg，二氧化碳分压35 ～ 50mmHg。

1）足跟动脉化末梢血气分析优势：①早产儿血液循环差、动脉搏动不易触及，增加了进针的难度，反复穿刺易致动脉损伤。②足跟毛细血管丰富，易暴露及固定，容易进行动脉化处理。③可多次反复采血，不易致皮下淤血。④足跟采血进出针速度快，针刺部位表浅，垂直进针对皮下组织切割损伤小，易压迫止血，采血时间只有20 ～ 30秒，减轻患儿的痛苦，有效避免其出现哭闹、挣扎等对结果的影响，为急危早产儿的抢救成功赢得时间。

2）足跟动脉化末梢血标本采集方法：①术者做好手消毒后轻揉并热敷足跟采血部位1 ～ 2分钟，增加采血部位毛细血管充盈度，使局部血流加快，达到动脉化。②常规消毒皮肤后用采血针刺入足跟的内或外1/3处，弃去第1滴血液后将0.2ml血液迅速收集到肝素化毛细采血管内，用专用胶塞密封两端管口，充分混合，立即送检。

（3）经皮气体分压监测：可无创、连续监测皮下组织的气体分压，其原理是用一个可加热的电极提升皮下组织温度，加快毛细血管血流速度，增加皮肤对气体的通透性，从而测得皮下组织的气体分压，与动脉氧分压和二氧化碳分压具有良好的相关性。

二、循环系统监护

1. 观察内容 护士要密切观察患儿心率、心律、血压情况，有无皮肤青紫、面色发绀、皮肤发花或发灰、呼吸困难、尿量减少、末梢循环差、水肿、心脏杂音等情况。如青紫是新生儿先天性心脏病最常见的表现，严重者可出现差异性青紫；心率增快，呼吸浅促、增快，奔马律，肺部啰音等提示早期心力衰竭，水肿是宫内心力衰竭的表现。

2. 监测手段

（1）心电监护：所有危重早产儿都要进行24小时心电监护，密切观察患儿心率、心律、血压情况。

（2）心电图：可检查到患儿心脏是否有扩大，是否出现心律失常、心动过缓、心动过速等疾病，还可以监测心率的变化。新生儿取仰卧位，若哭闹不合作可提前镇静，选择合适的电极片。心电图导联分为胸导联和肢体导联，位置如下。①胸导联：V_1导联位于胸骨右缘第4肋间，为红色。V_2导联位于胸骨左缘第4肋间，为黄色。V_4导联位于左侧胸骨中线与第5肋间交界处，为棕色。V_3导联位于V_2导联与V_4导联连线的中点处，为绿色。V_5导联位于腋前线与V_4水平连接的交界处，为黑色。V_6导联位于左腋中线且与V_4导联保持水平状态，为紫色。②肢体导联：心电图还有4个肢体导联，红色夹子放置于右上肢手腕处，黄色夹子位于左上肢手腕处，黑色夹子位于右下肢脚踝处，绿色夹子位于左下肢脚踝处。

（3）床旁超声心动图：若听诊有心脏杂音，可通过超声心动图筛查先天性心脏病，心脏结构是否有异常或者新生儿心力衰竭等。超声监测具有无创、无放射性的优点。

（4）血流动力学监测：仅适用于循环衰竭、明显水肿、严重低体温、外科术后及无创血压监测不理想等的情况。①有创动脉血压监测：反映循环系统的功能状态，可提高危重患儿救治的成功率，采用动脉置管，避免了动脉反复穿刺，并发症少，脐动脉插管技术的使用使新生儿有创血压监测的应用越来越广泛。有创血压监测动态反映血压变化，但不能单纯依靠动脉血压来判断循环系统的功能状态。②中心静脉压监测：中心静脉压（CVP）与右心室前负荷、静脉血容量及右心室功能有关。将导管自脐静脉插入至下腔静脉后，血管导管与传感器相连，再按有创血压测压步骤操作，即可显示CVP，正常值为5～8cmH_2O。

三、中枢神经系统监护

1. 观察内容　护士应观察患儿的意识、反应、哭声、肌张力、各种反射、头围、囟门、瞳孔等，以及患儿有无窒息、复苏、抽搐病史。肌张力的检查可以判断新生儿的神经系统是否异常及成熟度；瞳孔对光反射主要反应脑干和中脑功能，对光反射消失或迟钝，见于麻醉过深、昏迷、大脑受损的患儿，如严重脑膜炎、脑干病变、脑疝或脑死亡等，但要除外药物影响，如阿托品。早产儿抽搐表现不太典型，可能为四肢不规则抽动，像划船动作，面部肌肉抽搐、眼球震颤、眼睛前视、双手紧握不动等。个别早产儿还会有面色苍白或发红、出汗、呼吸不规则、皮肤发绀等表现。

2. 辅助检查

（1）头颅超声：是早产儿颅内出血的确诊依据，具有无创、便捷、经济、可重复多次、床旁操作等优点。

（2）脑电图：用于新生儿脑发育、脑损伤及神经预后的评估，可以辅助诊断新生儿惊厥，是一种简便、有效的神经功能评价技术。

（3）头颅MRI：唯一能够在活体上无创性观察脑白质发育的方法，为脑白质不同发育阶段和病理状态提供有力依据，MRI可诊断缺氧缺血性脑损伤、脑梗死和胆红素脑病。

四、消化系统监护

1. 临床观察　护士应观察患儿有无腹胀、肠型，定时测量腹围，腹胀时腹部张力有无增加，定时听诊肠鸣音，观察有无胃食管反流情况等。观察患儿有无呕吐，呕吐物和大便的性质和量，呕血与黑便同时存在可能是上消化道出血，呕血带胆汁可能是下消化道上段出血；呕出咖啡样物时一般出血量不大；胃残余物或呕吐物为粪渣样，可能是喂养不耐受；呕吐物为黄色、草绿色或咖啡色可能为肠梗阻。若新生儿出现进行性腹胀、呕吐物中含有胆汁或咖啡样物、腹泻、血便，提示可能出现新生儿坏死性小肠结肠炎。对于胃管喂养的患儿，不建议喂养前常规检查胃内残余量，易损伤胃黏膜，建议必要时进行。

2. 辅助检查

（1）影像学检查：腹部B超、X线检查、胃肠道钡剂灌肠及钡剂造影等。

（2）肝功能检查：所有危重患儿都需要动态监测肝功能，血清转氨酶增高4倍提示肝功能严重受损；很多遗传代谢病患儿会出现血氨增高，血氨＞100μg/ml可出现惊厥和昏迷等表现；早期新生儿的高胆红素血症绝大多数是间接胆红素增高，当间接胆红素＞342μmol/L时，或早产儿有缺氧、酸中毒等合并症且间接胆红素＞171μmol/L时，可引起胆红素脑病，因此，对于早期高危新生儿应监测血清胆红素，给予相应的防治措施。

（3）食管下段pH值监测：24小时连续监测食管下段pH值，可反映胃食管反流的发生频率、时间、反流物在食管中停留的状况及反流与临床症状之间的关系，有助于区分生理性和病理性反流。

五、泌尿系统监护

1. 观察内容　护士应每小时记录出入量，观察24小时尿量、有无水肿等。新生儿水肿多为生理性，几天内可自行消退，病理性水肿好发于四肢、腰背、颜面和会阴部等，应每日测量体重，监测尿量，观察体重增长幅度。多数新生儿在出生后24小时内会排尿，如果未排尿或之后尿量＜1ml/（kg·h），要警惕循环系统及肾功能的异常。第2天每日尿量＜25ml或每小时＜1ml/kg为少尿，每日尿量＜15ml或每小时＜0.5ml/kg为无尿，少尿或无尿持续24～36小时需考虑新生儿急性肾衰竭。

2. 肾功能监测　高危新生儿应监测血肌酐和血尿素氮。血肌酐正常值在26.5～88.0μmol/L，血尿素氮正常值为1.0～3.6mmol/L，如果血肌酐每日增加44.2～88.4μmol/L应考虑有肾损害，如果血肌酐≥88μmol/L，血尿素氮≥7.5mmol/L，或血肌酐每日增加≥44μmol/L，血尿素氮增加≥3.75mmol/L应考虑急性肾衰竭。

3. 尿常规检查　新生儿清洁中段尿中离心沉渣中白细胞≥15/HP或亚硝酸盐

为阳性时考虑为新生儿感染，但尿中白细胞高有假阳性的可能，多考虑污染，应及时复查。

六、血液系统监护

1. 观察内容　护士应观察患儿皮肤，如面色有无苍白，有无皮疹、出血点、肝脾大，穿刺部位有无出血不止，有无胃出血、便血等。

2. 血液检查　常规监测血常规，重点监测血三系、血涂片，必要时行骨髓穿刺检查。怀疑新生儿出血症和弥散性血管内凝血时，需检查D-二聚体及凝血功能。

（唐　娜）

第三节　感染指标监测

早产儿免疫功能差，感染早期症状和体征不典型，病情发展迅速，不及时救治，有可能导致感染性休克、弥散性血管内凝血等多器官功能衰竭甚至死亡。对存在窒息、胎膜早破、母亲产前有感染等病史者，更应密切观察新生儿的病情变化，并监测患儿的感染指标。有些新生儿出现可疑感染的症状时，实验室检查结果还未见异常，因此，出现症状就要考虑感染的可能，及时抽血化验，给予抗生素治疗。

一、可疑感染的症状

（1）反应变弱、肌张力减弱。

（2）皮肤苍白、发花或发灰。

（3）体温升高或体温不升。

（4）末梢循环差或肢端发凉。

（5）喂养不耐受。

（6）血氧饱和度下降或频繁出现呼吸暂停。

二、实验室检查

1. 血培养　血培养是诊断新生儿败血症的金标准。阳性可确诊败血症，但阴性不能除外败血症。留取血培养要求尽量在应用抗生素前严格消毒下采血，最好从2个不同静脉取2份血培养标本，以除外污染可能，且至少取1.0ml血送检。

2. 白细胞（WBC）计数及分类　患儿存在感染时，白细胞计数明显增高，但严重革兰阴性菌感染者，WBC＜5×10^9/L更为常见。若WBC＜5×10^9/L，或白细胞增多（不超过3天者WBC＞25×10^9/L；超过3天者WBC＞20×10^9/L），应除外败血症。白细胞计数中的未成熟中性粒细胞/中性粒细胞比例≥0.2，要高度警惕细菌感染。

3. 血小板（PLT）计数　25%的新生儿败血症病例可出现血小板减少（≤150×10^9/L），血小板动态变化可作为预测感染的有效指标之一。

4. C反应蛋白（CRP）　是急性时相蛋白中变化最显著的一种。CRP在正常人血清中含量极微。在组织损伤、炎症、感染或肿瘤破坏时，CRP可在6～8小时升高，高峰在24小时出现。一旦炎症得到控制，血中CRP水平迅速下降，因此，CRP可作为早期感染诊断的指标，也可提示感染治疗是否有效。

5. 降钙素原（PCT）　当机体发生微生物感染和各种炎症反应时，PCT在血液循环中的水平升高数千倍，但降钙素不升高。细菌感染后，PCT早于CRP出现，较CRP和WBC有更高的特异度和灵敏度。因此，PCT也是评估预后和指导抗生素的疗程指标。

6. 其他检查　白介素-6是一种多功能细胞因子，在炎症反应中具有抗炎和促炎双重作用。其变化比CRP早，是新生儿细菌感染早期诊断的敏感指标。微量红细胞沉降率（ESR）≥15mm/h提示新生儿败血症，但不如CRP敏感。

（唐　娜）

第三章

早产儿的评估

第一节　早产儿的定义及分类

一、早产儿的定义

WHO妇幼机构于1961年建议，胎龄＜37周（259天）出生的新生儿均称为早产儿。而出生体重＜2500g的新生儿统称为低出生体重儿，包括足月低出生体重儿、早产低出生体重儿。

二、早产儿的分类

早产儿有不同分类方法，分别根据胎龄、出生体重、胎龄与出生体重的关系及出生后周龄进行划分。

（一）根据胎龄分类

胎龄（GA）是从孕母末次月经第1天起至分娩为止，以周来计算。胎龄也是评价早产儿结局和预后的主要指标之一。根据胎龄可将早产儿分为4类。

1. 超早产儿　胎龄：＜28周。
2. 极早产儿　胎龄：28～＜32周。
3. 中期早产儿　胎龄：32～＜34周。
4. 晚期早产儿　胎龄：34～＜37周。

（二）根据出生体重分类

出生体重是指出生1小时内的体重，绝大多数早产儿出生体重均低下。根据出生体重可将早产儿分为3类。

1. 低出生体重儿（LBWI）　出生体重＜2500g。
2. 极低出生体重儿（VLBWI）　出生体重在1000～1499g。
3. 超低出生体重儿（ELBWI）　出生体重＜1000g。

（三）根据胎龄与出生体重的关系分类

1. 小于胎龄早产儿（SGA） 指出生体重小于在相同胎龄平均体重的第10百分位的婴儿。

2. 适于胎龄儿（AGA） 指出生体重在相同胎龄平均体重的第10～90百分位的婴儿。

3. 大于胎龄儿（LGA） 指出生体重大于在相同胎龄平均体重的第90百分位的婴儿。

不同胎龄新生儿出生体重及百分位数见图3-1。

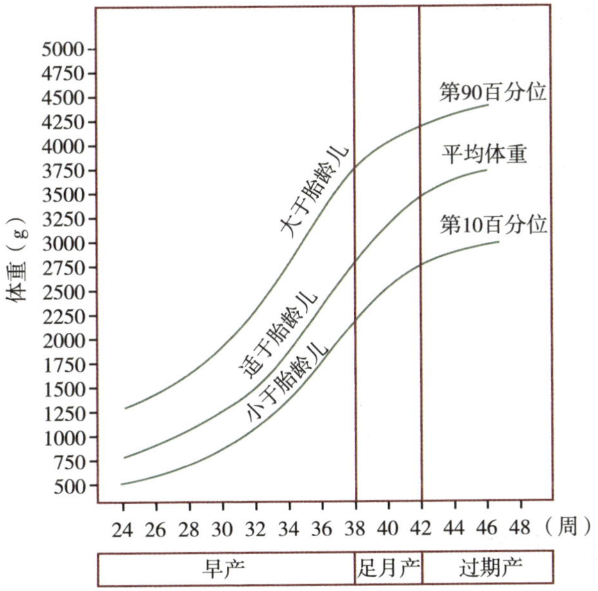

▶图3-1　新生儿出生体重与胎龄曲线

（四）根据出生后周龄分类

1. 早期新生儿（early newborn） 指出生后2周以内的新生儿。

2. 晚期新生儿（late newborn） 指出生后第2周开始至第4周末的新生儿。

（谢羽庭）

第二节 体格检查

新生儿出生后进行体格检查有助于发现新生儿期表现的任何问题或异常。新生儿需在出生后24小时内完成全身体格检查。体格检查应该在安静、舒适、室温维持在25℃以上的环境下进行，为防止低体温，可以使用辐射暖台保暖。光线充足但不会对新生儿眼睛造成刺激。新生儿应全身裸露，便于观察。检查过程中应动作轻柔，速度要快，时长控制在5～10分钟。体格检查包括以下10项内容。

一、生命体征测量

体温、脉搏、呼吸、血压、经皮血氧饱和度（详见第二章第一节基本监护）。

二、意识状态检查

正常情况有深睡眠、浅睡眠、瞌睡、安静觉醒、活动觉醒和哭6种意识状态，意识障碍分为嗜睡、迟钝、昏睡和昏迷4种状态。

1. 嗜睡　容易被唤醒，但不易保持觉醒状态。
2. 迟钝　非痛性刺激可唤醒，但醒来迟钝，不能保持觉醒状态。
3. 昏睡　疼痛刺激才能唤醒。
4. 昏迷　疼痛刺激也不能唤醒。

三、生长发育指标测量

1. 体重　应为净重，单位为克。
2. 身长　为头顶至足跟的距离，测量时患儿平卧，双下肢伸直，以厘米为单位，记录到0.1cm。
3. 头围　将软尺零点固定于右侧齐眉弓上缘处，软尺从头部右侧经枕骨粗隆最突出部再经左侧眉弓回到零点，以厘米为单位，记录到0.1cm。

四、皮肤检查

1. *一般情况*　皮肤外观与胎龄密切相关，观察皮肤发育情况是否与胎龄相符。

2. *皮肤颜色*　判断肤色时应避免灯光影响，黏膜是反映肤色最可靠的部位。常见的肤色异常包括6种。

（1）多血症：常见于红细胞增多症患儿。

（2）黄疸：胆红素沉积导致皮肤和巩膜黄染，从头面部向下肢逐渐发展。

（3）苍白：是灌注不足、循环衰竭、酸中毒的表现，可能由窒息、休克、贫血所致。

（4）花斑：常见于败血症、血容量低、体温过低者，但早产儿由于血管收缩舒张不稳定及不同皮肤组织供血不平衡，花斑也可能属于正常现象。

（5）手足发绀：外周循环功能不良表现，发绀局限于手足、口周部位，可能由寒冷、休克、红细胞增多所致。

（6）中心性发绀：常见于心源性、肺源性、感染、代谢性、神经和血液等方面异常。

3. *皮下脂肪*　皮下脂肪充盈提示营养状况良好，早产儿一般皮肤薄而透明，多皱褶，缺少皮下脂肪。

4. *胎脂情况*　正常颜色为白色或黄色，溶血性疾病、胎粪污染可导致其颜色改变。胎脂随胎龄的增加逐渐减少。

5. *胎毛情况*　体表绒毛覆盖面积与胎龄有关，早产儿全身覆盖胎毛，胎龄32～37周逐渐消退，足月儿上肢和背部可能有胎毛。

6. *其他*　检查有无皮疹、病变、胎记和色素沉着等。常见的皮肤问题包括6种。

（1）新生儿红斑：不规则红斑且上面有丘疹和/或脓疱，是一种常见的良性自限性皮肤疾病，在1周内可自行消退。

（2）皮肤瘀斑：与血管损伤有关。

（3）出血点：全身广泛分布提示血小板减少症，进行性增多需进一步检查。也可能由产伤所致。

（4）蒙古斑：最常见的胎记。深蓝色或瘀紫样斑疹，常位于骶尾部，在4岁以前消失。

（5）草莓状血管瘤：高于周围皮肤，有边界，不规则，鲜红色肿块，可发生于身体任何部位，胎龄越小发生率越高。

（6）粟粒疹：微小的脂肪性囊肿，黄白色针头大小皮疹并不伴有红斑，常见于下颌、鼻、前额和面颊，在出生后数周内会消失。

五、头面颈部检查

1. 观察头部的形状和对称性

（1）剖宫产儿头形较圆，臀位生产头形较扁，头位顺产呈先锋头，表现为头部延长、枕骨突出、矢状缝重叠，通常出生后数天内消失。早产儿持续时间更长，可达数周。

（2）小头畸形与遗传代谢病有关，也可能与围产期脑损伤有关。

（3）巨颅可能与脑积水或神经内分泌性疾病或染色体疾病有关。

2. 触诊检查　有无颅骨骨折、颅骨软化、缺损等。

3. 囟门检查　囟门的大小及张力。

（1）囟门过大见于先天性甲状腺功能减退等，囟门过小多见于小头畸形、甲状腺功能亢进等。

（2）囟门饱满是由颅内压增高引起，囟门凹陷是脱水的表现。

4. 头部产伤检查

（1）头皮完整性：助产工具可能带来头皮撕裂或摩擦伤痕。

（2）头皮水肿：由分娩过程中长时间挤压所致。水肿超过颅缝，边界不清，可伴有瘀斑、出血点或青紫。出生时最明显，24～48小时内逐渐消失。

（3）头皮血肿：骨膜下出血，单侧出现、位置固定、触感较硬，一般不超过颅缝，不伴瘀斑。出生后出血可能会增加。一般在2～3周内消失。

（4）帽状腱膜下出血：出血发生于腱膜和骨膜之间，血肿可超过骨缝线延伸至颈部和耳朵，边界不清，可迅速增大并伴有急性失血症状。

5. 面部检查

（1）面部的轮廓形状、对称性：哭闹时面部不对称提示面神经麻痹。

（2）检查眼距、鼻背、耳位：有无眼距过宽、过窄或耳位过低等特殊面容。

6. 眼部检查　大多新生儿出生后存在眼睑水肿，生后数天内消失。应检查瞳孔大小、对光反射，巩膜有无黄染，结膜有无充血，有无分泌物，眼球活动是否正常。

7. 耳部检查　检查耳的位置、形状和大小有无异常，外耳道有无异常分泌物。耳部的形态异常与遗传性综合征密切相关。初步评估听觉可通过患儿对响亮声音是否眨眼。

8. 鼻部检查　检查鼻的外观、对称性，鼻孔是否通畅。有无鼻基部过宽或过窄、鼻唇沟平坦等异常。

9. 口腔检查　观察口唇形状、颜色、黏膜完整性。检查硬腭和软腭有无腭裂。

（1）鹅口疮：白念珠菌感染所致。

（2）唇裂或腭裂：中线腭裂常与神经系统中线结构缺陷有关。

（3）舌系带过短：如果影响喂养和舌运动，需行舌系带切开术。

10. 颈部检查　早产儿的颈部相对较短，观察颈部对称性、皮肤外观、运动范围、有无肿块和瘘口。触诊锁骨，评估完整性，有无皱褶、肿胀。斜颈，多由于头经常在一侧导致颈部活动受限。

六、胸部检查

1. 观察胸廓的形状、对称性　正常胸廓为圆形，左右对称，前后径约等于左右径。早产儿常见漏斗胸或胸壁塌陷。

2. 观察呼吸情况　患儿安静时检查，正常呼吸频率为40～60次/分，呼吸不费力，节律可不均匀，多呈腹式呼吸。如出现呼吸频率增快、胸骨下和肋间凹陷、鼻翼扇动和呻吟提示呼吸窘迫。

3. 听诊呼吸音　正常呼吸音清、双侧对称、吸气和呼气稍有不同。听诊呼吸音是否存在和对称，是否有湿啰音、干啰音、喘息音、喘鸣音等异常呼吸音。

4. 触诊双侧锁骨　如果有触诊不清或捻发音，患儿可能存在锁骨骨折。

5. 乳头乳晕检查　是评估新生儿胎龄的一项重要依据。双侧乳腺增大和泌乳源于母体激素水平影响，持续数周后自行消失，单侧乳腺红肿、发硬为感染症状。

七、腹部检查

1. 视诊　正常腹部呈圆形、稍膨隆，双侧对称，触之较软。腹胀多见于肠梗阻、新生儿坏死性小肠结肠炎等，需警惕外科急腹症；舟状腹常见于食管闭锁、膈疝等患儿，观察患儿有无脐膨出、脐疝等。

2. 触诊　评估腹壁张力、内脏位置和大小。在安静状态下触诊，下肢屈曲，让腹部肌肉放松。肝下缘可在右锁骨中线肋下1～2cm触及。体检时发现早产儿哭闹不易安抚应考虑疼痛存在。

3. 听诊　相对于足月儿，早产儿的肠鸣音较少。

4. 脐带检查　刚出生的新生儿脐带为蓝白色，有光泽、湿润，会随着日龄的增加逐渐干燥，正常脐带在出生后7～10天脱落。

八、脊柱、四肢、臀部检查

1. 脊柱检查　早产儿应处于俯卧位，一手托住患儿，另一手沿脊柱自上而下触诊脊柱，评估脊柱弯曲曲度、活动程度是否正常，有无畸形。

2. 背部检查　评估背部皮肤状况及双侧肩胛骨之间对称性。

3. 四肢检查　安静状态下处于屈曲位检查上、下肢，两侧肢体长度是否相等，有无多指/趾、并指/趾、指/趾分叉、指/趾过短、通贯掌，肢体有无过短、变形，有无足内翻、足外翻等表现，检查有无肱骨或股骨骨折。

4. 臀部检查　皮肤皱褶是否对称，同时通过触诊检查有无髋关节脱位。

九、肛门、外生殖器检查

胎龄影响外生殖器外观成熟度。

（1）男性早产儿观察睾丸是否下降到阴囊内、有无鞘膜积液、阴囊水肿或疝。睾丸质韧、表面光滑、双侧大小相似。观察阴茎大小与尿道口位置、有无尿道上裂或尿道下裂。

（2）女性早产儿大阴唇未完全覆盖小阴唇，分开阴唇可见阴蒂，若阴蒂颜色偏深或伴有与阴唇融合，应考虑先天性肾上腺增生症，需及时处理。

（3）评估肛门位置、大小、通畅度，以排除肛门闭锁或肛瘘。

十、神经系统检查

1. 观察有无异常运动　如抽搐、震颤、肌阵挛、异常姿势、自发运动减少和异常步态反射等，在睡眠中或哭泣后刚刚安静下来时的震颤是正常现象。

2. 肌力、肌张力和特殊神经反射检查　包括觅食反射、吸吮反射、拥抱反射、握持反射、交叉腿反射等。

（谢羽庭）

第三节　胎龄评估

出生后的胎龄评估对确定早产程度极为重要。由于通过孕母末次月经日期评估胎龄存在较大误差，应对新生儿再次进行胎龄评估。新生儿期生长发育快，日龄过大会影响评估的准确性，因此，评估应在新生儿出生后48小时内完成。评估方法有：①Dubowitz21评分法。②Ballard胎龄评分法。③Finnstrom法。④简易评估法。胎龄评估主要以体表特征和神经成熟度为依据。目前最常用的评估方法是Ballard胎龄评分法和简易评估法。

一、Ballard胎龄评分法

Ballard胎龄评分法，包括6个体表特征及6种神经运动发育特征评分（表3-1、表3-2），通过验证可用于胎龄20～44周的新生儿评估（表3-3）。需在新生儿清醒、安静状态下进行评估。

二、简易评估法

简易评估法的优点在于简单易行，2～3分钟即可完成，仅限于胎龄＞27周的新生儿。胎龄周数＝总分＋27，各项评分介于2个分数之间可取均值（表3-4）。

表3-1 Ballard胎龄评分法——外观成熟度评价

体征	分数						
	-1	0	1	2	3	4	5
皮肤	有黏性的、透明的	凝胶状的、红色半透明的	光滑的粉红色，静脉明显	光滑、皮疹或表皮脱屑，静脉较少	有皮纹的苍白色区域，静脉很少	羊皮纸样的深皮纹，静脉不可见	皮革样有皱褶的皮纹
胎毛	无	胎毛稀疏	胎毛丰富	胎毛已经变少	有少量无胎毛区域	大部分无胎毛覆盖	
足底纹	足跟至足尖 40～50mm：-1 ＜40mm：-2	＞50mm，无皱褶	足掌前半部可见轻微浅红色皱褶	前半部横向皱褶	皱褶面积2/3	全足掌均有皱褶	
乳房	无乳房组织	仅能感觉乳房组织存在	乳晕淡而平，无乳头	乳晕稍隆起，乳头1～2mm	乳晕隆起，乳头3～4mm	乳晕清晰，乳头5～10mm	
眼/耳	眼睑闭合 松弛：-1 紧闭：-2	眼睑打开，耳廓平坦呈皱褶状	轻微有弧度的耳廓；柔软，慢慢弹回原状	耳廓弧度良好，柔软，易于弹回原状	耳廓成形、致密，并可立即弹回	软骨化的耳朵，耳廓硬	
生殖器（男）	阴囊平整、光滑，无皱褶	阴囊内空虚，微微有皱褶	至少一睾丸位于阴囊高位，略有皱褶	睾丸下降，皱褶少	睾丸下降，全部覆盖皱褶	睾丸下降，皱褶深	
生殖器（女）	阴唇扁平，阴蒂突出	小阴唇和阴蒂突出	阴蒂突出，阴唇扩大	大阴唇不能覆盖小阴唇	大阴唇能部分覆盖小阴唇	大阴唇能全部覆盖小阴唇	

表 3-2 Ballard胎龄评分法——神经系统评价

体征	分数							
	-1	0	1	2	3	4	5	得分
体位		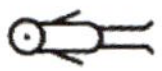	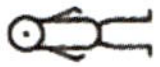	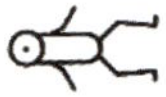	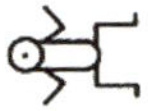	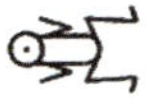		
方窗	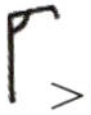 ＞90°	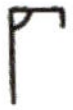 90°	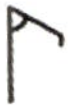 60°	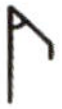 45°	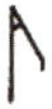 30°	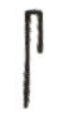 0°		
上肢屈曲		 180°	 140°～180°	 110°～140°	 90°～110°	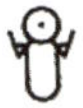 ＜90°		
腘角	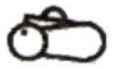 180°	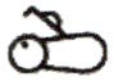 160°	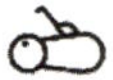 140°	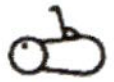 120°	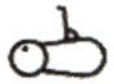 100°	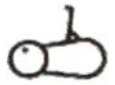 90°	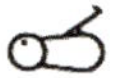 ＜90°	
围巾征	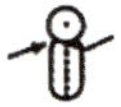	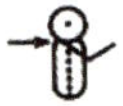	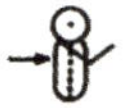	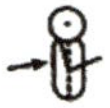	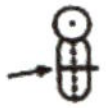	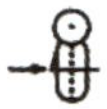		
足跟至耳	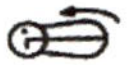	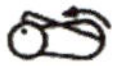	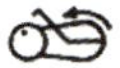	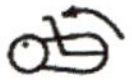	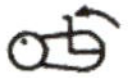	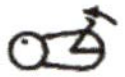		
							神经系统总分	

注：方窗指腕关节与前臂所成夹角。

表 3-3 Ballard胎龄评分法——总分与胎龄

总分	周数	总分	周数
−10	20	25	34
−5	22	30	36
0	24	35	38
5	26	40	40
10	28	45	42
15	30	50	44
20	32		

表 3-4 简易评估法

	0分	1分	2分	3分	4分
足底纹理	无	前半部红痕不明显	红痕＞前半部，皱褶＜前1/3	皱褶＞前2/3	明显深的皱褶＞前2/3
乳头形成	难认、无乳头	明显可见，乳晕淡、平，直径＜7.5mm	点状乳晕，边缘不突起，直径＜7.5mm	点状乳晕，边缘突起，直径＞7.5mm	
指甲		未达指尖	已达指尖	超过指尖	
皮肤组织	很薄，胶冻状	薄而光滑	光滑，中等厚，皮疹或表皮翘起	稍厚，皮肤皱裂翘起，手足最明显	厚，羊皮纸样，皱裂深浅不一

（谢羽庭）

第四章

早产儿常规护理

第一节 体温护理

体温护理是早产儿护理的关键环节。

一、早产儿体温调节特点

（1）体温中枢发育不成熟，缺乏寒战的物理产生机制和产热的内分泌调节功能，体温易随外界环境的变化而改变。

（2）棕色脂肪发育不成熟，糖原储备少，代偿产热的能力差。

（3）体表面积相对大，皮下脂肪菲薄，血管较多，易于散热，保温能力差。

二、体温异常表现

1. 低体温　是早产儿最常见的并发症之一，表现为皮肤色暗、少吮、少动，肢端凉，部分患儿可出现皮肤硬肿，严重者可出现多脏器损伤。胎龄越小，体重越低，低体温的发生率越高，并发硬肿症及多脏器功能损伤越严重。

WHO根据体温情况将低体温分为潜在寒冷应激（36～36.5℃）、中度低体温（32～36℃）和重度低体温（＜32℃）。当早产儿体温低于36.5℃时，需要引起足够重视，积极查找原因，加强保暖和体温监测。

2. 高体温　当患儿腋温超过37.3℃或者肛温超过37.8℃时，为体温过高，常表现为烦躁不安、异常哭闹、食欲减退、心动过速、呼吸急促、呼吸暂停，还有可能出现脱水、酸碱平衡失调、离子异常等内环境紊乱。当体温过高、持续时间过长，不仅可以引起惊厥，还可能造成永久性脑损伤，遗留神经系统后遗症，严重者可能会出现多器官功能损害，甚至死亡。

三、低体温的护理

（一）治疗

复温是治疗低体温的主要措施，复温原则为轻至中度低体温，产热良好的患儿用暖箱复温。将患儿放置在预热好的暖箱中，调节暖箱至30～34℃，利用暖箱自控调节或者人工调节箱温，患儿6～12小时恢复正常体温。重度低体温患儿，先以高出患儿体温1～2℃暖箱温度逐渐开始复温，每小时提高暖箱1℃，12～24小时患儿恢复正常体温。

（二）预防

1．暖箱应用　①辐射暖台：常用于查体、复苏及必须箱外的操作治疗时保暖。有增加蒸发散热，导致大量不显性失水的缺点，早产儿在使用时可用塑料薄膜覆盖体表皮肤以减少散热和水分丢失，并尽可能缩短使用时间。②闭式暖箱：出生体重＜2000g或体温维持不满意的早产儿需使用暖箱。暖箱使用前需提前预热。对于超/极低出生体重儿或者外界环境温度较低时，可使用暖箱套覆盖进行保暖，防止暖箱热量散失。箱温与室温差不能超过7℃，如果室温低于箱温7℃，箱温需增加1℃。

2．设置适宜的温度和湿度　适中温度是指机体氧耗及代谢率最低并能维持体温正常的环境温度。胎龄越小适中温度越高，且随日龄的增加适中温度逐渐降低（表4-1）。此外，湿度的设置也非常重要，湿度过低导致蒸发散热增加，皮肤水分丢失，影响保暖效果。早产儿需要根据胎龄、体重、出生日龄调整暖箱的温度及湿度以维持正常体温，极低和超低出生体重儿不同日龄的暖箱温度及湿度见表4-2。

表4-1　不同出生体重早产儿适中温度

出生体重（g）	温度（℃）			
	35	34	33	32
1000	出生10天内	10天	3周	5周
1500	—	出生10天内	10天	4周
2000	—	出生2天内	2天	3周

摘自：张巍，童笑梅，王丹华.早产儿医学．2版．北京：人民卫生出版社，2018：15.

表4-2 极低和超低出生体重儿不同日龄的暖箱温度和湿度

日龄	极低出生体重儿		超低出生体重儿	
	温度（℃）	湿度（%）	温度（℃）	湿度（%）
0天	35	90	35	100
5天	35	80	35	90
10天	33	70	34	80
20天	33	65	33	70
30天	32	55～65	32	65

摘自：李杨，彭文涛，张欣.实用早产儿护理学.北京：人民卫生出版社，2014：72.

3. 密切监测体温变化

（1）正确测量体温：①测量部位，临床常用部位为腋窝，也有将颌下、颈部、背部选作为测量部位。②测量工具，常用的是电子体温计和水银体温计，推荐使用电子体温计。③测量时间，视使用不同工具而定，电子体温计或水银体温计需5～10分钟。④测量时机，测量要在患儿安静状态下进行，避开喂奶后、哭闹、长时间暴露操作后。⑤体温范围，正常腋温为36.3～36.9℃，患儿身体无汗，手足温热。

（2）皮肤温度持续监测：皮肤温度下降是低体温的先兆，辐射暖台和暖箱中的早产儿主要监测右上腹部皮肤温度，避开棕色脂肪分布区域，如腹股沟、腋窝、颈部大血管周围，美国妇产科和儿科学会推荐维持皮肤温度36.0～36.5℃。

（3）零热流体温监测技术：零热流是指将肤温传感器置于某处无热量散失的皮肤区域进行体温监测，此处皮肤温度接近核心温度。通常做法是将肤温传感器置于肩胛与不导热的床垫之间进行监测。正常核心温度为36.5～37.5℃。

4. “鸟巢”的使用　在暖箱中放置绒布制作的U字形椭圆状“鸟巢”，还原子宫内模式，使患儿处于屈曲位，减少四肢伸展（体表面积相对增大）造成的散热，亦可减少打开暖箱操作门时的空气对流，减少体温波动，为患儿提供更加舒缓的过渡阶段，帮助患儿逐渐消除脱离母体后的不适感。

5. 袋鼠式体位　适用于病情比较平稳的早产儿，保暖效果可靠，简便易行，不受环境条件影响。早产儿不穿衣物，仅穿好纸尿裤，戴帽子，穿袜子，尽量最大面积进行肌肤接触，两手臂置于头部两边，头偏向一侧，直接趴在母（父）亲裸露的前胸，再盖上棉被或者毛毯。

6. 襁褓保暖　早产儿体重＞2000g，无须暖箱保暖者，可采用襁褓保暖。早产儿可放置婴儿床内，穿衣盖被保暖。因头部面积占比较大，暴露容易丢失热量，应给予戴帽保暖。襁褓保暖的患儿需注意监测体温变化，及时发现低体温的出现。

7. 沐浴时保暖　①出生胎龄＜28周的早产儿，矫正胎龄满28周前不沐浴。②出生或矫正胎龄为28～36周$^{+6}$的早产儿，若体重＜2000g，可使用护肤油剂采用擦浴方式每天擦脸、擦拭脖子和皮肤皱褶部位，避免低体温发生。③若体重≥2000g，可选择襁褓式沐浴。襁褓式沐浴是指将早产儿用柔软的毛巾包裹后沐浴，沐浴过程中仅暴露清洗部位，沐浴结束后立即用干燥、预热的毛巾包裹。相较于擦浴和盆浴，襁褓式沐浴在维持早产儿体温、增加安全感方面更具优势。早产儿第一次沐浴应推迟至出生24小时后，以预防低体温、减少水分流失，日常每4天沐浴1次。

8. 暖链联合保暖　应用现代保暖设备，组成暖链，减少各护理环节造成的体温波动。如暖箱和辐射暖台二合一伺服控制式暖箱、转运暖箱、自动调节温度的蓝光箱、被服加热箱、可加热U形盐包等。暖链联合保暖的灵活性可以迅速回应患儿不断变化的需求，患儿沐浴后可穿上预热的衣物，蓝光治疗时可使用恒温的蓝光箱，患儿出暖箱包襁褓时可使用温和的U形保温盐包保暖过渡。通过以上技术，保障患儿住院治疗期间无体温低下或者体温波动。

9. 预防低体温的精细化措施　①控制操作时间：合理制订计划，实施集中操作，降低开关暖箱门及解开襁褓次数，将患儿外暴露次数限制在最少，时间限制在最短。②减少操作散热：操作前，温暖双手，接触患儿物品应先提前预热。暖箱内患儿，所有操作均需在暖箱内完成。包襁褓的患儿，注意遮盖保暖，如果暴露操作时间过长，则需要在辐射暖台上进行。③呼吸辅助装置的加温加湿：良好的温湿化气体可以减少患儿蒸发性散热和不显性失水，维持体温恒定。使用前开启温湿化设备，保证湿化装置中溶液充足，设定温度37℃，接近人体体温，保证吸入气体温和湿润。④保障输注液体温度：输注较低温度的液体时会带走患儿身体大量热量，尤其是在换血时。有研究显示，脐静脉输注未经加热的液体，患儿腹部温度出现明显降低。因此，输液、输血时应采用加温装置，使用血液制品前需提前预热，减少患儿热量丢失。

四、高体温的护理

（一）治疗

首先应该明确发热的原因，做好感染性发热与保暖过度的鉴别，积极应对（表4-3）。

表4-3 保暖过度与感染性发热的鉴别

保暖过度（不适用因保暖过度引起的超高热者）	感染性发热
肛温升高	肛温升高
手足热	手足较凉（外周血管收缩所致）
腹壁皮肤温度低于足部皮肤温度（＜2℃）	腹壁皮肤温度超过足部皮肤温度（＞3℃）
皮肤红润	皮肤较苍白
姿势伸展	精神萎靡
外观健康	一般状态欠佳

摘自：邵肖梅，叶珺，丘小汕. 实用新生儿学. 5版. 北京：人民卫生出版社，2018：110.

此外，因环境温度高或者其他非感染因素引起的发热，常有脱水、高钠血症、代谢性酸中毒等症状。而感染引起的发热，会有血常规和CRP异常，如败血症、血培养呈阳性反应。

（1）保暖过度：立即采取物理降温措施，使用暖箱的患儿可降低箱温，或者打开箱门对流散热，根据患儿体重，正确调节暖箱温湿度。未使用暖箱的患儿，可以摘下帽子或者打开包被散热，但注意腹部保暖。

（2）感染性发热：积极查找引起高温的因素，配合医生治疗引起发热的原发病。

（二）预防

（1）早产儿由于体温调节中枢不完善，容易受外界环境影响，调节好室温，保持24～26℃。

（2）根据患儿情况选择合适的保暖措施，并加强监测，随着体温变化动态调整，避免出现保暖过度。

（3）使用暖箱时，注意肤温传感器粘贴正确，避免脱落造成暖箱持续加热。未使用暖箱等保暖设备时，注意随着季节变化及时更换衣物包被，避免衣物过厚过多造成高体温。

（4）为患儿摆舒适体位，或者使用“鸟巢”“安抚奶嘴”等辅助工具，安抚患儿，减少哭闹的发生，避免体温波动。

（崔国凤）

第二节　体液护理

一、早产儿体液总量与分布

体液是人体的重要组成部分，保持体液平衡是维持生命的重要条件。新生儿体液占体重的80%左右，胎龄越小，体液总量相对越多。体液分为细胞外液和细胞内液，细胞外液包括血浆和间质液，血浆和细胞内液的比例相对稳定，其中变化的是间质液。间质液主要成分是水，含有少量的盐、糖、脂肪和酶。早产儿从宫内生活到产出早期，主要是水和电解质的调节过程。因此，机体总液量的变化主要是间质液的改变。由于不显性失水、肾脏功能改善、尿量增多等因素，新生儿细胞外液逐渐下降，会表现为出生体重降低。早产儿因细胞外液更多，体重会下降更明显，生理性体重下降可以达到出生体重的15%～20%。

二、体液电解质组成

人体的体液中含有无机盐和一些有机物（如蛋白质），它们多以离子状态存在，带有正负电荷，也就是阳离子和阴离子，这些物质均称为电解质。电解质是体液中的荷电离子，主要作用是维持人体内部的酸碱平衡、细胞内外的渗透压、电势平衡等，也参与多种生理代谢和相关反应过程，如神经肌肉兴奋、胃肠道分泌、细胞膜的稳定、血液凝固等。细胞外液的电解质以Na^+、Cl^-、HCO_3^-等为主，其中Na^+占阳离子总量的90%以上，对维持细胞外液的渗透压起主导作用。细胞内液以K^+、Mg^{2+}、HPO_4^{2-}和蛋白质等离子为主，K^+是维持细胞内液渗透压的主要离子。新生儿与成人无太大差别，但出生数天的新生儿，血钾、氯、磷及乳酸偏高，血钠、钙和碳酸氢盐偏低。

三、早产儿水和电解质的生理需要量

1. 水的生理需要量

（1）水的需要量：新生儿每天所需水量与热量消耗成正比。年龄越小，体内外水的交换量越多，对于缺水的耐受力越差，更易发生脱水。新生儿每日需水量包括不显性失水、显性失水和生长发育所需水分，去除内生水量。早产儿受成熟度和环境因素影响大，每天出入水量最高可达体重的20%。

（2）水的丢失：包括显性失水和不显性失水。

1）显性失水：主要是肾脏和胃肠道排出的水。尿量是显性失水的主要来源。出生后，尿量变化取决于肾溶质负荷和肾脏最大稀释及浓缩能力。28周之后早产儿第1天尿失水量约为90ml/kg，到第3天约150ml/kg。早产儿受喂养的影响，粪便丢失水分不多，第1周约为7ml/kg。此外，外科引流、造瘘、呕吐、腹泻等也可能导致体液损失。

2）不显性失水：是指经呼吸和皮肤蒸发而丢失的水，不受体液量变化的影响，即或者在缺水的情况下仍然继续存在，属于强迫性失水。不显性失水受一些外界因素影响（表4-4），亦不可忽视。

表4-4　影响不显性失水的有关因素

有关因素	不显性失水量
中性温度下早产儿（体重＜1000g）	60～70ml/（kg·d）
中性温度下早产儿（体重＜1500g）	30～60ml/（kg·d）
中性温度下早产儿（体重1500～2500g）	15～35ml/（kg·d）
中性温度下足月儿（体重＞2500g）	15～35ml/（kg·d）
环境温度＞35℃	增加3～4倍
体温增加1℃	增加10%～20%
光疗	增加30%～50%
开放辐射暖台	增加50%～80%
肌肉活动、哭叫	增加30%
呼吸窘迫	增加20%～30%

续　表

有关因素	不显性失水量
环境湿度＞40%	减少30%
气管插管辅助呼吸	减少30%

摘自：CLOHERTY J P，EICHENWALD E C，STARK A R. Manual of neonatal care. 6th edition. Philadelphia：Lippincott Williams & Wilkins，2008.

（3）水的补充：维持性液体是机体新陈代谢所需及持续的显性失水和不显性失水的补充。因此，早产儿液体维持量要根据当前环境的温湿度、机体容量负荷、显性和不显性失水量、生长发育所需及特殊液体丢失，制订不同的补液方案（表4-5）。

表4-5　不同出生体重儿初始液体日维持量　单位：ml/kg

体重（g）	初始液体日维持量			
	第1天	第2天	第3～6天	≥7天
＜750	100～140	120～160	140～200	140～160
750～1000	100～120	100～140	130～180	140～160
1000～1500	80～100	100～120	120～160	150
＞1500	60～80	80～120	120～160	150

摘自：中华医学会肠外肠内营养学分会儿科学组，中华医学会儿科学分会新生儿学组，中华医学会小儿外科学分会新生儿外科学组.中国新生儿营养支持临床应用指南.中华小儿外科杂志，2013，34（10）：782.

注：液体调整，使用开放暖台＋20ml/kg，蓝光光疗＋10ml/kg，窒息－20ml/kg，气管插管－10ml/kg。

2. 电解质代谢　新生儿出生后24小时尿量少，电解质丢失相对偏少，暂时无须补充电解质。新生儿早期大量红细胞破坏及肾脏排钾能力较弱，造成血钾偏高，不需要补充K^+。新生儿排出的水钠有限，因此，常规做法是延迟给钠。早产儿Na^+补充量为3～4mmol/kg。

四、常见水电解质紊乱

（一）脱水

1. 按性质分类　分为等渗性脱水、低渗性脱水和高渗性脱水。①等渗性脱水：水和电解质成比例丢失，血清钠130～150mmol/L，新生儿常见。②低渗性脱水：电解质丢失比例大，血清钠＜130mmol/L，新生儿少见。③高渗性脱水：水丢失比例大，血清钠＞150mmol/L，症状轻，但易发生脑损伤并发症。

2. 按程度分类　分为轻度脱水、中度脱水和重度脱水。①轻度脱水：失水量为体重的3%～5%，精神稍不安，皮肤干燥，尿量稍减少。②中度脱水：失水量为体重的5%～9%，精神萎靡，皮肤弹性较差，尿量明显减少。③重度脱水：失水量为体重的10%以上，精神极度萎靡，皮肤弹性极差，出现血压下降、四肢厥冷、尿量极少或者无尿等休克症状。

（二）钠离子异常

1. 低钠血症　低渗脱水表现，血清钠＜130mmol/L，出现肌肉痉挛、头痛、抽搐、昏迷等症状。

2. 高钠血症　高渗脱水表现，血清钠＞150mmol/L，出现神经系统症状，如嗜睡、颤抖、抽搐、躁动和肌张力增加，严重时会发生昏迷甚至死亡。

（三）钾离子异常

1. 低钾血症　血清钾＜3.5mmol/L，常表现为精神萎靡，反应低下，呼吸变浅，肠鸣音减弱，心率增快，心脏收缩无力，尿量增加，反常性酸性尿，高血糖。

2. 高钾血症　血清钾＞5.5mmol/L，常表现为恶心、呕吐，心脏收缩无力，心电图T波高耸，室颤，可导致猝死。

（四）酸碱平衡失调

早产儿对酸碱变化的代偿能力有限，酸碱平衡失调在新生儿期常见。

1. 代谢性酸中毒　由于酸性代谢产物的产生、排酸障碍和碱性物质的过度丢失而引起。早产儿多见，胎龄越小发病率越高，重者可危及生命。血气分析pH＜7.30，同时会出现BE值（碱剩余）、碳酸氢根、标准碳酸氢根、二氧化碳结合力的下降。常见原因有窒息、早产、肺透明膜病、肺炎、重症感染。需积极治疗原发病，一般应用碳酸氢钠进行纠酸治疗。

2. 代谢性碱中毒　由于碱的摄入过多，酸丢失过多或者碳酸氢钠的使用不合理，血气分析pH＞7.45，HCO_3^-高于正常值。多见于持续性呕吐、碱性物质输入过多及严重缺氧和缺钾。

五、早产儿液体治疗的护理

（1）密切监测生命体征，及时抢救治疗，维持舒适环境，保证患儿安静闲适，避免应激反应造成血清电解质和血糖水平波动，影响液体种类补充判断。

（2）每日测量体重1～2次，全面评估，包括病史、病情、实验室检查等，用于调整液量补充方案。

（3）尽可能减少不显性失水造成的体重降低，以免影响液量调整。室内温度控制在24～26℃，湿度55%～65%；患儿使用暖箱时，根据胎龄、体重调节暖箱条件，维持体温36.5～37.2℃；应用呼吸辅助工具时，注意气体温湿化；使用开放辐射暖台或者蓝光箱时，适时增加补充液体量。

（4）根据早产儿的耐受能力，尽量早开奶，经口喂养困难时可给予鼻饲。准确评估患儿奶液的残余量、废弃量和呕吐量，及时调整喂养方案，避免消化道液体丢失过多导致体液和酸碱失衡。

（5）为保证患儿静脉输液量持续、准确，补充时应使用微量输液泵或者微量注射泵。肠外营养支持时，选择适合的液体输注途径，根据情况调节输液速度及糖浓度量。周围静脉适用液体渗透压不超过900mOsm/L，葡萄糖浓度＜12.5%。中心静脉适用高渗透压、高张葡萄糖（12.5%～15.0%）。

（6）详细记录患儿出量，包括尿量、引流量等，选择合适的、专业的微量测量工具，确保数据准确。

（7）每日关注液体平衡，如有异常，及时通知医生采取措施。

（崔国凤）

第三节 黄疸护理

新生儿黄疸是由胆红素在体内聚集而引起的，早产儿80%会出现黄疸情况，比足月儿黄疸程度更高，持续时间更长。早产儿血脑屏障不完善，高水平胆红素容易通过血脑屏障引起胆红素脑病，需要密切观察，积极治疗，预防高胆红素脑病发生，减少中枢神经系统损伤。

一、早产儿胆红素代谢特点

1. *胆红素生成过多* 因从胎儿到出生后，血氧分压升高，红细胞代偿增加，过多的红细胞破坏，新生儿红细胞寿命相对短，血红蛋白分解速度快，造成胆红素生成增多。

2. *血浆白蛋白结合胆红素能力不足* 因早产儿胎龄小，发育不成熟，血浆白蛋白偏低，结合胆红素的量少，或者有酸中毒症状，降低了白蛋白与胆红素的结合。

3. *肝脏代谢能力弱* 早产儿肝功能不成熟，葡萄糖醛酸转移酶不足，对胆红素代谢不完全。

4. *肝肠循环特点* 早产儿肠蠕动慢，肠道菌群尚未建立完全，肠内β-葡萄糖醛酸苷酶活性增高，将直接胆红素转变为间接胆红素，使胆红素在肠道内重新被吸收，再次造成肝肠循环，胆红素水平升高。

二、治疗

1. *光照疗法* 通过光波波长的光解作用，使体内多余脂溶性胆红素转化成水溶性产物，达到降低胆红素的作用。这是直接、有效且应用较广泛的治疗方法。

2. *换血治疗* 通过向患儿体内输入大量正常血液，同时把患儿体内胆红素含量超标的血液置换出来，从而达到治病的目的。

3. *药物治疗*

（1）人血白蛋白：增加其与间接胆红素的联结，减少胆红素脑病的发生。

（2）人免疫球蛋白：阻断单核-巨噬细胞系统Fc受体，抑制吞噬细胞破坏已被抗体致敏的红细胞，临床常用于溶血性黄疸。

（3）苯巴比妥钠：诱导葡糖醛酸转移酶活性，增加肝脏结合和分泌胆红素的能力。

4. 辅助治疗　加强喂养，服用益生菌，可改善肠道菌群，促进胆红素通过肠道排泄，对于入量不足和排便异常造成的高胆红素血症有效。

三、光疗和换血标准

早产儿血脑屏障不完善，高水平胆红素容易通过血脑屏障引起胆红素脑病。因此，需要根据早产儿不同出生体重、出生时间制订不同的光疗和换血标准（表4-6）。

表4-6　新生儿光疗和换血参考标准

体重（g）	血清总胆红素（mg /dl）											
	<24小时		<48小时		<72小时		<96小时		<120小时		≥120小时	
	光疗	换血	光疗	换血	光疗	换血	光疗	换血	光疗	换血	光疗	换血
<1000	4	8	5	10	6	12	7	12	8	15	8	15
1000～1249	5	10	6	12	7	15	9	15	10	18	10	18
1250～1999	6	10	7	12	9	15	10	15	12	18	12	18
2000～2299	7	12	8	15	10	18	12	20	13	20	14	20
2300～2499	9	12	12	18	14	20	16	22	17	23	18	23
≥2500	10	12	14	18	16	20	18	22	19	23	20	25

摘自：中华医学会儿科学分会新生儿学组，中华儿科杂志编辑委员会.新生儿高胆红素血症诊断和治疗专家共识.中华儿科杂志，2014，52（10）：745-748.

立即换血的标准：①蓝光治疗4～6小时，血总胆红素水平未下降甚至持续上升，每小时上升≥8.5μmol/L（0.5mg/dl），或对于免疫性溶血患儿光疗后下降幅度未达到34～50μmol/L（2～3mg/dl）。②严重溶血，出生时脐带血胆红素＞76μmol/L（4.5mg/dl），血红蛋白＜110g/L，伴有水肿、肝脾大和心力衰竭。③已有急性胆红素脑病的临床表现者，无论胆红素水平是否达到换血标准，都应换血。

四、早产儿黄疸护理

（1）密切观察患儿黄疸出现的时间、颜色、范围及程度，配合医生采取有效措施。

（2）保暖有利于胆红素与白蛋白结合，及时进行保暖，确保体温36.5～37℃。

（3）合理喂养，有利于肠道菌群建立，促进胎便及胆红素排出，减轻黄疸程度。如有胎便排出延迟，应给予患儿通便或者灌肠。

（4）及时纠正缺氧、酸中毒、感染等情况，避免引起患儿胆红素生成过多及代谢发生异常。

（5）严格控制药物使用，避免使用引起患儿溶血或抑制肝酶活性药物，如磺胺类。

（6）根据病情采用不同治疗方案，必要时进行蓝光照射治疗、静脉输注白蛋白、人免疫球蛋白、苯巴比妥酶诱导剂或换血治疗。

（7）光照疗法护理（详见第二十二章）。

（8）换血疗法护理（详见第二十三章）。

（崔国凤）

第四节　药物应用与护理

一、早产儿用药特点

早产儿为特殊群体，脏器功能发育不全，酶系统发育尚未成熟，药物代谢及排泄速度慢，因其出生体重、胎龄、日龄不同，用药剂量、种类、给药间隔、途径等个体差异较大。因此，需注意用药原则，不管是预防还是治疗用药均应有明确的指征。

二、药物应用与护理

（一）口服用药

（1）服用固态药品时，需要提前充分研磨，温水化开溶解，大部分药物忌与奶液同服，如钙剂、铁剂等。

（2）液态药品可直接抽取服用，注意混悬剂在使用前需充分摇匀。

（3）服用药物时，需要抬高床头，患儿头偏向一侧，可使用胃管、小勺、滴管、奶嘴等辅助工具。

（4）喂药时间应安排在两餐中间或者与喂奶时间间隔1小时，喂药时不可过快，一次量不可过多，避免哭闹时喂药。

（5）在患儿有吸吮吞咽困难时，可采用鼻饲方法给药。

（6）某些特殊药物，如地高辛、甲状腺激素等药物，需要观察患儿生命体征变化，必要时可暂停，待生命体征平稳后方可继续，服药后注意毒副作用。

（7）口服益生菌时不可与抗生素或者吸附剂（如蒙脱石散）合用。

（二）注射用药

（1）皮内注射：一般临床用于药物敏感试验，如青霉素皮试、破伤风和结核菌素试验，也用于新生儿卡介苗接种和局部麻醉。一般选择上臂三角肌外侧和前臂掌侧下1/3处。特别是皮试和卡介苗接种，需要固定好患儿注射肢体，切勿过深，也不可揉擦皮肤，以免影响结果。皮试药物选用无菌生理盐水作为药物溶媒，准确配制，避免浓度过高对机体产生刺激。

（2）皮下注射：用于通过皮下注射发挥药理作用的药物，如重组人促红细胞生成素、低分子肝素钙等。药物的吸收效果取决于局部血液灌注和药物沉积面积。注射部位包括上臂三角肌下缘、上臂外侧、腹部等。长期注射时应避免同一部位频繁注射，可每次更换部位。

（3）肌内注射：用于迅速达到药效和不能或者不宜口服的药物、预防接种、局部麻醉。新生儿臀部肌肉发育不佳，不宜选择臀大肌，臀中肌、臀小肌邻近坐骨神经，因此，新生儿肌内注射常选择大腿中段外侧的股外侧肌。新生儿尤其是早产儿，局部血流灌注不足，肌肉组织少，肌内注射用药不能有效吸收，因此，新生儿谨慎选择，尤其是多次剂量注射。

（三）静脉用药

（1）由于早产儿的特殊性，临床很多药物均为成人剂型，所以用药前需要进行稀释方可使用，又因有些药物治疗量与中毒量非常接近，故而要求抽取药量精准。

（2）多种药物同时使用时，要根据其药理作用合理安排好用药顺序，并注意药物间的配伍禁忌，药物与药物间用生理盐水冲管间隔开。

（3）使用微量输液泵或者注射泵进行持续泵入，因为早产儿用药需要剂量准确、微量持续、给药均匀的特点，因此，需要保证输液速度准确。

（4）早产儿皮下脂肪薄，血管纤细、位置表浅、弹性差、脆性高，极易出现输液渗漏性损伤，因此，需要根据药物的性质选择不同的输液位置及输注路径，勤巡视，保持输液通路畅通。

（四）气道滴药

（1）气道滴药是一项专业技术强的急救技术，存在一定的风险，常用于气道内滴入的药物有肺表面活性物质和肾上腺素。

（2）用药前，需清理患儿呼吸道分泌物。

（3）用药后，需快速挤压气囊，确保药物迅速进入气道内，过程中严格遵守无菌操作原则。

（4）使用肺表面活性物质后，需暂停气道负压吸引6小时，如口腔分泌物较多时可适当口腔吸痰。

（五）雾化用药

（1）尽量选择使用超声雾化泵，减少氧气雾化，避免早产儿吸氧过量造成的并发症。

（2）含蛋白质、肽类混悬液药物，不宜使用超声雾化泵。

（3）雾化时，出雾口尽量接近患儿口鼻，保证患儿可以充分吸入药物，时间约为15分钟。

（4）吸入支气管扩张剂时，药液需要现用现配；吸入激素类药物时，用药后需清洁面部和口腔，防止皮肤、黏膜刺激和口腔真菌感染。

（5）对于使用呼吸机的患儿，可采用导管连接雾化器，在不断开呼吸机的情况下，经管路进行雾化，效果更佳。

（六）外用药

早产儿相对体表面积较大，皮肤角质层薄，对外用药吸收较成人快，局部用药过多可致中毒。

（1）用药期间注意局部皮肤有无红、肿、热、痛等不良反应。

（2）液态药剂外敷时，外周可用薄膜覆盖，防止蒸发。

（3）气雾药剂外用时注意喷口与皮肤保持一定距离，使皮肤均匀接触药物。

（4）软膏、粉剂使用时涂抹均匀，注意避免误入眼、耳、口、鼻，引起意外。

（5）洗剂应用时注意浓度配比，皮肤破损时，谨慎使用。

（6）避免患儿用手抓摸到药物再接触眼、口而引起意外。

（崔国凤）

第五节　早产儿视网膜病的护理

一、发病机制

正常视网膜血管约在胚胎36周发育达到鼻侧边缘，40周时达到颞侧缘。早产儿视网膜病（ROP）的发病基础是早产导致视网膜血管发育不成熟。在早产儿视网膜血管进一步成熟过程中，如果暴露于高浓度氧环境，会引起毛细血管内皮细胞损伤、血管闭塞，刺激纤维血管组织增生，并进一步引起牵拉性视网膜脱落和失明。多数情况下在纤维化发生前是可逆的，病变的最终阶段是致盲。

二、高危因素

1\. *早产*　是ROP的发病基础，出生体重越低、胎龄越小，患病率越高。目前国内外绝大多数报道显示，低出生体重儿为本病的独立致病因素。

2\. *氧疗*　长时间氧疗是发生ROP的重要危险因素，已经被学术界普遍接受。

ROP与用氧时间、用氧浓度、用氧方式、动脉氧分压波动及对氧敏感性等有关。

3. 代谢性酸中毒　也是ROP的危险因素之一。

4. 呼吸暂停　是ROP的独立危险因素。

5. 感染　与ROP发生关系紧密，宫内感染导致胎儿发育异常，引起早产。

6. 贫血和输血　贫血和反复输血是ROP形成的危险因素。

7. 基因差异与种族　有些患儿即使未吸氧也会发生ROP，而有些患儿即便吸氧很长时间也没有发生，所以存在个体差异，可能与特殊基因有关。

三、临床体征

1. 按发生部位分类　分为3区。

（1）Ⅰ区：以视盘为中心，以视盘到黄斑中央凹距离的2倍为半径的圆内区域。

（2）Ⅱ区：以视盘为中心，以视盘至鼻侧锯齿缘距离为半径，Ⅰ区以外的圆内区域。

（3）Ⅲ区：Ⅱ区以外的颞侧半月形区域，是ROP最高发的区域。

2. 按疾病严重程度分类　分为5期。

（1）1期：视网膜后极部有血管区与周边无血管区之间出现一条白色平坦的细分界线。

（2）2期：白色分界线进一步变宽且增高，形成高于视网膜表面的嵴形隆起。

（3）3期：嵴形隆起愈加显著，呈粉红色，此期伴纤维增殖，进入玻璃体。

（4）4期：部分视网膜脱离，根据是否累及黄斑可分为A和B。A为周边视网膜脱离未累及黄斑，B为视网膜脱离累及黄斑。

（5）5期：视网膜全脱离，常呈漏斗型，可分为宽漏斗型、窄漏斗型、前宽后窄漏斗型、前窄后宽漏斗型4种。此期有广泛结缔组织增生和机化膜形成，导致晶状体后纤维膜。

四、治疗

1. 一般治疗　定期随诊，由眼科医生决定如何治疗，直至矫正胎龄足月。目前因重视早产儿ROP筛查和随访，能够早期发现，及时治疗，积极干预，改善预后，可有效降低早产儿失明发生率。

2. 药物治疗 抗血管内皮生长因子（VEGF）药物。VEGF在血管生成的过程中起中心调控作用，是启动新生血管形成的必需物质。

3. 手术治疗 包括激光治疗、冷凝治疗、巩膜扣带术、玻璃体手术等。若前期筛查、随访、预防工作充足，很少会发展到需要手术的程度。

五、预防

1. 良好的围产期保健 降低早产的发生率，是最基本的解决方法。

2. 规范用氧 避免无指征时预防用氧。根据病情选择不同的用氧方式，尽量降低吸氧浓度，缩短吸氧时间，减少动脉血氧分压的波动。

3. 监测血气数值 根据结果积极治疗代谢性酸中毒，并实施缓解代谢性酸中毒措施。

4. 预防呼吸暂停 密切监测生命体征，及时发现病情变化，积极救治，采取有效措施。

5. 改善贫血 预防贫血的发生：尽早补充铁剂或者重组人促红细胞生成素，必要时可给予输血。

6. 注意保护性隔离 预防和控制感染的发生。

7. 健康指导 告知家长ROP的相关知识，并积极应对。

六、筛查及护理

（一）筛查

1. 筛查目的 极早发现视力异常并干预，预防视力丧失、黄斑变性等问题。

2. 筛查对象 出生体重＜2000g或胎龄＜34周；出生体重＞2000g早产儿，伴有吸氧史或严重并发症。

3. 筛查时间 出生后4～6周或者矫正胎龄31～32周开始。

4. 筛查内容 眼底是否存在病变及病变具体分期。

（二）护理

（1）严格医嘱查对制度，做好手卫生，避免感染。

（2）筛查前1小时复方托吡卡胺滴眼液散瞳，双眼各1滴，15分钟重复1次，共4次。用药前清除眼部分泌物，擦干眼泪，以免冲淡药液影响效果。

（3）滴药时，动作轻柔，指甲不宜过长，轻轻扒开上下眼睑，或者使用开眼器，将药液滴在结膜囊内。滴眼后，按压泪腺（捏鼻背上端）约20秒，确保瞳孔散大到5～7mm。并注意观察有无心率过快、面色潮红等散瞳药不良反应。眼药水专人专用，防止交叉感染。

（4）检查时，维持室温24～26℃，湿度55%～65%，关闭灯光，拉好窗帘，降低室内光照强度。患儿应处于安静状态下，喂奶后1小时进行，防止吐奶误吸。

（5）筛查时，开眼器消毒专用，并滴入卡波姆滴眼液，防止干眼造成的不适。检查过程中，配合医生固定患儿头部，观察患儿生命体征变化。如果出现面色发绀、呼吸暂停、血氧饱和度下降等情况，应立即停止操作，待患儿平稳后继续。

（6）检查后，注意观察患儿结膜有无红肿、损伤，眼睛有无分泌物及流泪，保持眼部清洁，如有问题及时处理。

七、随访

不遗漏，不过度检查，登记入册。记录患儿出生胎龄、体重、出生日期及医疗和吸氧情况，以及首次筛查结果、下次筛查时间等。出院患儿，告知随访筛查时间，并告知筛查的重要性和错失筛查的严重后果。

（1）Ⅰ区无ROP、1期，或者2期ROP，可以每周检查1次。

（2）Ⅰ区退行ROP，可以1～2周检查1次。

（3）Ⅱ区2期或者3期病变，可以每周检查1次。

（4）Ⅱ区1期病变，可以1～2周检查1次。

（5）Ⅱ区1期或无ROP，或者Ⅲ区1期、2期，可以2～3周随诊。

终止检查条件满足以下条件之一即可。

（1）视网膜血管化（鼻侧已达锯齿缘，颞侧距锯齿缘1个视盘直径）。

（2）矫正胎龄45周，无阈值前病变或阈值病变，视网膜血管已发育到Ⅲ区。

（3）视网膜病变退行。

（崔国风）

第六节　早产儿疫苗接种的护理

目前，我国开展的新生儿期疫苗接种主要是乙肝疫苗和卡介苗。

一、乙肝疫苗接种

乙型肝炎位居我国新发传染病的前列，感染乙型肝炎病毒（HBV）后，可进展为慢性乙型肝炎、肝硬化、肝癌甚至死亡。母婴传播是HBV感染的主要途径，新生儿和儿童期感染HBV慢性化转归比例可达80%以上，明显高于青少年期和成年期，给患儿生命健康带来极大危害。因此，阻断母婴传播是控制乙型肝炎流行和降低HBV感染后危害的必要手段，乙肝疫苗的接种是最简便、最有效的方法。

重组乙肝疫苗是采用现代生物技术，将乙肝病毒表达表面抗原的基因进行质粒构建，克隆进入啤酒酵母菌、汉逊酵母菌或中国仓鼠卵巢（CHO）细胞中，通过发酵培养再经提取、纯化、吸附、配制、分装等工序而制成的疫苗。从生产工艺上可分为重组乙肝疫苗（啤酒酵母）、重组乙肝疫苗（汉逊酵母）、重组乙肝疫苗（CHO细胞），规格有10μg/0.5ml、20μg/1ml、60μg/1ml 3种。

（一）早产儿接种时间

1. 母亲HBsAg阴性　早产儿应在生命体征平稳后尽早接种首针重组酵母乙肝疫苗或重组CHO细胞乙肝疫苗，一剂次10μg。

2. 母亲HBsAg阳性或不详　母亲HBsAg阳性时，新生儿是HBV感染的高危人群，需进行母婴阻断。

（1）早产儿出生后无论身体状况如何，不管胎龄和出生体重，必须在出生后6小时内肌内注射乙肝免疫球蛋白（HBIG）100U。

（2）如早产儿生命体征稳定，无须考虑体重，尽快接种首针重组酵母乙肝疫苗10μg或重组CHO细胞乙肝疫苗20μg；如生命体征不稳定，待稳定后尽早接种首针。

（3）1～2个月后或体重达到2000g后，再重新按0、1、6个月3针方案接种

3剂次10μg重组酵母乙肝疫苗或20μg重组CHO细胞乙肝疫苗。

（二）接种部位

1. 乙肝疫苗　右上臂三角肌处肌内注射。
2. HBIG　大腿前外侧中部肌内注射。

（三）接种操作步骤

（1）经医学评估，患儿可接种乙肝疫苗；患儿家长签署知情同意书；医生开具医嘱。

（2）接种前双人核对患儿身份信息、疫苗接种本、药品名称、剂量、批号、有效期，检查药品及注射器质量。

（3）酒精消毒瓶口，使用专用注射器抽吸药液并排气。

（4）酒精消毒注射部位皮肤并待干。

（5）再次核对。

（6）左手轻轻捏起右上臂三角肌，右手持针以90°角垂直刺入肌内。

（7）回抽无回血，将药液全部推入。

（8）拔针，轻轻按压注射部位至不再出血。

（四）注意事项

（1）使用时应充分摇匀。

（2）检查疫苗质量，如疫苗瓶有裂纹、标签不清、疫苗瓶内有异物等均不得使用。

（3）疫苗瓶开启后应立即使用。

（4）应备有急救药物如肾上腺素等应对严重过敏反应。

（5）接种后注意观察不良反应，至少严密观察30分钟。

（6）及时完成疫苗管理系统录入。

（7）注射前完成知情同意书签署，一式两份，妥善保管5年。

二、卡介苗接种

卡介苗是活的减毒牛型结核分枝杆菌制成的疫苗，卡介苗接种是用人工方法，使未受结核分枝杆菌感染的儿童产生一次轻微的没有临床发病危险的原发感染，对结核分枝杆菌产生一定程度的特异性免疫，可预防和减少婴幼儿发生严重的结核病。是我国结核病预防和免疫规划工作内容之一。

（一）接种禁忌

（1）对该疫苗所含成分过敏。

（2）免疫缺陷、免疫功能低下或正在接受免疫治疗。

（3）患急性疾病、严重慢性疾病、慢性疾病的急性发作期和发热者。

（4）患脑病、未控制的癫痫和其他进行性神经系统疾病者。

（5）患严重湿疹或其他皮肤病者。

（二）早产儿接种时间

（1）胎龄＞31周且医学评估稳定后，可以接种卡介苗。

（2）胎龄≤31周的早产儿，医学评估稳定后可在出院前接种。

（三）接种部位及剂量

左上臂三角肌外下缘皮内注射0.1ml。

（四）接种操作步骤

（1）经医学评估，患儿稳定，可以接种卡介苗；患儿家长签署知情同意书；医生开具医嘱。

（2）接种前双人核对患儿身份信息、疫苗接种本、药品名称、剂量、批号、有效期，检查药品及注射器质量。

（3）打开稀释液和卡介苗干粉安瓿，用注射器反复抽吸数次稀释菌苗，保证稀释均匀，然后用专用1ml注射器抽吸0.1ml菌液。

（4）酒精消毒注射部位并待干。

（5）调整注射器，使针尖平面与注射器刻度一致并排气，再次核对。

（6）左手绷紧注射部位皮肤，右手持注射器，针尖斜面朝上，与皮肤成5°角刺入至斜面完全进入皮内。

（7）左手拇指固定针栓，右手推药0.1ml，局部形成一圆形皮丘隆起变白、毛孔变大，迅速拔出针头。

（8）在注射过程中如遇针头脱出，注射剂量不足时，应更换注射器在原针眼处继续注射，补足剂量。

（9）接种后密切观察不良反应30分钟。

（五）注意事项

（1）卡介苗的接种人员必须先接受培训，考核合格后方可上岗，须有培训考核记录。

（2）接种时严格掌握“三准确”，即部位准确、深度准确、剂量准确。

（3）抽吸菌液时要反复抽吸，保证菌液混合均匀。

（4）注射结束后，使用过的安瓿、注射器等均需要浸泡于酒精中，将结核分枝杆菌灭活后方可丢弃。

（六）卡介苗接种后的反应

（1）接种后1～2天可出现低热，可自行缓解，无须特殊处理；中度以上发热或发热超过48小时，可给予对症处理。

（2）接种后2～3天，接种处皮肤略有红肿，可隆起一凸痕，约30分钟后可消失。

（3）接种后2～3周，接种部位局部出现红肿浸润，逐渐软化呈白色脓疱，可自行破溃，8～12周后结痂。

（4）结痂脱落后可在局部形成一稍凹陷性瘢痕，即为卡痕。

（5）整个过程持续8～12周，一般无须处理，注意局部清洁，防止继发感染。

（6）如出现接种侧腋下淋巴结未超过10mm的轻微肿大，可动态观察，一般1～2个月后可消退。

（周　瑛）

第五章

早产儿呼吸支持护理

第一节 呼吸状态评估

一、呼吸运动的评估

（一）正常呼吸运动

早产儿胸廓呈圆筒形，左右对称，胸围稍小于头围，肋间肌薄弱，主要靠膈肌升降运动而呈腹式呼吸为主。呼吸频率和深度不规则，呼吸较浅，频率较快，安静时一般40～60次/分。在评估呼吸频率时需至少计时1分钟。早产儿可出现周期性呼吸，周期性呼吸是短暂的呼吸暂停（5～10秒）和通气（10～15秒）的循环呼吸，不伴有肤色、肌张力、心率的改变。平均呼吸频率30～40次/分，这是中枢神经系统不成熟的表现。

（二）异常呼吸运动

1. 呼吸急促　指安静状态下呼吸频率持续超过60次/分，是呼吸系统疾病的早期表现，多见于呼吸窘迫、充血性心力衰竭、败血症、体温过低或过高、低血糖及红细胞增多症等。

2. 呻吟　通过部分关闭的会厌勉强呼气发出的声音，明显的呻吟不用听诊器也能听见，是呼吸困难的表现之一。呻吟是一种保护机制，可短期内增加胸廓内压力，阻止呼气末气体丢失而导致的肺泡塌陷。

3. 鼻翼扇动　通过增加鼻孔的扩张幅度来降低气道阻力，是呼吸困难的表现之一。

4. 三凹征　胸骨上窝、剑突下窝和肋间隙的吸气性凹陷，其程度和疾病严重程度成正比。早产儿胸壁肌肉薄弱，在呼吸过程中有额外肌肉参加呼吸过程，出现轻微凹陷可为正常现象，若持续存在且不断加重，同时伴有鼻翼扇动、呻吟、呼吸急促等，则提示有呼吸衰竭。

5. 呼吸暂停　指呼吸停止时间≥20秒，或＜20秒且伴有心动过缓（心率＜100次/分）或低氧血症（发绀或血氧饱和度下降）。若频繁呼吸暂停，不及时干预会干扰大脑血流动力学，甚至影响患儿远期神经发育。应密切监测患儿生命体征，一旦出现呼吸暂停，立即进行弹足底、托背等操作刺激呼吸，如未能奏效，需立即行正压通气。可让患儿睡在水床垫上，通过水床的波动刺激内耳前庭的位置觉，兴奋呼吸中枢。在良好的监测条件下，早期预防性使用咖啡因，可减轻或防止呼吸暂停的发生。

6. *双侧胸廓不对称* 见于气胸或肺部病变。

（三）肺部听诊异常呼吸音

（1）湿啰音：类似于噼啪声，多见于肺内出现液体。

（2）干啰音：类似于打鼾声，多见于大气道梗阻。

（3）摩擦音：多见于胸腔积液或炎症。

（4）喘鸣音：类似于嘶哑声，多见于部分上呼吸道梗阻。

二、氧合状态的监测

（一）经皮血氧饱和度监测

经皮血氧饱和度（SpO_2）监测：是临床最常使用的监测氧合状态的方法，通过氧合和去氧血红蛋白对红光和红外光不同波长的光的吸收量来计算得到氧饱和度。该法使用方便、无创，可连续监测患儿血氧饱和度。其缺点是在患儿活动及脉搏细弱时测得的数值不准确。SpO_2监测对高氧血症不敏感，根据氧离曲线，患儿低氧血症时血氧饱和度的变化比氧分压的改变更灵敏；而高氧血症时，虽然血氧分压很高，但血氧饱和度的变化却极小。临床不能完全依赖SpO_2监测。

（二）经皮气体分压监测

可无创、连续监测皮下组织的气体分压，与血气分析中氧分压和二氧化碳分压具有较高的相关性，可反映病情的动态变化。电极理想的放置位置是前胸与腹部，在使用过程中，需严密观察，每0.5～1小时更换电极的位置，防止烫伤。电极处皮肤温度控制在44℃时，测量值较准确，但易烫伤，应注意患儿胎龄越小皮肤越薄，使用的温度应越低。足月新生儿，使用43.5℃即可，早产儿42℃即可，极早产儿温度可设定在40℃。

（三）血气分析

1. pH值 表示H^+浓度的指标，用其负对数来表示。正常值为7.35～7.45。pH＜7.35为酸中毒，pH＞7.45为碱中毒。

2. 动脉二氧化碳分压（$PaCO_2$） 指血浆中呈物理溶解状态的CO_2分子产生的张力。正常值：4.7～6.0kPa（35～45mmHg），是反映酸碱平衡失调的呼吸性指标。$PaCO_2$＜4.7kPa（35mmHg）表示肺泡通气过度，多见于呼吸性碱中毒或者呼吸代偿后的代谢性酸中毒。$PaCO_2$＞6.0kPa（45mmHg）表示肺泡通气不足，多见于呼吸性酸中毒或者呼吸代偿后的代谢性碱中毒。早产儿可维持$PaCO_2$处于45～55mmHg，称可允许性高碳酸血症。

3. 动脉氧分压（PaO_2） 表示动脉血中物理溶解的O_2分子所产生的分压。正常值：10.7～13.3kPa（80～100mmHg），反映肺泡氧合状态和缺氧程度。

4. 乳酸 是一种很强的代谢酸，正常值：0.5～2.2mmol/L，当其血浓度升高时会逐渐取代碳酸氢盐，从而发展成酸中毒。

5. 碱剩余（BE） 指标准条件下，用酸或碱滴定全血标本至pH为7.4时所需的酸或碱的量。正常值：−3～＋3mmol/L。用酸滴定时为正值，表明碱过剩；用碱滴定时为负值，表明碱缺失。BE不受呼吸因素的影响，是反应代谢因素的指标。

6. 标准碳酸氢盐（SB） 指全血在标准条件下（即$PaCO_2$为40mmHg，温度37℃，血氧饱和度为100%）所测得的血浆中HCO_3^-的量。正常值：22～27mmol/L，SB＞27mmol/L为代谢性碱中毒，SB＜22mmol/L为代谢性酸中毒。

7. 实际碳酸氢盐（AB） 指隔绝空气的血液标本，在实际$PaCO_2$、体温和血氧饱和度情况下测得的HCO_3^-的含量。正常值：22～27mmol/L，受呼吸和代谢两方面影响。AB＝SB，两者皆降低，为代谢性酸中毒未代偿；AB＝SB，两者皆升高，为代谢性碱中毒；AB＞SB，为呼吸性酸中毒（SB正常）或代谢性碱中毒（SB升高）；AB＜SB，为呼吸性碱中毒（SB正常）或代谢性酸中毒（SB降低）。

三、床旁检查

（一）胸部X线检查

对患有呼吸系统疾病的早产儿进行胸部X线检查，有助于疾病的鉴别及诊断。

1. 新生儿呼吸窘迫综合征（NRDS） X线检查有特征性表现，按病情程度将胸片改变分为4级：①Ⅰ级，两肺野普遍透亮度降低，可见均匀散在的细小颗粒和网状阴影。②Ⅱ级，除Ⅰ级变化加重外，可见支气管充气征，延伸至肺野中外带。③Ⅲ级，病变加重，肺野透亮度更低，心缘、膈缘模糊。④Ⅳ级，整个肺野呈白肺，支气管充气征更加明显，似秃叶树枝。胸廓扩张良好，膈肌位置正常。

2. 肺出血 无特异性，可表现为斑片状阴影，大小不一，密度均匀，可广泛分布于两肺，也可只局限于某一肺叶，大量出血时，可见“白肺”，同时可能有肺部原发病的表现。X线表现变化较快，阴影2～3天吸收，与肺炎病变不同。

3. 气胸 X线是诊断气胸最常用且快速的方法，但少量气体时无法辨别。胸部X线可显示肺萎陷。气胸程度：肺萎陷≤1/3为少量气胸，1/3＜肺萎陷≤2/3为中量气胸，肺萎陷＞2/3为大量气胸。

4. 支气管肺发育不良（BPD） Ⅰ期（1～3天）表现与NRDS相同，双肺野呈磨玻璃样改变。Ⅱ期（4～10天）显示双肺野密度普遍增加，心缘模糊，双肺完全不透明。Ⅲ期（11～30天），慢性期，双肺野密度不均，可见线条状或斑片状阴影伴充气的透亮小囊腔。Ⅳ期（1个月后），双肺野透亮区扩大呈囊泡状，伴双肺结构紊乱、有散在条状或斑片影，以及充气过度和肺不张。

5. 肺炎 主要是片状、斑片状浸润性阴影或间质性改变，伴或不伴胸腔积液等。

6. 新生儿湿肺 可见肺内过度通气及间质条纹状影增强。

（二）床旁肺部超声检查

近年来，新生儿科在床旁超声应用方面有许多探索，其应用范围大幅扩展。床旁肺部超声已广泛用于临床诊断，可辅助鉴别诊断呼吸窘迫综合征和湿肺，还能发现气胸、肺炎、胸腔积液等疾病；在治疗方面，可评估能否撤离呼吸支持，指导肺表面活性物质给药，动态评价治疗效果；护理人员进行床旁超声操作可用于提升体位管理和气道管理质量。

（杨　冰）

第二节　肺表面活性物质应用的护理

肺表面活性物质（PS）分布于肺泡表面，是以二棕榈酸卵磷脂为主的磷脂蛋白混合物，大多由Ⅱ型肺泡上皮细胞分泌，能降低肺泡和远端气道的表面张力并增加肺的顺应性，呼气时维持足够的功能残气量。胎肺于20～24周开始合成PS，28～32周开始大量合成，35周后达到成熟水平。新生儿出生24小时内肺泡内PS成倍分泌，出生后3～7天逐渐下降至成人水平。

一、肺表面活性物质的功能

（1）降低肺泡表面张力，防止肺泡萎陷。

（2）调节肺泡表面张力，稳定不同大小的肺泡内压力。

（3）维持肺顺应性。

（4）维持肺泡-毛细血管间液体平衡，防止肺水肿。

（5）参与呼吸道免疫调节及防御机制。

二、适应证

（1）新生儿呼吸窘迫综合征是PS治疗的主要适应证，疗效显著。

（2）继发于重症感染性肺炎、重症胎粪吸入综合征等PS缺乏者。

（3）遗传性肺表面活性物质缺陷症。

三、药物选择

根据来源不同PS药物分为两类，一类是天然型PS，是从猪肺或牛肺灌洗液或肺匀浆中提取；另一类是人工合成PS。天然型PS起效快，改善呼吸效果更优。

四、临床应用

（一）给药时机

1. 预防性用药　胎龄＜26周早产儿，推荐预防性用药；胎龄26～28周早产儿，出生前未使用糖皮质激素者，推荐出生后立即预防性用药。

2. *治疗性早期用药* 研究表明，PS早期治疗（出生后2小时内）显著降低早产儿NRDS病死率，减少支气管肺发育不良和急性肺损伤的发生风险。早产儿出生后密切观察呼吸变化，如出现呼吸困难、呻吟、未吸氧时SpO_2＜90%，首先使用NCPAP辅助通气，如PEEP≥6cmH_2O，FiO_2＞30%，可给予PS治疗。

3. *抢救性治疗* 对于重症感染性肺炎、胎粪吸入综合征等，发生严重低氧性呼吸衰竭，肺部影像检查显示双肺渗出明显，氧合指数≥8，可使用PS治疗。

注：氧合指数＝平均气道压×吸入氧浓度×100/动脉血氧分压。

（二）给药剂量

不同类型PS药物推荐剂量不同，重症病例可使用较大剂量。

（三）给药方式

1. *经气管插管给药* 采用带侧孔的气管插管接口，将PS经气管插管侧孔注入肺内，取仰卧位给药，不需要多个体位，PS可均匀分布于两肺。经过气管插管侧孔给药，不需要临时断开机械通气，可避免在呼气相PS液体反流。对使用无创通气者，采用INSURE模式给药，经气管插管给予PS后立即拔管，继续无创呼吸支持，即气管插管→使用PS→拔管模式。

2. *微创给药技术* 微创表面活性物质治疗（MIST）技术，主要适用于25～32周使用无创通气的早产儿，在应用无创通气条件下，通过直接或可视喉镜，将细导管插入声门下进入气管，将PS注入肺内，可以避免气管插管。

（四）给药次数

根据病情严重程度和需要，确定给药次数。首次PS治疗后病情改善不明显或缓解后又加重，根据临床表现和肺部影像学检查重新评估病情，如病变仍比较严重可考虑重复给药，重复给药间隔时间一般为6～12小时。最多4次，若病情仍未改善，考虑存在其他影响因素，继续使用PS，效果不明显。

五、护理配合要点

1. PS剂型　目前PS药物有两种剂型，混悬剂需冷藏保存，使用前轻轻摇匀，勿振摇。干粉剂需冷冻保存，使用前加注射用水摇匀。将药瓶置于37℃预热数分钟，使PS磷脂更好的分散，预热后上下转动药瓶使药液混合均匀。

2. 应用PS前　将患儿口腔、鼻腔和气道内的分泌物清除干净。备齐抢救物品及器械。

3. 应用PS时　保持患儿生命体征相对稳定，严密监测患儿心率、呼吸及血氧饱和度变化。患儿取仰卧位，肩下垫高1～2cm，使颈部轻微拉伸、处于鼻吸气位，使气道充分伸直打开。颈部过度拉伸或过度屈曲时会导致气管直径变小，不利呼吸。

4. 应用PS后　①PS滴入患儿肺内后，需要停留一定时间，否则无法发挥治疗效果。因此，用药后6小时内勿需拍背、吸痰，除非有明显的呼吸道阻塞症状。②因PS合成酶系统对缺氧、寒冷和酸中毒特别敏感，因此，要维持氧合在正常水平，给予患儿保暖措施，保持正常的体温，定时进行血气分析关注是否有酸中毒情况。③应注意观察PS的效果，及时调整呼吸机参数，减少并发症的发生。④严密观察患儿病情变化，观察有无并发症的发生。如出现过度通气、高氧血症、气漏、肺出血等表现，应及时通知医生。⑤准确记录患儿出入量变化，遵医嘱合理使用利尿剂。

（杨　冰）

第三节　氧疗和机械通气的护理

氧疗是纠正低氧血症的最常用方法。其通过增加吸氧浓度，改善肺泡内气体交换，纠正缺氧，从而满足机体对氧气的需求，防止缺氧对组织器官造成损伤。但使用不当也可发生不良反应甚至中毒，尤其对发育不成熟的早产儿，更容易发生用氧相关的并发症。因此，医务人员要严格掌握用氧指征及方法，取其利、去其弊。

一、新生儿氧疗指征

在吸入空气时，若SpO_2＜90%或PaO_2＜60mmHg，要考虑给予吸氧，但需排除动脉导管依赖性疾病。氧疗时，新生儿需维持的最佳血氧饱和度一般在90%以上。为防止氧中毒导致早产儿视网膜病及支气管肺发育不良的发生，维持血氧饱和度在90%～95%较为适宜，原则上不超过95%。早产儿用氧时氧浓度一般不超过40%。

二、氧疗方法

分为常压给氧及正压给氧。常压给氧方式包括鼻导管给氧、头罩给氧、暖箱供氧。正压给氧方式包括无创正压通气及有创机械通气。

三、常压给氧及护理

（一）常见的常压给氧方式

1. *鼻导管法*　为常用的低流速给氧方式，适用于轻度低氧血症的患儿。具体方法是：使用鼻导管置于一侧鼻前庭，新生儿氧流量为0.3～0.6L/min，氧浓度估算公式为吸入氧浓度（%）＝21＋4×氧流量（L/min），但这种计算方式受潮气量和呼吸频率影响，实际的吸入氧浓度不能精确估计。该方法的优点是操作简单、方便、价格低廉，对活动和操作影响较少。缺点是舒适性较差，不易固定，难以充分温湿化，如果氧流量过大易引起鼻黏膜干燥损伤，痰液黏稠。

改良鼻导管法是将鼻吸氧管一端结扎，在距末端3～4cm处剪一长形缺口，将此管横置并固定于鼻孔下方，其缺口部位对准鼻孔，用胶布将其固定于鼻上。该方法方便舒适，疗效尚可，但无法精确估计吸入氧浓度（图5-1）。

2. *头罩法*　根据患儿体重及头颈大小选择合适的头罩，患儿头部置于罩内。通过空氧混合装置将一定氧浓度的混合气体输送入头罩内，在头罩经鼻处放置FiO_2检测仪。通常气体流量5～8L/min，其优点是可提供稳定的氧浓度，患儿舒适度高。缺点是流量过小时头罩内的二氧化碳会被患儿重新吸入，易造成二氧化碳潴留，妨碍医务人员接触患儿头面部，气流可致散热增加，导致患儿头部温度降低。使用头罩给氧时需注意监测血气，注意有无二氧化碳潴留，要注意头部保

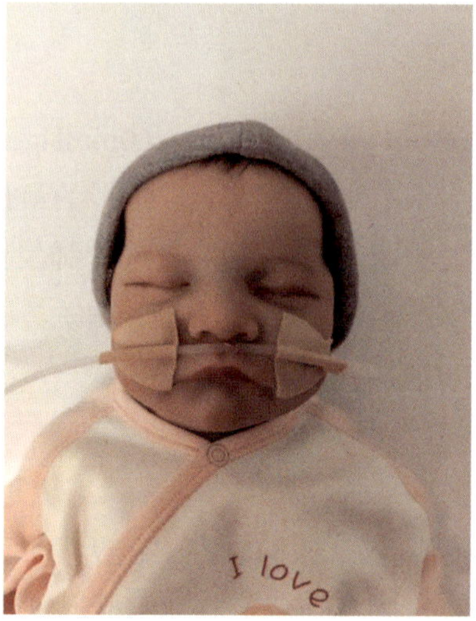

▶图5-1　改良鼻导管吸氧

暖，可用小毛巾遮盖患儿头部。

3. 面罩法　面罩吸氧可提供较高氧浓度，NICU中一般在复苏的场景中使用，可作为气管插管前的临时措施。

4. 暖箱吸氧　将输氧管直接放入暖箱，利用暖箱相对密闭的空间，使患儿吸入浓度较低的氧气。一般氧流量为6～8L/min时，氧浓度为28%～32%；氧流量5L/min时，氧浓度为26%～30%。该方法适用于停氧前过渡或对吸氧有依赖的患儿。

（二）常压给氧护理

（1）氧疗的原则：新生儿氧疗时需注意高氧状态的氧毒性，可能引起早产儿视网膜病及支气管肺发育不良。氧疗的原则是使用最低的氧浓度及流量维持适宜的SpO_2，早产儿用氧时氧浓度一般不超过40%。

（2）血氧饱和度的监测：进行经皮血氧饱和度监测，保持SpO_2在90%～95%，正确设置经皮血氧饱和度监测仪的报警界限，并定时更换传感器位置，防止皮肤损伤。

（3）保持气道通畅：患儿处于鼻吸气位，用氧均需要进行温湿化，有利于痰液排出，定时翻身吸痰，保持气道通畅。

（4）监测氧疗效果：通过对患儿的呼吸、循环状态及血气分析结果可判断氧疗的效果。患儿病情好转后，要及时逐渐降低吸入氧浓度。

（5）严格执行消毒规范，面罩、管道、湿化瓶等定期更换。

（6）注意用氧安全，防火防爆。

四、无创正压通气及护理

（一）常见的无创正压通气方式

1. 经鼻持续气道正压通气（NCPAP） 患儿在自主呼吸的条件下，经鼻塞等无创方式提供一定的压力水平，使整个呼吸周期内气道均保持正压的通气方式。吸气时提供气流支持，增加呼气末肺容积，促进肺泡扩张，减少肺表面活性物质消耗；呼气时则气体留存增加，维持呼气末正压，防止肺泡萎陷，从而有效改善氧合。适用于有自主呼吸、肺顺应性降低、肺泡功能残气量减少的患儿。通过调节气体流速达到设定呼气末正压（PEEP），范围为3～8cmH_2O，一般气体流速8L/min时，PEEP达到5cmH_2O。

2. 经鼻温湿化高流量吸氧（HFNC） 经过加温湿化的空氧混合气体通过无须密封的双侧鼻塞导管进入呼吸系统，一般气体流量在2～8L/min。其优势在于HFNC可以提供部分气道正压的作用，高流速的气流通过冲刷解剖无效腔，改善肺泡通气并增加气体交换率，吸入阻力和患儿呼吸功大大降低；通过加温湿化可以将吸入气体维持在最佳的温度和湿度，减少气道黏膜损伤，利于痰液排出；鼻塞导管不需要完全密封，与使用NCPAP相比，可减少鼻中隔鼻腔黏膜损伤的概率。

3. 双水平气道正压通气（BiPAP） 是一种用于辅助自主呼吸的压力限制、时间切换的无创通气模式，吸气相和呼气相中皆存在持续气流，是正压通气的一种增强模式，允许患儿在通气周期的任何时刻都能进行不受限制的自主呼吸。吸气相给患儿提供一个较高水平的正压，可增加潮气量，减少呼吸肌做功；呼气相则提供一个相对较低的正压，防止肺泡萎陷，增加肺泡通气。可用于呼吸机撤离时的过渡，降低再次插管的发生率。吸气相压力可设定在8～10cmH_2O，呼气相压力可设定在4～6cmH_2O，吸气时间0.3～0.5秒，呼吸频率可设定在15～30次/分。

（二）无创正压通气的护理

1. **维持持续正压** 选择大小合适的头套和鼻塞（鼻罩），妥善固定，避免鼻塞（鼻罩）移位，保证其密闭性；避免管道打折挤压漏气，保持气体流动的密闭性和通畅性。

2. **保持呼吸道通畅** 仰卧时患儿处于鼻吸气位，定时翻身，翻身时头与身体呈直线，避免呼吸道受阻，按需吸痰，保持气道通畅。

3. **注意气体湿化** 湿化器内及时加水，维持吸入气体适宜的温度和湿度，避免气道黏膜受损。

4. **预防并发症**

（1）防止胃扩张：使用无创正压通气可能会有较多的气体进入胃内，导致胃扩张。护理中需注意观察腹胀情况，需根据情况及时抽吸胃内空气减轻腹胀，或放置胃管排气，必要时可保持胃管持续开放。

（2）防止鼻部压力性损伤：①选择大小合适的头套和鼻塞（鼻罩）。②避免鼻塞过紧压迫鼻中隔，有条件者可鼻塞和鼻罩交替使用，若病情允许，每隔4～6小时或按需松动鼻塞休息15～20分钟，避免同一部位压迫时间过长。③定时观察鼻中隔区域局部皮肤情况，并进行交接班。④合理使用水胶体敷料粘贴，保护鼻部皮肤。⑤保持鼻部皮肤干燥，水胶体敷料潮湿时及时更换。⑥使用“鸟巢”及体位支持，及时安抚烦躁患儿，减少鼻塞（鼻罩）摩擦局部皮肤和移位。

（3）气胸：患儿病情突然恶化，持续呼吸困难，叩诊呈清音，心尖搏动最强点发生移动、患侧呼吸音降低，提示可能有气漏的发生，应注意复查胸部X线并根据情况处理。

5. **预防感染** 做好呼吸机管道和接头的消毒，定期更换呼吸机管路，定时进行口腔护理，抬高床头，吸痰时注意无菌操作，有条件可使用初乳进行口腔护理，预防感染的发生。

五、常见有创机械通气

有创机械通气是指经口腔或鼻腔气管插管连接呼吸机提供呼吸支持，改善通气和换气功能，纠正低氧血症和高碳酸血症，是临床呼吸支持和治疗的有效手段。目前临床应用的机械通气主要分为常频机械通气和高频机械通气。

（一）常频机械通气

（1）常用模式

1）同步间歇指令通气（SIMV）：通过预设正压和吸气时间支持患儿的自主呼吸。呼吸机根据预设的呼吸频率对患儿进行主动送气，预设频率的呼吸通过触发功能和自主呼吸开始同步，两次呼吸机通气之间允许自主呼吸，可减少人机对抗和气漏的发生。

2）辅助/控制通气（A/CMV）：是辅助通气和控制通气相结合的通气模式，又称同步间歇正压通气。每次自主呼吸均予以同步的通气，如果患儿没有规则的呼吸，如呼吸暂停时，则按预设的背景频率予以机械通气。使用A/C模式时，如患儿自主呼吸较强，有过度通气的风险，应及时调整参数或更改模式。

3）压力支持（PSV）：自主呼吸时给予压力辅助，吸气相开始呼吸机即开始送气并使气道压达到预设值，当自主吸气气流降至最高吸气气流的设定百分比时停止送气进入呼气相。PSV常和SIMV联合使用。

（2）主要参数

1）呼吸频率：呼吸频率通过改变肺泡每分通气量影响排出CO_2的能力，在一定范围内，增加呼吸频率会增加每分通气量从而降低$PaCO_2$。因此，可根据患儿情况调节呼吸机呼吸频率使$PaCO_2$维持在理想范围。一般情况下，呼吸频率设定为40次/分。如果使用的是SIMV模式，可根据患儿自主呼吸情况调低呼吸频率。

2）吸气峰压（PIP）：呼吸周期中的最大压力，是决定潮气量的主要因素，影响PaO_2。理想的状态是用尽可能低的PIP维持充足的通气，上调PIP会降低CO_2水平并提高PaO_2。但PIP过高会增加呼吸道的压力性损伤，导致气漏的风险升高，也可阻碍静脉血的回流导致心输出量下降。一般新生儿机械通气时将PIP设定为5～20cmH_2O，若有肺出血或胎粪吸入综合征时可适当调高压力。

3）呼气末正压（PEEP）：一定水平的呼气末正压可防止肺泡萎陷，有利于稳定肺不张区域进行气体交换，改善肺的顺应性，改善通气/血流失调，上调PEEP会提高PaO_2。一般情况设定的PEEP压力值为2～3cmH_2O，但当早产儿患有RDS、肺顺应性较差或有肺水肿时需要调高至4～6cmH_2O，甚至更高。过高的PEEP值可导致一系列并发症出现，包括气漏、二氧化碳潴留、静脉血回流受阻致心输出量降低及心脏功能受抑制等。

4）平均气道压（MAP）：是吸气和呼气整个周期中气道内的平均压力，取决于呼吸频率、流速、PIP、PEEP和吸气时间，为可监测的数据，由呼吸机自动计算得出，不需要直接调节，提高MAP可减少肺不张和肺内分流。

5）吸气时间（Ti）：根据时间常数、患儿的疾病和氧合情况及呼吸机频率等调节。时间常数为气道开口处和肺泡达到压力平衡所需的时间，吸气时间一般为0.3～0.6秒。

6）吸入氧浓度（FiO_2）：根据患儿情况调节吸入氧浓度，上调FiO_2会提高PaO_2，过高的FiO_2会增加肺损伤风险。一般而言，吸入氧浓度低于40%相对安全，低于60%时与气道压力比较对患儿的伤害较小。如果在疾病的急性期，有严重的低氧血症时可以短时间提高氧浓度如超过60%。一旦患儿的低氧血症得到纠正则应逐步调低氧浓度至安全范围（建议每次调低5%）。

（二）高频机械通气

1. 高频通气模式　高频喷射通气（HFJV）、高频气流阻断通气（HFFIV）和高频振荡通气（HFOV）是常见的高频通气模式，其中高频振荡通气是新生儿临床应用最广泛的模式。HFOV通过小潮气量、高频率进行通气，潮气量一般小于解剖无效腔，频率一般为3～15Hz，在减少气压伤的情况下提供更高的平均气道压，帮助患儿通过主动呼吸有效排出CO_2。

2. HFOV的主要参数　①平均气道压力（MAP）：是影响氧合的主要参数。MAP增加会提高肺泡表面面积和肺容积，氧合得到改善，应高于常频通气时2～3cmH_2O。气漏综合征患儿，MAP设置与常频通气相同，肺顺应性改善以后，应及时下调MAP，避免肺过度膨胀发生气漏综合征和影响循环系统功能。②频率：一般体重越小，设置频率越高，足月儿一般在8～10Hz，早产儿常设定10～15Hz。③吸气时间百分比：一般设定在33%。④振幅：为振荡波峰压力减去振荡波谷压力的差值。初调值常为MAP数值的2倍，根据胸廓振动情况调整。

六、有创机械通气的护理

（一）气道管理

1. 体位及拍背　抬高床头，头部稍后仰，不能过度后仰或前伸，每2～4小时翻身1次，翻身时保持患儿头、颈和肩在一条直线上，保持呼吸道通畅。对于体重＜1000g，心力衰竭、颅内出血等不能耐受者，肺部无炎症和无痰者不宜进行拍背。

2. 气道湿化　机械通气患儿气道温湿化尤为重要，湿化器加热温度37℃，湿度100%，有助于减少气道损伤，利于痰液稀释排出。气管内直接滴入湿化增加呼吸机相关性肺炎的发生，不推荐使用。

3. 按需吸痰

（1）吸痰时机：避免不必要和频繁吸引，当出现以下情况时可进行人工气道内吸引。①人工气道内可见分泌物或血液。②听诊双肺湿啰音、痰鸣音或呼吸音降低。③怀疑是气道分泌物增多引起的氧合下降、二氧化碳潴留或呼吸窘迫表现。④呼吸机监测面板上出现锯齿样波形，排除是管路积水抖动引起的。⑤反流误吸。

（2）选择合适的吸痰管：根据气管导管型号选择型号合适的吸痰管（表5-1）。

表5-1　早产儿气管导管型号与选择吸痰管型号

气管导管型号	选择吸痰管型号
2.5	6Fr
3.0	6Fr
3.5	6～8Fr

（3）不常规预充氧：如果吸引时出现氧合下降，立即暂停吸引并提高氧浓度，并在下次吸痰前30～60秒及吸痰后1分钟提高吸入浓度，氧浓度较基线值提高10%。

（4）浅吸引：吸痰管轻柔推进且不要超过气管导管尖端。

（5）负压为80～100mmHg，不可过大。

（6）吸引在尽可能短的时间内完成，一次吸引总时间不超过10～15秒，开放负压时间不超过5秒；每次吸引至少间隔1分钟，1～2次完成吸引，不超过3次。

（7）吸引时严密监测患儿生命体征，注意观察患儿有无发绀、心率下降、呼吸暂停等表现。如出现上述情况，立即停止吸引，给予正压通气。

（8）观察并记录分泌物的量、颜色、性状；听诊呼吸音；查看呼吸机参数，如气道峰压、气道阻力等判断吸引的有效性。

（9）条件允许时采用密闭式吸引，患儿在吸引时接受不间断的机械通气，最大限度地减少氧合下降，减少肺不张的发生。

（10）吸痰时严格无菌操作。

4. 防止脱管和堵管　当出现闻及患儿哭声、病情突然恶化、腹胀、激惹、发绀、心动过缓、呼吸音或胸廓活动度降低时，应考虑脱管的可能。非计划性拔管与导管固定不妥、患儿烦躁或操作护理时过度牵拉导管等有关。做好以下预防工作尤为重要。

（1）气管导管插入后用胶布妥善固定，密切观察胶布固定情况，有浸湿污染时应立即更换。

（2）X线胸片定位确定导管尖端位置，同时床旁标注气管导管插入的刻度，记录并交接班。监测导管长度，有异常及时调整。对于早产儿来说，气管插管位置非常重要，如果位置过浅，即使固定妥善也有可能发生脱管。

（3）保持患儿安静，使用“鸟巢”，患儿烦躁时及时安抚，必要时遵医嘱合理使用镇痛药、镇静药。

（4）更换体位、进行护理操作时避免导管牵拉。

（5）气道分泌物多或肺出血患儿可能发生堵管，出现呼吸机的高压报警，以及患儿出现烦躁、发绀、SpO_2下降等表现，应立即清理呼吸道，必要时及早重新插管。

（二）病情观察

1. 生命体征监测　24小时持续心电监护，监测患儿心率、呼吸、血压、血氧饱和度，监测体温变化，每4～6小时测量1次。

2. 通气效果观察　密切观察患儿面色、皮肤颜色、胸廓运动等，进行血气分析，根据患儿情况和血气结果调节呼吸机参数并记录，尽量以最低压力和最低吸入氧浓度维持血气正常范围。

3. 密切监测有无感染的发生　血常规、痰培养等监测有助于发现感染的存在，一旦出现感染及时遵医嘱予以抗炎和对症治疗。

4. 观察有无气漏的发生　观察胸廓运动的起伏，是否对称，双侧呼吸音是否清晰等。如果患儿有发绀、SpO_2下降，同时伴有胸廓运动不对称，呼吸音听不清等现象，需要警惕气漏的发生。

（三）预防呼吸机相关性肺炎的集束化管理

机械通气患儿住院时间长、病情危重、抵抗力差、侵入性操作多，容易出现医院感染尤其是呼吸机相关性肺炎，应严格执行消毒隔离制度。落实手卫生，接触患儿前后洗手或使用快速免洗消毒液擦拭双手，认真执行各项无菌技术操作、抬高床头、加强口腔护理、做好呼吸机管路管理。

（景亚琳）

第四节　一氧化氮的吸入及护理

一、一氧化氮的作用机制

一氧化氮（NO）是一种亲脂性的挥发性气体，能很快弥散到附近的肺间质和血管平滑肌细胞，激发一系列细胞内反应，引起平滑肌舒张，调节血管舒张。当外源性的NO由气道吸入后，能最有效地扩张相关的肺血管，降低肺血管压力，减少肺内分流，增加通气/血流比，改善氧合。一般而言，NO的半衰期只有3～6秒，只产生局部的扩血管效应，对体循环不产生作用。

二、适应证

（1）伴有肺血管阻力异常的疾病，如新生儿持续性肺动脉高压，超声心动图估测肺动脉收缩压＞40mmHg，肺动脉收缩压≥75%体循环收缩压。

（2）对缺氧的足月儿和胎龄≥33周的早产儿，在进行机械通气及FiO_2为

100%的条件下，若氧合指数仍≥25、SpO_2仍＜80%或PaO_2仍＜100mmHg。

（3）先天性心脏病手术指征及预后评估。

（4）如早产儿出现上述情况，亦可考虑应用NO吸入治疗，但其效果差于足月儿。

三、禁忌证

（1）有出血倾向者，尤其是已有血小板减少或颅内出血者，谨慎应用；已有严重出血，在出血得到有效控制后，病情变化仍然适用时可以使用。

（2）严重左心发育不良、左心功能不良、肺静脉梗阻性疾病（肺静脉异位引流、肺静脉闭塞等）或依赖动脉导管开放的先天性心脏病患儿禁用。

（3）已存在高铁血红蛋白血症或对高铁血红蛋白血症具有遗传敏感性者，禁忌应用。

四、操作流程

（1）准备阶段：①准备NO吸入治疗仪，检查NO气瓶有无漏气，气源是否充足。②打开NO/NO_2监测仪，检查是否能正常使用，置零，设定报警限。

（2）正确连接设备气路及NO/NO_2监测仪（图5-2）：①接入方式为主气流直接注入呼吸机供气管道的吸入端（图示蓝箭头），一般位于湿化后。②将NO/NO_2监测仪连接于呼吸机供气管道吸入端三通接口处（图示绿箭头）。③呼吸机排气口连接延长管将废气引出室外，或是在排气口加上净化装置，能更好清除NO/NO_2，减少对同病室其他患儿及医务人员的潜在不良影响。

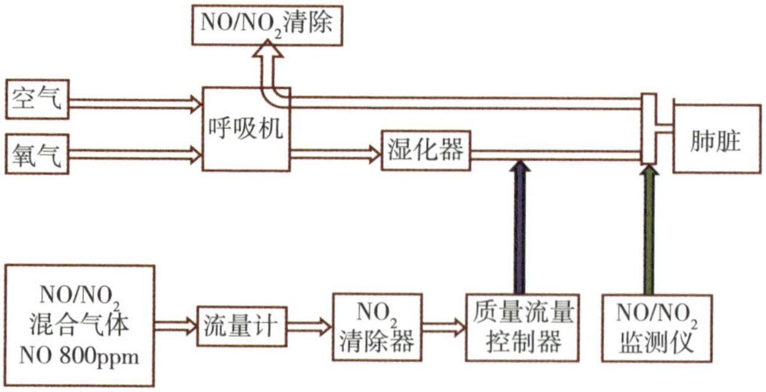

▶图5-2　NO吸入装置示意

（3）打开NO气瓶，调节减压阀压力在0.3MPa左右。

（4）NO吸入治疗仪接通电源，开机，预热5分钟。

（5）遵医嘱设置NO气体浓度、NO治疗浓度、总治疗时间及呼吸机参数等相关治疗参数。

（6）确认参数无误，按“治疗”键开始治疗，治疗仪开始输入NO气体，达到稳定的治疗时间约为10分钟。

（7）如果NO监测值与设定值有偏差，可通过“调大”“调小”键微调NO气体流量，使监测值与设定值保持一致。

五、一氧化氮吸入过程中的监测

（一）疗效监测

（1）根据氧合指数（OI）的动态变化判断NO吸入的效果。

注：OI＝平均气道压×吸入氧浓度体积分数×100/动脉氧分压。

（2）患儿吸入NO约30分钟后监测肺动脉压及血气分析。

（3）吸入NO期间严密监测患儿心率、心律、呼吸、动脉血压和血氧饱和度。必要时监测中心静脉压、肺动脉压、心输出量等。

（4）吸入NO后每8小时进行超声心动图监测肺动脉压的动态变化及评估心血管功能状态。

（二）安全性监测

（1）连续监测并记录NO/NO_2浓度。大剂量吸入NO可直接造成肺损伤，NO浓度控制在80ppm以下，一般NO_2浓度控制在2ppm以下，最高不超过5ppm。

（2）定期监测高铁血红蛋白浓度，控制在3%以下。

（3）定期监测血小板计数、出凝血时间。

（4）必要时监测血清、尿液和气道冲洗液中亚硝酸根水平。

（三）气体及管路监测

（1）定时检查和记录NO气瓶量表读数，监测剩余气量。

（2）NO吸入半衰期极短，仅3～6秒，使用时保证持续吸入，整个管路保持密闭状态，定时检查管路连接是否紧密有无漏气，吸痰时采用密闭吸痰法，防止NO外泄。

（3）监测环境中NO/NO_2浓度，尤其是通风不足的房间。

六、一氧化氮吸入副作用的观察及处理

（1）NO与氧气结合后产生NO_2，NO_2是一种强氧化剂，超过一定浓度可引起严重急性肺水肿，NO_2的产生跟NO的浓度和O_2的浓度相关，在吸入高浓度NO时应避免长时间吸入高浓度氧，减少NO和O_2的接触时间，如将NO气体输入管路接口连接于呼吸机患儿端。治疗过程中监测NO_2浓度，最高不超过5ppm，一般控制在2ppm以下。另外，加强房间通风，减少对其他患儿和医务人员的损伤。

（2）NO被吸入后很快进入血流，立即与血红蛋白结合失去活性，经氧化迅速转变成为高铁血红蛋白，在红细胞内高铁血红蛋白还原酶的作用下，还原为亚铁血红蛋白。早产儿和某些种族人群高铁血红蛋白还原酶水平较低，容易产生高铁血红蛋白血症。吸入NO时必须严密监测高铁血红蛋白水平，密切观察患儿有无临床无法解释的发绀加重。如果出现高铁血红蛋白血症，应减少NO吸入量或停止吸入，同时应用亚甲蓝、维生素C治疗。

（3）NO抑制血小板聚集功能，影响凝血机制，出血时间延长。严格掌握吸入NO指征，监测凝血情况，必要时停止使用吸入NO。

七、一氧化氮吸入的撤离

1. 撤离时机　开始撤离NO时FiO_2应低于60％，并且PaO_2可以维持≥60mmHg（或导管前SpO_2≥90%），持续60分钟（即NO的“60-60-60”撤离原则）才开始减量。

2. 撤离方法　长时间应用NO吸入治疗而突然停止时，可瞬间引起肺动脉高压，甚至导致肺高压危象，停用NO吸入治疗时，应逐步减量，直至最终撤离。建议初始每隔0.5～4小时下调3～5ppm，当NO降至10ppm以下时，每隔0.5～2小时下调1～2ppm，当浓度降为3～5ppm而患儿病情仍稳定时，维持12～24小时后可停止吸入NO。若PaO_2降低超过10mmHg，则将NO浓度调回至原来水平。

（景亚琳）

第五节 体外膜氧合的护理

体外膜氧合（ECMO）是一种从体外循环技术发展而来的，能够在一定时间内，部分或全部代替患者心肺功能，维持机体各器官的供氧，对严重的心肺功能衰竭患者进行较长时间心肺支持的一种体外生命支持技术，使患者心肺得以充分的休息，为进一步治疗和恢复赢得宝贵的时间窗口。

一、体外膜氧合的基本原理及模式

基本原理是以血泵产生负压将体内的静脉血引出体外，在体外氧合膜内进行氧合后再回输到患者动脉或静脉系统，从而为机体提供氧输送，排出二氧化碳，对循环和/或呼吸衰竭患者进行支持的治疗措施。氧合后的血液回输到体循环动脉系统的模式为V-A ECMO，该模式既可以提供循环支持，也可以提供呼吸支持；若氧合血回输到体循环静脉系统为V-V ECMO，该模式仅为患者提供呼吸支持（表5-2）。

表5-2 不同模式ECMO比较

	V-A ECMO	V-V ECMO
插管位置	静脉：颈内静脉，股静脉，右心房 动脉：右颈动脉，股动脉，主动脉	颈内静脉，股静脉，右心房
PaO_2	60～150mmHg	50～80mmHg
氧合指标	SvO_2，PvO_2	PaO_2，脑SvO_2
心脏影响	降低前负荷，增加后负荷，脉压降低，冠状动脉血来自左心室血	无明显影响
输氧能力	高	中等
循环支持	部分或完全支持	无直接支持

儿童患者由于其血管条件有限，不同患儿插管部位及方式不同，见表5-3。

表5-3 插管方式选择

	V-A ECMO	V-V ECMO
新生儿及婴幼儿（≤10kg）	右颈动脉+右颈内静脉 中心插管（右心房+主动脉）	右颈部双腔管（血管过细改为V-A模式）
儿童（>10kg）	右颈动脉+右颈内静脉 股静脉+股动脉 中心插管（右心房+主动脉）	股静脉+颈内静脉

新生儿及小婴儿，由于双腔插管耗材来源极为有限，且受限于血管条件，置管难度极高，V-V模式在新生儿中极少应用。

二、适应证

（1）各种原因引起新生儿呼吸衰竭，包括新生儿呼吸窘迫综合征（NRDS）、胎粪吸入综合征（MAS）、新生儿持续肺动脉高压（PPHN）、先天性膈疝（CDH）、败血症等经过常规治疗无效，出现以下一项或一项以上情况，可考虑进行ECMO支持治疗。

1）氧合指数（OI）>40超过4小时。

注：氧合指数=平均气道压×吸入氧浓度×100/动脉PO_2（导管后）。

2）OI>20超过24小时或呼吸困难持续加重恶化。

3）病情仍迅速恶化，严重的低氧血症（PaO_2<40mmHg）。

4）血pH<7.15，血乳酸≥5mmol/L，尿量<0.5ml/（kg·h）持续12～24小时。

5）肺动脉高压导致右心室功能障碍，需要持续大剂量正性肌力药物剂量维持心功能。

（2）常规治疗无效的心力衰竭、先天性心脏病术前稳定、术后无法脱离心肺转流、术后低心排综合征等，可考虑使用ECMO。

（3）心搏骤停传统心肺复苏无效，需要进行体外心肺复苏（ECPR）。

三、禁忌证

（一）绝对禁忌证

（1）致命的染色体缺陷或畸形。

（2）严重且不可逆的脑损伤。

（3）难以控制的出血。

（4）Ⅲ级或Ⅲ级以上颅内出血。

（二）相对禁忌证

（1）不可逆的器官损伤（除非考虑器官移植）。

（2）体重＜2000g，胎龄＜34周（可以床旁超声评估血管大小）。

（3）机械通气时间＞14天。

四、并发症

1. 常见机械性并发症　置管位置异常、氧合器失能、离心泵故障、管道渗漏或破裂、管路堵塞等。

2. 常见患儿方面并发症　出血、血栓形成、溶血、液体超载、肾功能不全、神经系统损害、感染、高血压、心肌顿抑、气体栓塞等。

五、体外膜氧合前准备

（一）ECMO团队准备

ECMO是一项重要且精细的体外生命支持技术，需要整个团队的通力合作，一支随时能战的ECMO团队至关重要。一个完善的ECMO团队包括小儿心血管外科医生、麻醉师、ECMO体外循环灌注师或专职护士、新生儿科或重症医学科医生、呼吸治疗师、药师、营养师等，ECMO团队是治疗成功的关键。

（二）场所准备

患儿病情危重，ECMO置管及启动一般在NICU床旁进行，设置专门的房间，

10万级及以上层流，干湿分离吊塔。房间内需要配备无影灯、电刀、头灯等手术相关设备。房间位置选择在人员流动少、离医生办公室近的位置。患儿需放置于远红外加热辐射暖台以方便操作，合理调整呼吸机、一氧化氮治疗仪、输液泵等设备位置，预留足够的手术操作空间。

（三）患者准备

（1）ECMO患者的选择需要相当慎重，治疗前由ECMO团队进行仔细评估及全面分析讨论。如患儿符合ECMO治疗适应证，不存在绝对禁忌证，及时与患儿家长或监护人谈话，告知实施ECMO的必要性、风险及相关并发症等，获得其知情同意，签署知情同意书，尽早开始启动ECMO治疗程序。

（2）完善相关辅助检查，包括血常规、血型、交叉配血、血气分析、电解质、血生化、凝血功能、C反应蛋白、降钙素原、血培养；头颅及腹部B超、超声心动图、胸腹部X线平片等。

（3）患儿全身肝素化后穿刺容易出血，在肝素化前留置动脉及中心静脉导管，持续监测动脉血压及中心静脉压。

（4）患儿插管体位准备，患儿置于加热辐射暖台，预先放置X线板，垫高肩膀，保持头部后仰转向左侧，暴露出右侧颈部，便于切开右侧颈内静脉及颈总动脉。评估置管部位皮肤情况，保持皮肤清洁。

（四）ECMO设备及耗材准备

打开电源，检查设备性能是否完好，主要包括显示器、驱动泵、流量传感器、空氧混合器、变温水箱、电刀、头灯等。遵医嘱准备适合患儿大小的ECMO全套耗材，动静脉置管均应备相邻2个型号，核对消毒日期、型号。将专用手术器械包、抢救物品、抢救药品等推至房间备用。

（五）血制品及药品准备

1. **血制品** 包括2～3U悬浮红细胞、100～200ml新鲜冰冻血浆、人血白蛋白、血小板。

2. **药品** 包括肝素、咪达唑仑、芬太尼、罗库溴铵、碳酸氢钠、葡萄糖酸钙等。

（六）管路预充

有条件的可使用预设套包，无条件的可根据实际情况剪裁、组装管路，因血液窜流易出现血栓，循环管路中应尽可能减少三通和接头的使用。有条件可用二氧化碳排气。先用乳酸林格液预充管路排气，然后用胶体（20%人血白蛋白或新鲜冰冻血浆）或悬浮红细胞排出管路中晶体液，加入5%碳酸氢钠5～10ml，最后加入10%葡萄糖酸钙3ml。以上操作结束后使管路系统自循环，检查管路预充血液血气并调整。

六、体外膜氧合治疗中的护理

（一）ECMO管路的护理

（1）妥善固定插管位置并做好记录，定时评估其是否移位，在更换体位时一定使患儿和管路一起移动，避免发生移位。颈部伤口易出血，如形成血凝块，避免去除凝块，减少进一步出血。

（2）定时检查管路连接是否良好，环路中所有的连接口是否完整、稳固、紧密；使用手电筒检查ECMO环路中有无渗血、凝固、气泡；氧合器和管路有无异常振动；氧合器有无冒泡等。

（3）管路尽量避免不必要的接头，以减少血细胞的破坏；严禁在管路上加药、输液、输血及抽取血标本等。

（4）严防空气进入ECMO环路内发生空气栓塞。

（5）定时检查管路内所有的报警系统，监测氧合器前后压力。泵前负压压力不超过-30mmHg，泵后膜前压＜300mmHg，膜后压＜250mmHg，跨膜压＜60mmHg。如果压力过高，检查氧合器是否有血凝块，必要时要更换氧合器。

（6）备好泵的手动曲柄、电池、管道夹。

（二）循环系统监测和护理

（1）ECMO血流量在120～150ml/（kg・min），保持血流量稳定，发现异常及时报告医生。

（2）严密监测血流动力学，如有创动脉血压、中心静脉压，监测心率、心律。

（3）每小时观察肢体温度、颜色、动脉搏动情况，四肢注意保暖，促进末梢血液循环。

（4）准确记录尿量，观察尿液颜色和性质，观察肢体有无水肿。

（5）密切监测毛细血管充盈时间：患儿取平卧位，使身体各部位基本与心脏处于同一水平，用手指压迫患儿指/趾甲或额部、胸骨表面、胫骨前内侧面等皮下组织表浅部位，片刻后去除压力，观察按压局部皮肤颜色变化。撤除压力后，局部皮肤颜色由白转红时间≤2秒为正常，试验阴性。由白转红时间＞3秒，或呈斑点状发红为试验阳性，说明循环功能障碍。每4小时做该试验，观察并记录。

（6）保证血管活性药物有效泵入：为维持患儿生命体征稳定，保证血管活性药物持续匀速有效泵入。进行ECMO治疗过程中，患儿血管活性药物剂量逐渐减量。所有血管活性药物均通过患儿的中心静脉通路泵入而不是通过ECMO管路泵入，以防一旦出现ECMO循环管路紧急情况，患儿仍可以维持血管活性药物的有效输入。ECMO治疗的患儿一般选择三腔中心静脉通路，所有的血管活性药物全部通过其中一腔持续泵入，该腔通路严禁推注、冲管、回抽等操作，保证药物匀速泵入，避免患儿生命体征出现巨大波动。

（三）呼吸系统监测和护理

（1）ECMO治疗期间采用保护性通气策略，采用低氧流量、低潮气量、低气道压设置，观察气道压、气道峰压，平台压等，以免发生气压伤。

（2）密切观察患儿呼吸状态，及时发现有无呼吸急促，鼻翼扇动、三凹征等表现。

（3）连续监测经皮血氧饱和度，定时监测血气分析。

（4）注意气道湿化，湿化温度为37℃，湿度为100%，加强翻身拍背，有利于痰液排出。

（5）气管插管内吸痰时避免负压过大，动作轻柔，防止气道损伤出血，避免进行鼻腔内吸引。

（6）每2小时变换体位1次，一定要使患儿和管道一起移动，必要时可进行俯卧位通气。俯卧位通气可促进肺复张，改善呼吸状态，长时间应用能促进肺部康复。但是需要注意，俯卧位时需有医生协助进行，保证管路通畅在位，同时监测腹内压、PICCO、右心房压。腹内压增高和低血容量的患儿慎用。

（7）做好口腔护理，如有条件，使用密闭式吸痰管，预防呼吸机相关性肺炎的发生。

（8）定期进行胸部X线检查或肺部超声检查，了解肺部情况。

（四）出血的观察与护理

（1）出凝血时间监测：ECMO环路中需要持续泵入肝素抗凝，为了防止管路中血栓形成，又要避免出血发生，需要密切监测活化凝血时间（ACT），ECMO开始运行时，每0.5～1小时监测1次，待稳定后每2～3小时监测1次，通过调整肝素用量使其维持在180～220秒。

（2）预防出血：①避免和减少穿刺、拔除管路、注射、末梢采血等操作，延长注射部位按压时间，采血标本可通过原有动静脉通路进行。②在进行护理操作时动作轻柔，避免损伤性出血。③避免使用坚硬的直肠测温探头。④观察伤口、穿刺处、引流液、大便、全身皮肤黏膜有无出血。⑤定期进行头颅超声检查，及时发现颅内出血。

（3）出血的护理：①黏膜或其他部位轻度出血可采用按压、填塞、加压包扎的方法止血。②较大量的出血遵医嘱及时补充血液制品，血小板、冷沉淀及纤维蛋白原宜通过外周静脉给药，避免阻塞ECMO氧合器及管道。③降低ACT水平，有助于控制出血，但是增加了ECMO管路中形成血栓的风险，应加强纤溶相关检查。④长时间或严重出血可考虑提前终止ECMO。

（五）神经系统监测和护理

（1）定时观察患儿瞳孔大小及对光反射，囟门饱满程度。

（2）观察患儿是否出现惊厥、抽搐等表现，遵医嘱予以苯巴比妥治疗。

（3）ECMO开始后前5天每天进行头颅超声监测有无颅内出血，5天后隔日进行监测。

（4）有条件可进行振幅整合脑电图监测。

（5）有复苏史的患儿可在48小时内进行亚低温治疗。

（六）泌尿系统监测和护理

（1）保持会阴部清洁，确保导尿管通畅，精确记录出入量。

（2）观察患儿尿量、尿色。若出现茶色尿，需注意出现溶血。

（3）每日监测尿常规、肾功能。

（4）水肿的护理：保持床单位清洁、平整、干燥，避免水肿位置出现摩擦；定时翻身，严格控制出入量，量出为入；抬高水肿肢体，阴囊水肿者可托起阴囊，有利于水肿消退。

（5）当患儿出现肾功能不全时，常需要联合连续性肾脏替代治疗（CRRT），两者的连接可能增加溶血、出血等并发症的风险。临床上最常见的连接模式为CRRT从ECMO氧合器后引血，滤过后血液回输至ECMO采血泵前（图5-3）。

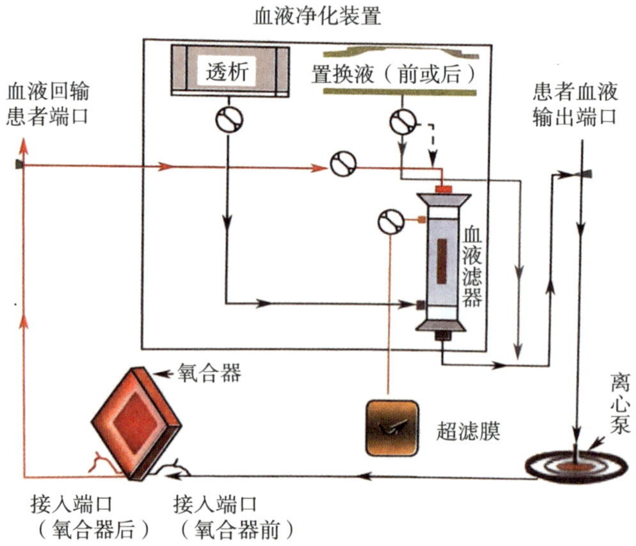

▶图5-3　CRRT与ECMO连接模式示意

（七）营养支持

1. *肠内营养*　早期开始肠内营养有利于患儿病情的恢复，一般采用鼻胃管或空肠营养管进行管饲。管饲前需评估管路是否通畅在位，管饲后注意观察患儿是否发生胃潴留，是否有发生腹胀、呕吐、腹泻、便秘等，定时测量腹围，触诊腹部是否柔软，听诊肠鸣音等。肠内营养的量逐渐增加。患儿通常使用肌松药和镇静药，抑制肠道蠕动，应同时使用促进粪便软化的药物或灌肠促进肠道排空。

2. 肠外营养　患儿不具备肠内营养的条件或肠内营养不满足患儿需求时，应采用肠外营养。对于新生儿，需定时监测血糖的变化，保证匀速输入含糖液体，保证血糖稳定。一般患儿不适宜应用脂肪乳剂，因为脂肪会附着于氧合器薄膜上，破坏氧合器。

（景亚琳）

第六章

早产儿营养及喂养护理

第一节　早产儿营养评估

营养是早产儿管理的一个重要内容，对提高早产儿生存率及生活质量至关重要。只有动态准确地对早产儿进行营养评估才能发现不恰当的营养状态，早产儿营养评估是制订优化营养治疗方案的重要前提。

一、早产儿营养状况评估

（一）生长指标监测

生长是营养充足的最佳指标，生长指标的监测是早产儿营养状况评估的关键部分，生长指标包括体重、身长、头围。

1. 体重　是身体各组成部分重量的总和，包括瘦体重、脂肪、细胞内液和细胞外液。新生儿出生后第1周有生理性体重下降，足月儿体重下降一般不超过出生体重的10%，早产儿可达15%，超低出生体重儿可达20%，高峰一般在出生后的4～6天，2周左右可恢复至出生体重。住院早产儿每日常规测量体重，对于水肿等需要严密监测的患儿每日测量体重2次甚至更多，测量时机为喂奶前和排便后，每日固定时间和测量工具。测量体重采用高精度婴儿磅秤，测量精度精确到5g，体重秤须定期检查和校准。测量时患儿裸体，并扣除身上所附着的胃管、气管插管等设施的重量。早产儿出生后至足月以前理想的体重生长应类似于宫内生长速率，一般平均体重增长10～20g/（kg·d）。

2. 身长　是指头顶至足底的长度，不受补充液体量的影响，是估计早产儿营养状况的重要指标。身长的测量一般每周测量一次。胎儿在宫内最后3个月身长的生长速度为每周0.75cm。早产儿的理想身长增长速率为每周0.8～1.1cm。测量方法是将患儿置于仰卧位，腿伸直，测量头顶至足底的长度，需要将屈曲状态的身体完全伸展，读数精确到毫米，使用测量板辅助可以获得相对准确的结果。

3. 头围　能间接反映婴儿脑的生长情况，是早产儿营养监测的重要指标，头围一般每周测量一次。理想头围增长速率为每周0.5～1.0cm。测量方法是将软尺的零点固定于右侧齐眉弓上缘处，软尺从头部右侧经枕骨粗隆最突出部再经左侧眉弓回到零点，读数精确到毫米。

（二）生长曲线图

生长曲线图被用于观察和比较新生儿的生长情况，包括胎儿宫内生长曲线图和早产儿宫外生长曲线图。宫内生长曲线图反映胎儿宫内生长情况，胎儿宫内生长速率和早产儿出生后生长速率比较，可反映早产儿的生长趋势和追赶生长特点。Fenton早产儿生长曲线最常用，可反映个体早产儿与同月龄群体间的差异，主要监测早产儿在NICU住院期间至矫正胎龄40周的生长情况。Fenton早产儿生长曲线图如图6-1、图6-2所示。

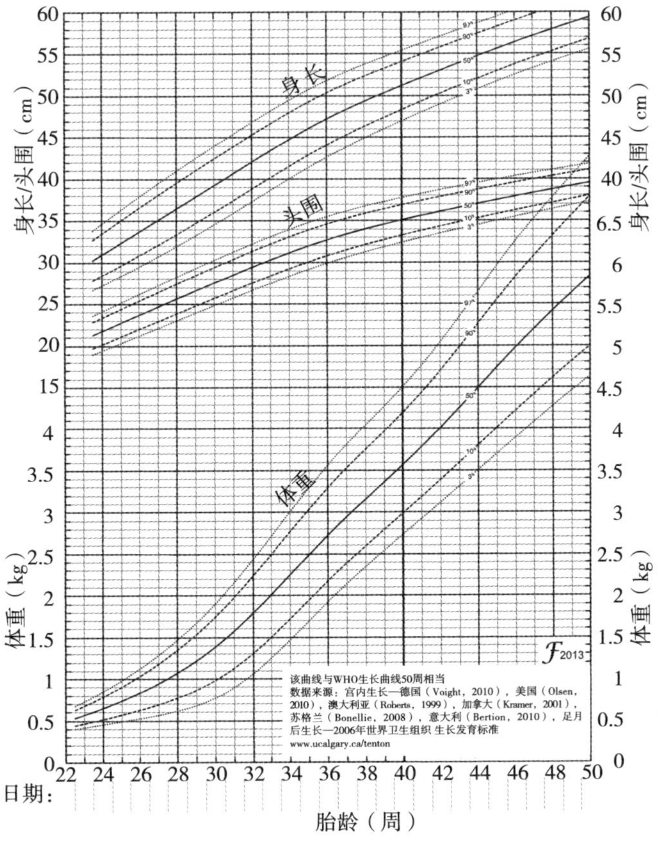

▶ 图6-1　Fenton早产儿生长曲线（2013，男孩）

摘自：FENTON T R，KIM J H. A systematic review and meta-analysis to revise the Fenton growth chart for preterm infants. BMC Pediatr，2013，13：59.

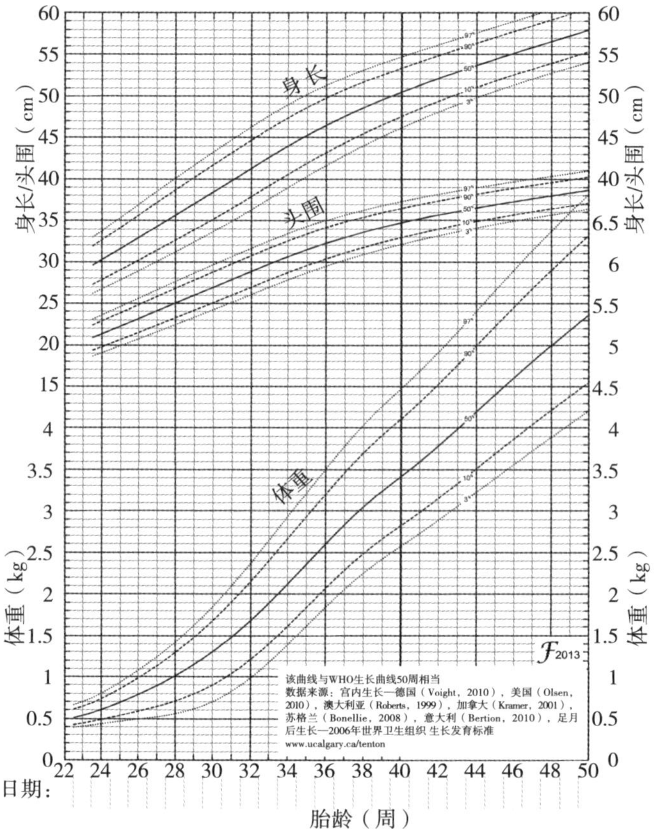

▶ **图6-2 Fenton早产儿生长曲线（2013，女孩）**

摘自：FENTON T R，KIM J H. A systematic review and meta-analysis to revise the Fenton growth chart for preterm infants. BMC Pediatr，2013，13：59.

（三）实验室评估

实验室评估是营养评估的重要组成部分，为判断营养状态提供有价值的信息，并且实验室评估一般具有特异性，能在与营养相关的临床症状出现前发现营养素的缺乏或过量。

对于开始静脉营养或调整营养支持之后应每日监测酸碱状况、血糖、电解质、钙、镁、磷及甘油三酯，情况稳定后则每7～14天监测1次。对于长期接受静脉营养的早产儿应定期评估动脉血气分析、电解质、钙、镁、磷、血糖、肝酶及甘油三酯，以便早期发现静脉营养相关并发症，并评估患儿对治疗的反应。对于接受肠内营养且达到理想生长状况的病情稳定的早产儿，实验室评估次数可适当减少，主要检测血常规、蛋白质、微量元素、电解质及酸碱状态等。

（四）临床评估

主要包括喂养耐受性、影响营养治疗的主要疾病和营养缺乏的相关症状。

1. 喂养耐受性　通过早产儿胃潴留、呕吐、腹胀、粪便、奶量完成情况等，评估早产儿喂养耐受性。

2. 影响营养治疗的主要疾病　慢性肺部疾病、先天性心脏病、胃食管反流、某些代谢性疾病等对临床营养治疗有特殊的要求和限制，应熟悉此类疾病和营养之间的相互影响，制订个性化的营养方案，促进患儿疾病的恢复和生长发育。

3. 营养缺乏相关症状　营养摄入不足或不合理可引起各种症状疾病，工作中注意观察早产儿营养缺乏的临床症状和体征，如皮肤弹性降低、水肿、贫血、生长发育迟缓及代谢性骨病等。

二、早产儿营养需求评估

（一）早产儿的能量需求

早产儿的能量平衡可以用以下公式来表示。

能量摄入＝能量丢失＋能量储备＋能量消耗

1. 能量丢失　是由肠内营养素的不完全消化吸收所致，主要是通过粪便排泄丢失。

2. 能量储备　主要指蛋白质和脂肪，通常指生长所储存的能量。

3. 能量消耗　包括克服静息能量消耗、活动、体温调节、组织合成所需的能量和食物的特殊动力。

早产儿摄入能量120kcal/（kg·d）时可有适当体重增加［10～15g/（kg·d）］。若要上调预期的体重增加15～20g/（kg·d），还需额外10～15kcal/（kg·d）的能量。需要指出的是，肠外营养和肠内营养的需求存在差异，肠内营养时有10%～15%的能量从粪便丢失；肠外营养的早产儿寒冷刺激和活动消耗较少，实际需要能量减少，见表6-1。

表6-1　早产儿的能量需求　　单位：kcal/（kg·d）

	能量需求	肠内营养	肠外营养
能量消耗	基础代谢	50	50
	活动所需	0～15	0～5
	体温调节	5～10	0～5
	食物热效应	10	10
能量丢失	粪便能量丢失	10	
能量储备	能量储备（生长）	25～35	25
	总计	100～130	85～95

早产儿处于某些特殊疾病状态时，如支气管肺发育不良、败血症和先天性心脏病，基础代谢能量明显增高，增加能量需求至150kcal/（kg·d）时才能满足体重增长的需要。

（二）早产儿的营养素需求

早产儿各营养素理想摄入量见表6-2。

表6-2　早产儿营养素理想摄入量

需要量	第1天①	转变期②	生长期③
液体（ml）			
肠外	90～120	90～140	140～180
肠内	90～120	90～140	160～220
能量（kcal）			
肠外	40～50	75～85	105～115
肠内	50～60	90～100	130～150
蛋白质（g）			
肠外	2	3.5	3.5～4.0
肠内	2	3.5	3.8～4.4
糖（g）			
肠外	7	8～15	13～17
肠内	7	8～15	9～20

续 表

需要量	第1天①	转变期②	生长期③
脂肪（g）			
肠外	1	1～3	3～4
肠内	1	1～3	6.2～8.4
钠（mmol）			
肠外	0～1	2～5	3～5
肠内	0～1	2～5	3～5
氯（mmol）			
肠外	0～1	2～5	3～7
肠内	0～1	2～5	3～7
钾（mmol）			
肠外	0	0～2	2～3
肠内	0	0～2	2～3
钙（mmol）④			
肠外	0.5～1.5	1.5	1.5～2.0
肠内	0.8～2.5	2.5	2.5～5.5
磷（mmol）④			
肠外	0⑤	1.5～1.9	1.5～1.9
肠内	0.6～1.9	1.9～4.5	1.9～4.5
镁（mmol）			
肠外	0	0.2～0.3	0.2～0.3
肠内	0.1～0.3	0.3～0.6	0.3～0.6
铁（mg）			
肠外	0	0	0.1～0.2
肠内	0	0	2～4
锌（μg）			
肠外	0～150	150	400
肠内	0～1000	400～1200	1000～3000
维生素A（U）			
肠外	700～1500	700～1500	700～1500
肠内	700～1500	700～1500	700～1500
维生素D（U/d）⑥			
肠外	40～160	40～160	40～160
肠内	150～400	150～400	150～400

续　表

需要量	第1天①	转变期②	生长期③
维生素E（U/d）			
肠外	2.8～3.5	2.8～3.5	2.8～3.5
肠内	6～12	6～12	6～12
维生素K（μg）			
肠外	500（肌内注射1次）	10	10
肠内	0	8～10	8～10

摘自：TSANG R C，RICARDO U，BERTHOLD K，et al. Nutrition of the preterm infant. 2nd. 2005.

注：①出生后第1天应开始肠外营养，如允许喂养，根据母乳或配方奶的成分决定摄入量。②转变期指出生后生理和代谢不稳定的阶段，可持续7天左右。③生长期指临床状况稳定直至出院。④表中所列较高的量需要应用有机盐形式。⑤如出生后第1天应用有机磷酸盐可给予30mg/kg。⑥维生素D肠外最大量400U/d，肠内最小量400U/d。

（李　悦）

第二节　肠外营养支持及护理

早产儿首选的营养支持方式是肠内营养，但由于早产儿肠道发育不成熟、消化能力弱，当不能耐受肠内营养，或肠内营养不能满足机体需要时，可通过静脉输液的方式来供给热量、液体、糖、蛋白质、脂肪、维生素和矿物质等来满足机体代谢及生长发育所需要的营养支持方式为肠外营养。肠外营养分为全肠外营养和部分肠外营养。

一、肠外营养液的组成

肠外营养液的基本成分主要包括葡萄糖、氨基酸、脂肪乳、电解质、维生素和矿物质。

1. 葡萄糖　是肠外营养中最重要的组成成分，提供非蛋白质能量的60%～70%，是出生后大脑能量的唯一来源。早产儿由于糖原储存有限和糖异生能力不足，易发生低血糖，出生后应立即开始输注葡萄糖，并按照稳定的葡萄糖输注速率持续输入以维持血糖稳定，初始剂量6g/kg［葡萄糖输注速率4～6mg/（kg·min）］，每日增加1～2g/kg，直至12～18g/（kg·d），血糖维持在3～

7mmol/L。最初开始输注葡萄糖或改变输注速率时需要监测血糖变化。

2. 氨基酸 选用小儿专用氨基酸，如无特殊禁忌证，可在出生后24小时内尽早开始给予氨基酸，以减少体内蛋白质分解，避免负氮平衡。起始剂量1.5～2.0g/（kg·d），每日增加1g/（kg·d），出生体重在1000g以上的早产儿目标量为3.0～3.5g/（kg·d），超低出生体重儿可达3.5～4.0g/（kg·d），热氮比为100kcal∶2.5～3.6g。

3. 脂肪乳 出生后24小时给予脂肪乳剂，常用20%脂肪乳剂，由脂肪提供的能量不超过摄入总热量的50%。新生儿起始剂量1.0～1.5g/（kg·d），随后按0.5～1.0g/（kg·d）逐日增加。超低出生体重儿起始剂量0.5～1.0g/（kg·d），按0.5g/（kg·d）增加，总量2.5～3.0g/（kg·d）。脂肪乳剂应24小时匀速输注，使用期间监测血甘油三酯水平，评估患儿对脂肪乳的耐受情况。

4. 电解质 早产儿钠的正常需求量分别为2～3mmol/（kg·d）。为了预防高钠血症，出生后1周内要密切监测钠的摄入；钾的正常需求量为1～2mmol/（kg·d），极低出生体重儿出生后3天内不宜补钾。需定时监测血清电解质，根据监测结果调整电解质输入量。

5. 维生素和矿物质 早产儿钙、磷、镁的需求量分别为0.6～0.8mmol/（kg·d）、1.0～1.2mmol/（kg·d）、0.3～0.4mmol/（kg·d）。静脉营养时需补充13种维生素（包括4种脂溶性维生素和9种水溶性维生素）和铁、铬、铜、碘、锰、钼、硒、锌等必需微量元素。临床一般应用脂溶性维生素、水溶性维生素及微量元素混合制剂，推荐在开始肠外营养后尽早补充，使用剂量为0.5～1.0ml/（kg·d）。

二、肠外营养液的配制

早产儿推荐肠外营养均应使用“全合一”的输注方式，即将所有营养成分在无菌条件下经过规范的配制方法混合于静脉营养袋内，经静脉输注。

“全合一”营养液的配制方法如下。

（1）设置营养液配制室或超净工作台，严格按照无菌技术配制。

（2）将磷酸盐加入氨基酸或高浓度葡萄糖中。

（3）将其他电解质、微量元素加入葡萄糖液（或氨基酸）中，不能与磷酸盐加入同一稀释液中。将氨基酸加入一次性肠外营养液袋内，然后将葡萄糖、0.9%

氯化钠等电解质液体加入营养袋内混合。

（4）将脂溶性维生素加入水溶性维生素后再注入脂肪乳剂中（沿瓶壁缓慢注入）。将脂肪乳剂加入营养液袋内，并不断轻摇，混合均匀（应连续不断地完成配制工作，不断轻摇）。

（5）将含钙盐的溶液加入营养袋内混合（目视检查无浑浊、异物、变色或沉淀）。

（6）轻轻摇动混合物，排气后封闭，粘贴标签（患儿床号、姓名、配制时间、总液体量、成分），见图6-3。

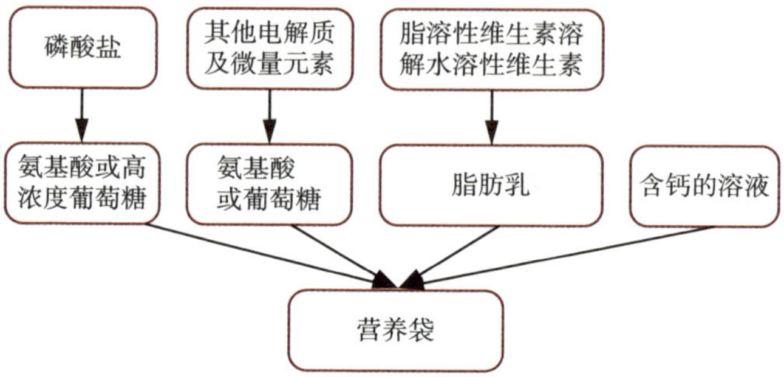

▶ **图6-3 “全合一”营养液配制流程**

（7）营养液配制完毕后应常规留样，保存至输注完毕后24小时。

（8）注意避免太阳光对静脉营养液的直接照射。现配现用，不宜长时间放置，输注时24小时内输完。

三、肠外营养输入途径

（一）外周静脉

适用于短期或开始应用肠外营养液时。常用外周静脉留置针，其优点是操作简单、感染率低、价格低，缺点是其保留时间不超过72小时，反复穿刺增加患儿痛苦。外周静脉耐受葡萄糖浓度不超过12.5%，氨基酸浓度不超过2%，液体渗透压不高于900mOsm/L，不能耐受含镁和钙溶液的输注，极易发生药物外渗和静脉炎，护理期间应加强巡视。

葡萄糖浓度的计算方法如下：糖浓度＝葡萄糖总量/总液体量×100%。

例1：5%葡萄糖溶液20ml和10%葡萄糖溶液30ml混合，葡萄糖总量为5%×20＋10%×30，总液体量为50ml，该溶液的糖浓度为（5%×20＋10%×30）/50×100%＝8%。

例2：400ml的肠外营养中含有5%葡萄糖注射液10ml和50%葡萄糖注射液30ml，葡萄糖总量为5%×10＋50%×30，总液体量为400ml，该溶液糖浓度为（5%×10＋50%×30）/400×100%＝3.875%。

关于氨基酸浓度的计算方法如下：氨基酸浓度＝氨基酸的量/总液体量×100%。

例：400ml的肠外营养中含有20%的氨基酸50ml，其氨基酸浓度为（20%×50）/400×100%＝2.5%。

（二）中心静脉

中心静脉多用于需要长期肠外营养（≥5天）的早产儿，使用中心静脉能够减少穿刺次数和导管使用数量，可承受较高的渗透压（＜2000mOsm/L）、葡萄糖浓度（＜25%）和氨基酸浓度（＜3%），但会增加感染的风险和置管并发症。中心静脉分为脐静脉置管（UVC）、中心静脉导管（CVC）、经外周置入中心静脉导管（PICC）。

1. 脐静脉置管　经脐静脉插管一般在＜32周早产儿和极低出生体重儿出生后立即进行，对保证这些高危重症患儿的早期营养有极大的帮助，在评估过胃肠功能并未监测到感染证据的情况下推荐保留7～10天拔除。

2. 中心静脉导管　中心静脉导管留置时间为48小时至4周，穿刺操作复杂，并发症多，风险较高而少用于静脉营养输入。

3. 经外周置入中心静脉导管　PICC置管是从外周静脉穿刺送管进入上/下腔静脉近右心房处，其留置时间可以大于3个月。操作相对简单，护理方便，并发症相对少，是中长期静脉营养液最常用的输注途径。

四、肠外营养的并发症

（一）糖代谢紊乱

葡萄糖输注应从小剂量开始，以后逐渐增加。采用连续输注的方式能避免血糖波动。输注营养液时应密切监测血糖变化。

1. *高血糖* 主要发生在应用葡萄糖浓度过高（＞20%）或短期内输注葡萄糖过快，临床表现开始时有多尿，继而脱水，严重时出现抽搐、昏迷等。发生高血糖时先降低葡萄糖输注的量和速度，血糖仍然高时再考虑使用胰岛素。

2. *低血糖* 一般发生在静脉营养结束时或营养液输注突然中断时，预防方法是停用肠外营养前逐渐降低葡萄糖输注速度，并密切监测血糖变化。

（二）脂肪代谢紊乱

高脂血症主要在应用脂肪乳剂时剂量偏大或输注速度过快时发生，特别是患儿有严重感染、肝肾功能不全及脂代谢失调时。临床表现有发热、呕吐、贫血、血小板减少、黄疸、出血倾向及肝功能损害等。为防止高脂血症的发生，主张脂肪乳剂量应在1～3g/（kg·d），采用24小时均匀输注，并严密监测血清甘油三酯。

（三）氨基酸代谢紊乱

高氨基酸血症和高氨血症均为与蛋白质代谢有关的并发症，其发生主要与使用氨基酸剂量偏大、氨基酸溶液配方不合理、提供非蛋白热卡不足等有关。当输注过多氨基酸而同时非蛋白热量不足时，可导致肾前性氮质血症，可造成脱水，甚至进行性昏睡和昏迷。预防方法是给予充足水分，选择新生儿专用氨基酸，提供合适比例的热量和氮，使用肠外营养期间注意监测体重、液体平衡、血氨和血氮。

（四）电解质紊乱

早产儿电解质平衡调节功能差。常见的电解质紊乱包括血钠、钾、氯的异常。预防方法是对于长期使用全肠外营养的早产儿密切监测电解质以满足个体化需求，还应注意血钙、磷、镁的变化。

（五）肝功能损害及胆汁淤积

肠外营养相关性肝胆并发症是最为严重的代谢并发症。临床特征是应用肠外营养期间出现不能解释的黄疸或肝功能损害，发生率随禁食时间的延长而增加，多数病例在肠外营养进行1～2周后发生。预防胆汁淤积的方法是使用多种能源供能，采用低热量肠外营养支持，肠外营养期间动态监测肝功能，积极预防和控制肠道感染，尽早进行肠内营养。

（李　悦）

第三节　肠内营养支持及护理

肠内营养是指通过胃肠道提供代谢需要的营养物质及其他各种营养素的营养支持方式。早产儿出生后应尽早开始经肠内喂养，以促进肠道功能的发育。尽快达到足量肠内喂养可以减少和避免肠外营养带来的各种相关问题，对体格发育及改善远期预后有重要意义。

一、乳品选择

早产儿首选的食物是其亲母（强化）母乳，其次是经过巴氏消毒的捐赠（强化）母乳，最后是早产儿（出院后）配方奶。

（一）早产儿亲母母乳

早产儿母乳的成分与足月儿母乳不同，其营养成分和生物学功能更适合早产儿的需求。早产儿母乳中蛋白质含量高，乳清蛋白比例高，脂肪和乳糖含量低，钙磷比例协调，富含不饱和脂肪酸和牛磺酸，免疫保护成分含量高，其中，初乳中含有大量的生长因子和干细胞等。同时，亲母母乳还具有好消化、易吸收、促进肠道成熟、提供免疫保护、减少感染风险、促进视网膜和中枢神经系统发育、利于骨骼发育等优势。另外，每个早产儿亲母母乳的成分又略有不同，胎龄越小的早产儿母乳中蛋白质含量和免疫保护成分含量越高，因此，亲母母乳是早产儿食物最佳选择。

（二）捐赠母乳

对于因各种原因导致亲母母乳供应不足或因母亲疾病不能亲母母乳喂养的新生儿，特别是早产儿，可以选择捐赠母乳。捐赠母乳是由哺乳期女性捐赠给人乳库，经过巴氏消毒，分配给其他婴儿食用的乳汁。

巴氏消毒对母乳的成分有影响（表6-3），其中，蛋白质、脂肪、糖、维生素和矿物质等损失较小，一些免疫活性物质含量会减少，但绝大部分非特异性免疫物质能得到保留。捐赠母乳保留了母乳好消化、易吸收的优点，同时能提供部分免疫保护作用，可显著降低早产儿近远期的并发症，改善预后，是目前早产儿理想的亲母母乳替代品。

表6-3 巴氏消毒对母乳成分的影响

成分	保留（>90%）	保留（50%~90%）	保留（10%~50%）	保留（≤10%）
宏量营养素	碳水化合物（乳糖、低聚糖）	蛋白质、总脂肪		
微量营养素	钙、铜、镁、磷、钾、钠、锌	铁		
维生素	维生素A	叶酸、维生素B_2、维生素C		
免疫活性物质	IL-8、IL-12p70、IL-13、TGF-α	IgA、sIgA、IGF-1、IGF-2、IFN-β、IL-1β、IL-4、IL-5	CD14、IL-2、乳铁蛋白铁的结合能力、溶菌酶	IgM、淋巴细胞
代谢活性物质	EGF	神经节苷脂、脂联素、淀粉酶、胰岛素	促红细胞生成素、肝细胞生长因子	胆盐依赖脂肪酶、脂蛋白脂肪酶

（三）母乳强化剂

对于胎龄小、出生体重低的早产儿而言，纯母乳喂养不能完全满足正常生长的营养需求，对有指征的早产儿需使用母乳强化剂来额外补充蛋白质、钙、磷、钠及其他一些维生素、矿物质等营养成分，以满足其快速生长的营养需求，保证其体格发育及骨骼健康。

母乳强化剂（HMF）由人乳、牛乳或其他哺乳动物乳汁提炼而得，按照剂型不同分为粉状和液态，较为常见的HMF为牛乳来源的粉状产品。

推荐出生体重<1800g的早产儿使用HMF，母乳喂养量达到50～80ml/(kg·d)时开始添加。从半量强化开始，然后根据早产儿的耐受程度，3～5天内逐渐增加达到足量强化。如耐受性差，可适当延长达到足量强化的时间。有条件的医疗机构可根据其母乳成分的监测和早产儿的代谢需求，实行个体化强化母乳喂养。

HMF必须加入母乳中使用，并且现配现用；使用量需遵医嘱，添加剂量要准确；使用前要清洁双手，如条件允许可使用独立小包装，避免取用时污染未使用的强化剂；经过充分混匀溶解后方可哺喂早产儿。

（四）早产儿配方乳

适用于胎龄在34周以内或体重＜2000g的早产儿，早产儿配方乳与母乳相比较含有更高的能量、蛋白质、矿物质和维生素，能够满足早产儿生长发育的营养需求，但是缺乏母乳特有的一些营养优势，仅在不能进行母乳喂养或缺乏捐赠母乳时使用。

（五）早产儿出院后配方乳

早产儿出院后配方乳的营养水平介于早产儿配方乳和足月儿配方乳之间，其成分的组成和含量可满足早产儿出院后仍相对较高的营养需求，又可避免因继续使用早产儿配方奶导致的营养过剩。表6-4列举了不同乳品的营养成分。

表6-4　各种乳品主要成分（每100ml奶的含量）

营养素	早产儿母乳	强化后母乳	早产儿配方乳	早产儿出院后配方乳	足月儿配方乳
能量（kcal）	67.0	80.0～85.0	80.0～82.0	73.0～74.0	67.0～68.0
蛋白质（g）	1.6	2.5～2.8	2.8～3.5	2.6～2.8	1.4～1.6
脂肪（g）	3.5	4.1～4.3	4.1～4.3	3.4～4.1	3.5～3.6
碳水化合物（g）	7.3	7.9～9.6	9.7～11.0	9.9～10.5	7.3～7.6
钙（mg）	25	112～138	135～180	100～120	51～53
磷（mg）	14.5	60.0～78.0	75.0～100.0	58.0～66.0	28.0～36.0
铁（mg）	0.09	0.46～1.36	1.80～1.90	1.60～1.80	1.00～1.20
维生素A（U）	48	983～1210	750～1500	350～460	200～204
维生素D（U）	8.0	120.0～304.0	150.0～240.0	70.0～91.0	40.5～41.0
维生素E（U）	0.39	4.20～6.00	4.00～6.50	3.10～4.40	1.35～1.36
维生素K（μg）	2.0	7.7～11.0	7.5～12.0	8.0～11.0	5.4～5.4

摘自：中华儿科杂志编辑委员会，中华医学会儿科学分会儿童保健学组，中华医学会儿科分会新生儿学组. 早产、低出生体重儿出院后喂养建议. 中华儿科杂志，2016，54（1）：6-12.

二、肠内营养的实施

（一）肠内营养启动

当早产儿情况稳定后无特殊病情，可于产后3～6小时开始喂养，有严重围产期窒息、脐动脉插管或出生体重＜1000g者可适当延迟喂养时间。

（二）早期微量喂养

具体方法为出生后尽早开始，喂养量一般为12～24ml/（kg·d），均匀分成6～8次，持续时间为2～4天，极低出生体重儿可能需要更长时间的早期微量肠内喂养。研究证明，早期微量喂养可促进胃肠发育，减少喂养不耐受，加速全肠内营养的进程，缩短肠外营养的时间。

（三）加奶速度

循序渐进逐渐增加奶量，对母乳喂养的早产儿，推荐以20～30ml/（kg·d）的速度增加奶量，使用配方奶喂养的早产儿或早期添加牛乳来源的母乳强化剂时，推荐每日不高于20ml/kg的速度增加喂养量，每天增加奶量均匀分成8～12次，视耐受情况每1～2天增加1次，目标是达到奶量150～180ml/（kg·d）、能量115～140kcal/（kg·d）水平。

（四）喂养频次

根据早产儿的情况选择每3小时或每2小时喂奶1次，缩短喂养间隔时间可以减少每次喂养量增加喂养耐受性，减少胃潴留。

（五）喂养途径

一般包括经口喂养和管饲喂养。

1. 经口喂养　能满足早产儿口欲需求、锻炼吸吮及吞咽功能、刺激唾液分泌和胃肠蠕动，是肠内营养的首选，适用于胎龄32～34周以上，吸吮、吞咽和呼吸功能协调的早产儿。对于胎龄较小，存在吸吮吞咽障碍的患儿可结合患儿的情况进行管饲喂养或经口、管饲相结合的喂养。对于不能全部经口喂养的患儿，医务人员应采取措施促进早产儿尽快从管饲过渡到全经口喂养，具体参照本章第四节早产儿的经口喂养。

2. 管饲喂养

（1）管饲途径：通常情况下可经口或经鼻放置胃管，有上消化道畸形、胃动力不足、吸入高风险、严重胃食管反流的患儿可采用空肠营养管喂养。

（2）管饲喂养的方式：包括间歇性注入法和持续性注入法。①间歇性注入法，一般情况选用间歇性注入法，该方法更加接近生理状态，能诱发胃肠激素的周期性释放，促进胃肠功能成熟。具体方法是用注射器向胃管内定时定量注入奶液，少量的奶液可以缓慢地推注，亦可利用重力作用使注射器中的奶液缓慢地流入。②持续性注入法，对于某些应用间歇性胃管法出现腹胀、胃内残留和误吸的极低出生体重儿，可以使用持续性注入法。目前采用20～24小时用输液泵输注喂养法，输液泵中的乳品每3～4小时进行更换。需要注意的是，缓慢管饲喂养和持续注入喂养时因脂肪黏附于管道内壁会容易出现营养成分丢失的问题。因此，应尽可能使用最短的延长管来减少营养成分的丢失。

三、肠内营养常见并发症

（一）喂养不耐受

早产儿开始肠道喂养后，由于不能消化摄入的奶液，容易出现呕吐、腹胀、胃潴留、大便异常等临床症状，导致喂养计划延迟，称为喂养不耐受（FI）。

1. 临床表现

（1）胃潴留：胃潴留奶量超过前一顿奶量的50%，或体重≤750g者潴留量＞2ml/kg，体重＞750g者潴留量＞3ml/kg，被认为存在FI。出现胆汁样、血性胃潴留均为FI的表现。

（2）呕吐：1天内呕吐≥3次者高度提示存在FI。

（3）大便次数及性状变化：便秘较常见，超过48小时未排便或大便次数增多，大便稀薄，潜血试验阳性也需考虑FI的存在。

（4）腹胀：两顿奶之间腹围增加超过2cm，可伴有肠型。

（5）呼吸暂停和心动过缓发生明显增加。

2. 胃潴留的评估

（1）正常情况下，不常规评估胃潴留量，当患儿出现频繁呕吐、腹胀、大便次数及性状变化时，再进行评估。

（2）评估方法，喂奶前，注射器连接胃管，缓慢抽出胃内容物，注意动作应轻柔。

（3）如潴留量＜上次喂养量的25%，可忽略不计；如潴留量＜50%，且无胆汁样、粪渣样、咖啡样、血性物质，可继续喂养，补足余量；如潴留量≥50%，或出现胆汁样、粪渣样、咖啡样、血性物质，需暂停喂养，并通知医生。

3. FI的处理

（1）优先母乳喂养，在没有亲母母乳的情况下选择捐赠母乳。

（2）改进喂养方法：早期微量喂养和选择持续喂养。

（3）喂养后床头抬高30°，右侧卧位、俯卧位有助于胃排空。

（4）喂养前1小时开放胃管行胃肠减压。

（5）保持大便通畅，可按摩腹部、刺激直肠促进排便。

（二）胃食管反流

胃食管反流（GER）：是指胃内容物反流入食管的一种临床症状，可伴有反流和呕吐，往往发生于奶后而无症状，是早产儿的一种生理过程。只有一小部分早产儿出现中重度GER，引发临床症状，导致吸入性肺炎、食管炎、喂养问题和生长停滞等并发症，称为胃食管反流病。

1. 临床表现　早产儿大多数GER无症状，仅发生于喂奶后短时间内。

（1）呕吐：为GER最常见症状，表现为溢乳、轻度呕吐或喷射性呕吐，且呕吐较顽固。

（2）激惹：酸性反流刺激食管黏膜，患儿出现不安、烦躁、哭闹等表现。

（3）呼吸暂停：呼吸暂停常发生于喂奶后即刻，多认为是GER引起的。

（4）呼吸道问题：反流物吸入肺部，可引起肺炎、肺不张等。

2. GER的处理

（1）体位治疗：床头抬高30°，喂奶后30分钟取左侧卧位可明显减少反流现象，而俯卧位有利于胃排空，可有效防止反流发生。

（2）少量多次喂奶，在保持总奶量不变的情况下，减少每次喂奶量，增加喂奶次数。

（3）对于严重GER的患儿可通过空肠营养管进行持续注入法缓解反流的发生。

（李　悦）

第四节　早产儿的经口喂养

经口喂养是早产儿营养的最佳途径，也是出院的判断标准之一。尽早经口喂养可以满足早产儿口欲需求，锻炼吸吮及吞咽功能，促进胃肠蠕动，加速胃排空，减少胃食管反流等并发症，缩短住院时间，降低医疗费用。近年来的研究证实了尽早开始经口喂养的可行性，医护人员通过客观的评估判断，采取辅助措施等一系列策略可促进早产儿安全的由管饲喂养逐渐过渡到经口喂养。

一、准备经口喂养

（一）经口喂养启动时机

早产儿何时启动经口喂养主要由其身体发育成熟度和生理状态决定。通常在胎龄32～34周时出现节律性的有序吸吮动作时，可考虑开始经口喂养。医务人员可使用早产儿经口喂养准备评估量表（表6-5）对早产儿的状态进行评估，判断其是否可以开始经口喂养。

表6-5 早产儿经口喂养准备评估量表

日期：____/____/____ 姓名：__________________ 病案号：__________________

出生日期：____/____/____ 时间：______________ 胎龄：______________

日龄：________________ 矫正胎龄：__________________

管饲：（ ）是（ ）否 （ ）鼻胃管 （ ）口胃管 奶量：________

矫正胎龄：（2）≥34周 （1）32～34周 （0）≤32周

行为组织				
行为状态	（2）警醒	（1）困倦	（0）睡眠	
全身姿势	（2）屈曲	（1）部分屈曲	（0）伸展	
全身张力	（2）肌张力正常	（1）肌张力高	（0）肌张力低	
口姿势				
嘴唇姿势	（2）闭合	（1）半张	（0）张开	
舌姿势	（2）平	（1）上升	（0）回缩	（0）伸出
口腔反射				
觅食反射	（2）存在	（1）减弱	（0）消失	
吸吮反射	（2）存在	（1）减弱	（0）消失	
咬合反射	（2）存在	（1）过度紧张	（0）消失	
咽反射	（2）存在	（1）在其他区域存在	（0）消失	
非营养性吸吮（测试1分钟）				
舌运动	（2）足够	（1）改变	（0）无	
舌蜷缩	（2）存在	（0）无		
下颌运动	（2）足够	（1）改变	（0）无	
吸吮张力	（2）张力	（1）弱	（0）无	
吸吮和暂停	（2）5～8次	（1）＞8次	（0）＜5次	
保持节律	（2）节律性的	（1）无节律性的	（0）无	
保持清醒状态	（2）是	（1）部分的	（0）无	
压力指征	（2）无	（1）不高于3项	（0）多于3项	
唾液储存		（ ）无	（ ）有	
鼻翼煽动		（ ）无	（ ）有	
肤色改变		（ ）无	（ ）有	
呼吸暂停		（ ）无	（ ）有	
张力改变		（ ）无	（ ）有	
姿势改变		（ ）无	（ ）有	
舌和下颌颤动		（ ）无	（ ）有	
打嗝		（ ）无	（ ）有	
哭闹		（ ）无	（ ）有	

评分__________ 最高分：36分

如评分≥30分，可开始进行尝试经口喂养，如评分＜30分，早产儿还不具备开始经口喂养的条件，继续管饲喂养，并采取初乳口腔免疫疗法、口腔运动干预等措施促进开始经口喂养。

（二）促进经口喂养启动的措施

1. *初乳口腔免疫疗法* 早产儿在进行肠外营养期间，医护人员可以使用初乳口腔免疫疗法加快早产儿肠道成熟。该方法是在早产儿出生后头几天，将少量初乳涂抹于口腔黏膜，使初乳中的免疫活性成分在患儿口腔黏膜和口咽淋巴组织互相作用，从而增强免疫功能，减少并发症，缩短早产儿达到全肠外营养的时间。

2. *口腔运动干预* 该法能改善早产儿口腔生理功能，加快喂养进程，帮助早产儿由管饲过渡为经口喂养。口腔运动干预主要包括口腔刺激和/或非营养性吸吮。具体方法详见第十六章口腔运动干预。

（1）口腔刺激：指对口周及口腔内结构进行叩击或按摩，提高早产儿面颊部肌肉的运动范围和张力，改善唇闭合功能，提高舌的运动范围，改善吞咽吸吮能力。

（2）非营养性吸吮：指让婴儿吸吮安抚奶嘴、戴手套的手指或吸空乳汁的乳房，促进婴儿的吸吮吞咽反射。

二、尝试经口喂养

医务人员使用早产儿经口喂养准备评估量表对早产儿进行评估。如评分≥30分，可尝试进行经口喂养。喂养的过程中严密监测患儿生命体征，观察患儿是否出现呼吸暂停、恶心、吸吮吞咽费力等压力信号，出现压力信号，应停止经口喂养，并将剩余的奶液继续管饲。在经口喂养时对早产儿进行喂养表现及喂养能力的评估。

（一）喂养表现

喂养表现指奶瓶喂养的有效性，指标包括熟练度、喂养速率、摄入奶量比。

1. *熟练度* 指进食初5分钟摄入奶量占医嘱奶量的比例，是衡量早产儿口腔运动功能的一项重要指标，反映疲乏出现以前的进食表现。

2. *喂养速率* 指平均每分钟摄入奶量，反映口腔运动功能和疲乏情况。

3. 摄入奶量比　指经口喂养奶量占医嘱奶量的比例，反映口腔运动功能和耐力状况。

（二）喂养能力

根据熟练度（＞30%或≤30%）和喂养速率（≥1.5ml/min或＜1.5ml/min）将经口喂养能力从最成熟到最不成熟划分为4个水平。

（1）经口喂养能力level 1（低实际喂养能力、高疲乏/低耐力）：熟练度＜30%、喂养速率＜1.5ml/min。

（2）经口喂养能力level 2（低实际喂养能力、低疲乏/高耐力）：熟练度＜30%、喂养速率＞1.5ml/min。

（3）经口喂养能力level 3（高实际喂养能力、高疲乏/低耐力）：熟练度＞30%、喂养速率＜1.5ml/min。

（4）经口喂养能力level 4（高实际喂养能力、低疲乏/高耐力）：熟练度＞30%、喂养速率＞1.5ml/min。

三、经口喂养支持

（一）喂养支持方法

在经口喂养阶段，医护人员可采用一系列喂养支持方法，帮助早产儿更好地协调吸吮－吞咽－呼吸，减少低氧、呛奶等问题。

1. 体位支持　半卧位，头颈与躯干呈直线，身体屈曲。良好的体位支持可避免颈肩部受限，维持身体稳定和生理稳定，增加喂养持久性。

2. 间歇喂养法　指喂养者通过中断奶液而帮助早产儿调整呼吸。根据早产儿行为暗示，每隔3～5次吸吮即拔出奶嘴暂停喂养，待早产儿休息数秒后再继续进食。该方法可以减少早产儿连续吸吮吞咽所致的呼吸暂停，减少心动过缓和血氧饱和度下降的发生。

3. 下颌和面颊支持　喂养者使用拇指、中指和示指轻柔地托住婴儿下颌和面颊，可以增加奶瓶喂养的摄入量。肌张力低下的早产儿进食时容易发生下颌移位，喂养时将中指放在颊部，示指放于下颌和下唇之间，可以稳定下颌位置。该方法主要用于口腔闭合不良的婴儿。

4. 选择合适的喂养工具　使用早产儿专用奶嘴、低速奶嘴、压力可控型奶瓶，使早产儿达到喂养时的吸吮－吞咽－呼吸协调。

（二）经口喂养质量评价

经口喂养是一个不断练习并逐渐进步的过程，可以定期使用喂养质量评分表（表6-6）客观评价早产儿经口喂养质量，反映早产儿经口喂养的进步程度。

表6-6　喂养质量评分表

姓名　　　　日龄　　　　矫正胎龄		时间
	评分标准	**分值**
觉醒	喂奶期间保持觉醒	2
	出现疲乏但继续吃奶	1
	入睡或停止吃奶	0
吸吮－吞咽－呼吸协调	吸吮－吞咽－呼吸协调	2
	吸吮－吞咽－呼吸不协调，可能需要低流速奶嘴、间歇喂奶等	1
	吸吮－吞咽－呼吸不协调，导致血氧饱和度下降或心动过缓	0
溢奶	无溢奶	2
	毛巾上溢奶浸湿面积＜$2cm^2$	1
	过多溢奶：每次吸吮吞咽均出现溢奶或毛巾上溢奶浸湿面积＞$2cm^2$	0
呼吸功	呼吸功无增加	2
	呼吸功增加：呼吸频率增快或头部摆动增加	1
	呼吸功明显增加：鼻翼扇动	0
摄入奶量比	摄入100%	2
	摄入50%～90%	1
	摄入＜50%	0
喂奶质量总分		
适用奶嘴类型		
经口喂养时间（min）		
管饲奶量（ml）		

四、成功经口喂养

当早产儿达到完全经口喂养时，医护人员不仅要评估生理状态如心率、呼吸、血氧饱和度等，而且要使用Fenton曲线持续评估早产儿体重增长情况。在保证早产儿安全的情况下，鼓励家长参与患儿护理，更早实现早产儿由管饲喂养向经口喂养的有效安全过渡。

（李海洋）

第五节 母乳喂养的支持

一、母乳喂养对早产儿的意义及重要性

1. *满足体格生长* 母乳所提供的营养素能满足早产儿的生长发育需求，虽然相对于配方奶喂养的早产儿体重增长较缓慢，但进行强化母乳（予以母乳强化剂的母乳又称强化母乳）喂养不仅能够促进体格生长，还有利于非脂肪物质沉积，帮助早产儿更好的体重增长及代谢，降低早产儿代谢性骨病的发生率。

2. *加快喂养进程* 母乳中的低聚糖、乳铁蛋白、生长因子、蛋白与脂肪等成分更加容易消化，有助于早产儿肠道发育成熟。接受母乳喂养的早产儿能够更快地达到全肠内营养，缩短住院时间。

3. *增强免疫力* 母乳中特有的成分如白细胞、巨噬细胞、免疫球蛋白、补体、低聚糖等不仅可帮助早产儿抵御感染，建立肠道菌群，还能够促进免疫系统发育成熟。

4. *减少并发症* 母乳中的SIgA、乳铁蛋白、低聚糖、白细胞等有益成分不仅能够减少败血症的发生、有益于胃肠道菌群的建立、降低坏死性小肠结肠炎和喂养不耐受的发生，还能降低早产儿视网膜病和支气管肺发育不良的发生和严重程度。

5. *促进神经系统发育* 母乳中的DHA、氨基酸、低聚糖和神经保护因子等成分是早产儿神经发育不可或缺的重要物质，能够促进早产儿大脑结构的发育和

成熟，有利于早产儿性格气质的形成和早期社会情感等远期发展。

6. 远期影响　母乳喂养能改善早产儿远期预后，降低呼吸道感染、哮喘甚至白血病的发病风险；降低成年后肥胖、糖尿病、高血压等疾病的发生；有利于早产儿行为、智力、心理运动发育，建立良好品格。

二、早产儿母亲的泌乳支持

（一）泌乳生理学

妇女从妊娠到乳汁稳定分泌，分为以下4个时期（图6-4）。

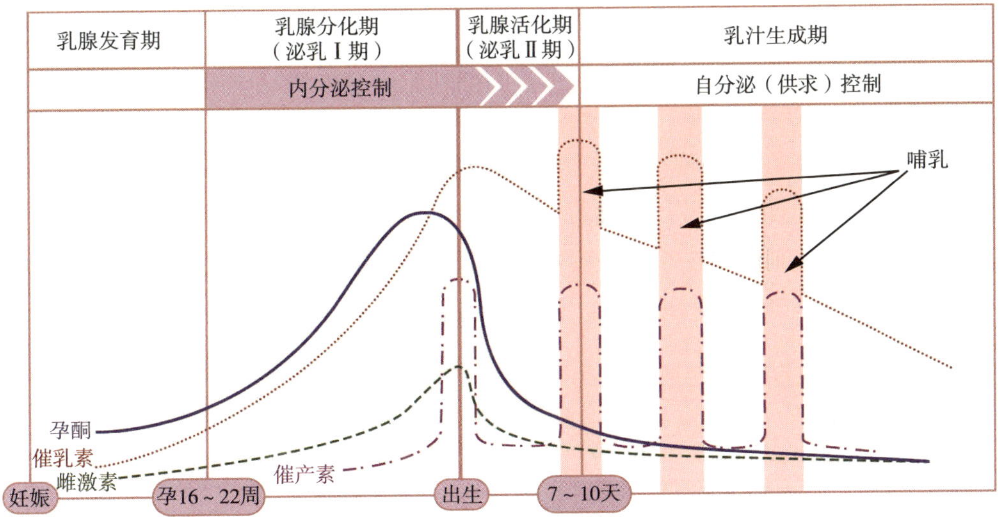

▸图6-4　泌乳分期与泌乳生理学示意

1. 乳腺发育期（妊娠到孕16～22周）　妇女妊娠后乳腺开始再度发育，一般到孕22周时孕妇的乳腺发育成熟，具有分泌乳汁的能力。

2. 乳腺分化期（开始于孕16～22周直到胎儿出生，又称泌乳Ⅰ期）　此阶段孕母孕酮、雌激素、催乳素的分泌逐渐增加，高水平的孕酮和雌激素抑制催乳素的作用，乳汁暂时不能分泌。

3. 乳腺活化期（从胎儿出生到产后7～10天，又称泌乳Ⅱ期）　随着胎盘的娩出，孕酮水平迅速下降，不能抑制催乳素作用，分娩时催产素大量分泌，强烈促进乳汁生成，泌乳启动。此阶段是泌乳建立期，属于内分泌控制阶段。泌乳量由催乳素和催产素控制。产后乳房有明显的充盈感和胀满感是泌乳启动的有效指标。一般产后48小时以内会有泌乳启动，72小时仍然没有发生泌乳启动，称为泌乳启动延迟。

4. 乳汁生成期（从产后7～10天开始，又称泌乳维持期） 该阶段乳汁分泌进入自分泌控制阶段。乳汁中有一种乳清蛋白，称为泌乳反馈抑制物（FIL），FIL在乳腺中堆积发挥抑制乳汁合成的作用。

（二）早产儿母亲的泌乳支持

母乳喂养对早产儿的重要性显而易见，但是研究发现，82%的早产儿母亲存在不同程度的泌乳启动延迟，母乳喂养持续时间短，产后6周泌乳量不足的风险高。早产儿是母乳喂养失败的高危人群，需要医务人员进行积极干预，及时进行泌乳指导。

根据不同泌乳时期泌乳生理学基础的不同，促进母乳分泌的措施也有所不同。在乳腺活化期（又称泌乳Ⅱ期），泌乳量由催乳素和催产素分泌控制，主要措施是通过频繁刺激乳头以促进催乳素和催产素的分泌；到了乳汁生成期（又称泌乳维持期），此阶段乳汁的分泌取决于乳房的排空，主要干预措施是增加乳房排空的技巧（表6-7）。

表6-7　不同时期的泌乳支持

时期	泌乳的生理基础	主要措施
泌乳Ⅱ期（产后7～10天内）	催乳素和催产素的分泌	掌握正确使用吸奶器的方法 早吸吮 频繁吸吮 双侧吸吮
泌乳维持期（产后7～10天后）	乳房排空	最大舒适负压 吸乳配合手挤按摩 建立吸乳目标 放松技巧和家人支持

1. 泌乳Ⅱ期（产后7～10天）泌乳支持最主要措施

（1）早吸吮：研究显示，产后1小时内开始吸乳有助于更早地增加泌乳量，而且在第7天和第3周达到更大的泌乳量。医护人员应鼓励早产儿母亲在产后尽早开始吸吮（吸乳），开始时间不超过产后6小时。如果条件允许，最好是在产后1小时内开始。

（2）频繁吸吮：早产儿母亲每天定时吸乳8～10次，白天至少每3小时1次，最长时间间隔＜6小时，每次15～20分钟。需注意，夜间是催乳素分泌高峰期，至少吸乳1次。

（3）双侧吸吮：双侧吸乳与单侧吸乳比较，双侧吸乳可引发更多的喷乳反射，增加18%的吸乳量。

（4）协助早产儿母亲掌握正确使用吸奶器的方法，减少乳头损伤，保证有效泌乳。

（5）早期频繁吸乳非常辛苦，而且母乳量不多，鼓励早产儿母亲树立信心，通过不断地努力，泌乳量会快速地增长。可以通过记录吸乳日志（表6-8），感受到泌乳量的明显增加。医务人员也可以通过吸乳日志评估早产儿母亲的泌乳情况。

（6）产后初期，指导早产儿母亲保证充分休息，饮食清淡均衡，少油腻。

2. 泌乳维持期（产后7～10天后）泌乳支持最主要措施

（1）最大舒适负压：在最大舒适负压时乳房排空程度约为70%，与亲喂相当，母乳移出效率最高且能保证舒适，减少乳腺组织损伤。

（2）吸乳配合手挤按摩：研究发现，吸乳配合手挤按摩不仅可以显著提高8周内的泌乳量，且乳汁脂肪含量约为平均含量的2倍。实施步骤：按摩双乳→双侧吸乳→停止吸乳，重复按摩双乳→单侧吸乳或手挤，左右交替进行，直至乳汁流速降低。

（3）指导早产儿母亲放松技巧：如吸乳时看宝宝的照片、视频、闻一闻宝宝的衣服等刺激喷乳反射；哺乳前洗个热水澡或背部按摩也能够帮助泌乳。

（4）建立吸乳目标：住院早产儿母亲常维持同样的吸乳频率，随着宝宝住院时间的延长，泌乳量会下降。为应对后期奶量下降，可以为早产儿母亲制订产后1～2周的吸乳目标为奶量超过750ml/d。即使后续泌乳量下降50%，依然有足够的乳汁哺喂早产儿，但如果达不到目标要积极寻找原因，做出判断和积极干预。

表6-8　吸乳日志

第一天		第二天		第三天		第四天	
吸乳时间	吸乳量	吸乳时间	吸乳量	吸乳时间	吸乳量	吸乳时间	吸乳量
总计：		总计：		总计：		总计：	

第五天		第六天		第七天		小贴士
吸乳时间	吸乳量	吸乳时间	吸乳量	吸乳时间	吸乳量	1. 母婴分离的泌乳目标：10～14天达到750ml以上 2. 产后6小时内尽快吸乳，1小时内最佳 3. 双侧吸乳有助于提高泌乳量 4. 每天8～10次吸乳有助于增加泌乳 5. 夜间保证至少1次吸乳
总计：		总计：		总计：		

（三）掌握正确使用吸奶器的方法

1. 吸乳护罩的选择　选择大小合适的吸乳护罩很重要。吸乳护罩过大、过小都会对乳腺组织造成损伤，从而降低吸乳的效率。先测量乳头基底部直径（图6-5），根据测量结果选择合适的吸乳护罩，一般吸乳护罩内径需大于乳头直径4～7mm（表6-9）。

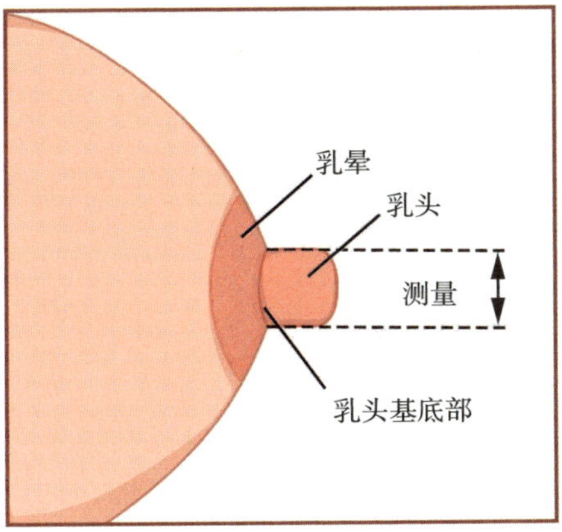

▶图6-5　正确测量乳头直径

表6-9　吸乳护罩的选择

吸乳前乳头直径（mm）	对应吸乳护罩尺寸（mm）
＜17	21
18～20	24
21～23	27
24～26	30
27～32	36

2. 做好吸乳前的清洁工作　保证母乳不被污染。

（1）吸奶器清洁：吸奶器与乳汁接触的各部件清洗干净后用专用消毒器消毒后晾干备用。

（2）清洁乳房：吸乳前，用清洁的湿毛巾擦拭乳房即可，不要频繁清洗、用肥皂洗或消毒。

（3）清洗双手：吸乳前用流动水和洗手液洗净双手。

3. 正确的吸乳姿势　一般取坐位，身体稍前倾，一手“C”字手势轻托起乳房，另一手将吸奶器与乳房贴合，注意乳头放置在吸乳护罩中央位置，对准管道中央，吸奶器不可用力向乳房方向按压。

4. 正确吸乳

（1）模式选择：刚开始吸乳时选择刺激模式，当有少许乳汁流出或出现喷乳反射时改为吸乳模式。

（2）合适的时间：每次吸乳时长在15～20分钟即可，时间不宜过长。

（3）强度的选择：最大舒适负压效率最高，在吸乳的过程中强度从低档位开始逐渐调高，如感觉不适时调回至前一档位，即为最大舒适负压。

（4）指导早产儿母亲在吸乳时听音乐、看照片等进行放松。

（5）吸乳结束后可以在乳头上涂抹少许的羊脂膏或乳汁，以减少乳头的不适。

三、母乳的收集、运送、存储

1. 收集　将吸出的乳汁转移至一次性储奶瓶或储奶袋内。选用储奶袋时，建议使用带有独立壶嘴的储奶袋，封闭时排空袋内气体，注意避免接触内表面，减少细菌滋生。每次吸出的乳汁应单独存放，不宜将不同时间吸出的乳汁放在一个储奶瓶（袋）中。

2. 标记　在储存容器上使用记号笔注明吸乳日期、时间、吸乳量和婴儿姓名，避免混淆。母亲使用药物时应进行标注。

3. 储存　将标记好的储奶容器立即放入冰箱冷藏或冷冻室内，根据“先进先出”原则，合理进行摆放。家中冰箱应留一部分区域，专门放置母乳，与食物分隔放置。因为储存温度不同，母乳的有效期不同（表6-10）。

表6-10　母乳储存时间表

母乳	室温	冷藏	冷冻
刚挤出的母乳	26℃，＜4小时	0～4℃，＜72～96小时	-20℃，3～6个月
未加热解冻母乳	＜4小时	＜24小时	不再冷冻
已加热解冻母乳	直至此次喂完	不再冷藏	不再冷冻

4. 转运　医护人员应提醒家长剩余的母乳放置于冷冻室储存备用。转运母乳时建议使用有冰袋的冷藏箱或冰包，在保持低温的状态下，将母乳转运至

NICU，其间保持容器盖紧密封闭，不要中途打开容器。

5. 接收　送来的母乳处于冷藏或冷冻状态，选择出足够下一个24小时用量的母乳放置于冷藏室，剩余的母乳应直接放入冷冻室。NICU接收人员应确认容器密封良好，每个储奶容器上均已做好标注，登记备案。接收人员评估送来的母乳量，如果奶量不足，与家长分析吸乳过程是否正确，若奶量持续不足，建议家长向泌乳顾问寻求帮助。

（李海洋）

第六节　人乳库的管理

一、定义

人乳库是招募母乳捐献者、收集捐献母乳，并负责母乳的筛查、加工、储存、分配工作的非营利性专业机构。医疗机构人乳库由医疗机构建设与运营，以满足医疗需要，应由有相关执业资格的医生开据处方使用。

二、设备管理

（1）设施及设备：巴氏消毒仪（恒温振荡水浴箱）、2～8℃专用普通冰箱、−20℃以下专用低温冰箱（使用温度记录仪记录或使用温度敏感报警器）、母乳成分分析仪、超净工作台等。

（2）所有设备都应按照生产厂商的说明书进行清洁和维护，建立设备维护、保养、校准和持续监控管理制度，由专人负责管理。制定人乳库关键设备发生故障时应急预案，明确应急措施实施的人员及职责。

三、人员架构

1. 负责人　由医院科室负责人或项目负责人担任，可为该领域的高资历医生，并接受过人乳库建立及运行的相关培训。负责捐赠人乳库的行政管理、教育培训及捐赠人乳库的运行监测，并接受顾问小组的监督。

2. 管理人　可由医院相关部门、医生或高年资执业护士担任，或者由医疗专业人士组成的顾问委员会管理。

3. 专职工作人员　专职工作人员宜包括专职操作员和管理员。操作员可由接受过捐赠母乳相关教育和培训的医务人员担任，负责捐赠者招募与筛选、捐赠母乳的加工、处理及分配。管理员可由医护人员或经过培训的非医护人员担任，负责捐赠人乳库登记、接待、管理或审计等事物。

4. 质量管理人　可由高年资医护人员担任。负责定期对捐赠母乳的需求，捐赠母乳处理、分发等过程进行评估，对存在的问题进行纠正并保持持续改进。

四、捐献者筛查

（一）母乳捐献条件

捐献者应为健康的哺乳期女性，并且有充足乳汁可满足自身婴儿需要，在符合捐赠条件下可捐赠多余的乳汁，条件如下。

（1）身体健康，个人信誉良好。

（2）良好的生活习惯：无吸烟、饮酒、喝茶、吸毒等特殊嗜好，生活规律。

（3）无长期药物治疗史及近半年内无血制品输注史。

（4）6个月内的血清学检测合格：包括HIV抗体、梅毒抗体、乙型肝炎表面抗原、丙型肝炎抗体，检测结果异常者应被排除在捐赠之外。人类嗜T细胞病毒（HTLV）或其他病毒和细菌，可根据当地情况评估是否进行筛查。血清学检测应在捐献前6个月内由有资质的实验室进行。如果产前或产后医疗机构提供的相关检测在上述时间范围内，也予以认可。阴性结果无须重新检测确认。

（二）母乳捐献禁忌

如果出现下述医学情况，将禁止母乳的捐献。

（1）过去6个月内接受输血或血液制品者。如果曾经接受血液制品或输血，应在输血6个月左右时进行血清检测。

（2）过去12个月内接受器官/组织移植。

（3）过去6个月内，曾用多人用器械进行耳或其他身体部位穿刺，或在任何机构进行文身、用针进行文绣等。

（4）过去24小时内饮用超过60ml或相当量烈酒，每天饮用30～40ml烈酒或100ml红酒或200ml啤酒。

（5）每天使用不适合进行哺乳的非处方药或全身性处方药。

（6）经常使用大剂量维生素［至少20倍每日推荐摄取量（RDA）］和/或药用草药产品，包括维生素/草药组合。

（7）未补充维生素B_{12}的全素食者。

（8）过去12个月内曾使用成瘾药物。

（9）吸烟或尼古丁产品，包括口胶和贴片，无论数量多少。

（10）过去12个月内的性伴侣曾在此期间在非正规场所使用非灭菌针或多人共用染料进行文身、文绣，使用非单人用器械进行穿耳或其他身体部位穿刺者，或意外被污染的针刺破者。

（11）有慢性感染史（如HIV感染、活动性结核病等，有乙型肝炎或丙型肝炎病史），有白血病或淋巴瘤病史，过去3年内曾有其他癌症治疗史。某些低危癌症，包括鳞状细胞癌或基底细胞癌，可根据个体实际情况排除。

（12）使用人脑垂体生长激素、硬脑膜移植、牛胰岛素或有克-雅病家族史者。

（13）患有或接触流行性感染性疾病者，以各国家发生的流行性感染性疾病为依据。

（三）捐献资格认可

人乳库专人负责批准或暂停捐献，确认筛查程序的完整，确定捐献母乳符合加工、分配的要求。一旦捐献者获得批准将立即获得通知，同时将被告知关于自身或家人出现健康、用药或生活方式改变时定期积极沟通。

五、人乳库捐献母乳操作流程

（一）捐献者宣教

为确保捐献母乳的安全性和质量，应指导捐献者按适当的方法进行吸乳、处置、储存和运送母乳。提供给捐献者的书面资料应包括以下内容。

（1）母乳收集过程中的清洁：吸乳配件的清洁，洗手，母乳储存容器的选择，母乳储存容器的处理。

（2）哪些状况下捐献者应停止捐献母乳，哪些生活方式可能影响她成为合格捐献者。

（3）如何对捐献母乳进行正确标记，包括捐献者编号和吸乳日期。

（4）正确冰冻和储存母乳的方法和条件。

（5）如何将捐献母乳安全运送到母乳库。

（二）捐献母乳的收集和储存

（1）经过筛查人员的充分评估后，人乳库可接收捐献者现场采集的母乳或其家中采集的母乳。采集母乳前应用流动水正确洗手，吸乳设备须遵守卫生标准，所有配件应注意清洁和消毒。

（2）捐献者应将采集的新鲜母乳置于专用的储存容器内，密封冷藏或冷冻。

（3）新鲜母乳在冰箱（≤4℃）内冷藏时间不超过24小时，在冰箱（≤-20℃）内冷冻时间不宜超过6个月。

（4）捐献母乳应包装完整，标识清晰，内容应包括捐献者姓名、收集日期和奶量。

（三）捐献母乳的运送和处理

（1）母乳运送到目的地应保持完好和冰冻状态，运送母乳的容器应该是坚硬的、隔热的、容易清洗并不被污染。

（2）转运容器中应在空隙处填塞泡沫材料以保持温度恒定，长距离转运时应维持温度在-20℃。

（3）筛查人应与捐献者当面交接，逐一检查每袋捐献母乳的包装、标识和冷冻状态。如不合格，应及时标识或与捐献者商议丢弃或带回。

（4）检查完毕，合格的捐献母乳应立即放入冷藏冰箱或冷冻冰箱保存，并标有清晰标签。根据患者需要，在巴氏消毒前将其解冻。

（四）捐献母乳的解冻、混合和分装

（1）冷冻母乳必须按以下方法解冻：放冰箱冷藏室缓慢解冻，最长解冻时间不超过24小时；在不超过37℃的温水容器中或在微温的流动水下快速解冻。

（2）解冻后的新鲜冰冻母乳混合时，操作人员应戴手套并在超净工作台上进行混合。

（3）混合后每一批次的母乳都应进行细菌学检测，检测方法注意遵循无菌操

作，以免造成不必要的污染。

（4）捐献母乳混合均匀后进行分装，分装瓶应使用一次性或可进行清洁消毒的容器，选择安全无毒食品级的材质，耐热温度应可达到75℃，耐冷温度应至少达到-20℃。

（5）操作人员应戴无菌手套在超净工作台上进行分装，分装时分装瓶内保留足够的空间，分装后确保每个分装瓶处于完好密闭状态，瓶身干净清洁。

（6）分装好后立即进行巴氏消毒。

（五）捐献母乳的巴氏消毒

（1）使用专用的恒温水浴箱进行巴氏消毒，水浴箱内使用灭菌注射用水，并定期更换水浴箱内的水和对水浴箱进行消毒。

（2）当水浴箱预加热至62.5℃，将装有捐献母乳的分装瓶浸入水浴箱中，使用分隔栏或分隔筐固定分装瓶以避免漂浮。

（3）设置检测瓶，瓶中装入同等体积的灭菌水，检测瓶的处理和其他装有人乳的分装瓶一致。

（4）检测瓶与其他分装瓶一起放入水浴箱，置于所有奶瓶的中央位置。

（5）观察水浴箱内水位线，应超过分装瓶中人乳的液面，但不应超过分装瓶的瓶盖。

（6）装入经校验的温度计以记录热加工过程中的检测瓶内温度。监测并记录检测瓶的温度和水浴箱的温度。

（7）当检测瓶中温度达到62.5℃时开始计时，加热30分钟后及时停止消毒，取出检测瓶和所有分装瓶，如取出时发现瓶盖不严，应弃之不用。

（8）整个消毒过程不离人。

（9）将所有分装瓶进行标识后，置入冰箱内进行冷藏或冷冻备用。

（六）巴氏消毒母乳的储存

（1）巴氏消毒母乳冷却后可密封保存在4℃条件下最多72小时，以便随时使用。

（2）如预计72小时内不用，应立即冷冻保存待用。自该批次捐献母乳最早采集日期计算，在冰箱（≤-20℃）内冷冻时间不宜超过6个月。

（3）人乳库冰箱应用温度计进行严格的温度控制，冰箱温度每日记录，并尽可能减少冰箱的开门次数。

（七）捐献母乳的质量控制

（1）巴氏消毒前对母乳进行感官评估，如有不正常的外观或样品有味道，必须丢弃。

（2）细菌学检测：人乳库应制定细菌学检测的可接受标准，检测应由有资质的专业实验室进行，送检的乳汁标本应在无菌条件下采集。

（3）巴氏消毒前细菌检测：在捐献者第一次捐献时进行细菌学检测，乳汁标本应从混合均匀的该批次母乳中采集。捐献母乳可接受的标准为：总活菌量≤10^5CFU/ml，且金黄色葡萄球菌≤10^4CFU/ml，且任何能够产生热稳定肠毒素的肠杆菌科、肠球菌或其他致病菌≤10^4CFU/ml。

（4）巴氏消毒后细菌检测：确定巴氏消毒程序正确的情况下，巴氏消毒母乳应每批次进行检测，乳汁标本应从该批次中任意一瓶巴氏消毒母乳中采集。验收合格标准为无任何细菌生长。

（八）捐献母乳的分配

（1）捐献母乳可用于以下患儿：①早产儿。②吸收不良。③喂养不耐受。④免疫缺陷。⑤某些先天性异常。⑥术后加强营养预防术后营养不良。⑦重症感染。⑧其他需要添加母乳的医学指征。

（2）如果人乳库母乳充足，还可以扩大适应证，包括但不仅限于：①母乳缺失或母乳不足。②母亲因疾病需暂停母乳喂养。③亲母母乳可能对婴儿有健康危害。④母亲死亡。⑤由于医疗原因，婴儿需要母乳但母亲泌乳不足或没有母乳。

（3）目前，我国捐献母乳量还比较有限，主要给予极低或超低体重儿、喂养不耐受，免疫缺陷、术后加强营养等患儿。

（九）捐献母乳的记录

（1）人乳库应进行详细的数据记录，如有条件进行电子信息化的数据系统。

（2）记录应包括捐献者的姓名、性别、电话和编号、捐赠奶量和袋数。

（3）记录捐献母乳进行巴氏消毒的日期、巴氏消毒奶量、每批瓶数、巴氏消毒温度信息。

（4）记录并追踪每个批次捐献母乳经巴氏消毒前后的细菌检测结果，根据结果使用或处理。

（5）记录巴氏消毒母乳的分配情况。

（李海洋）

第七章

早产儿皮肤护理

第一节 基础皮肤护理

新生儿尤其是早产儿皮肤角质层薄，屏障功能差，极易出现皮肤损伤问题，增加感染风险，影响康复进程。据报道，国内外NICU患儿医源性皮肤损伤发生率为15.10%～18.04%，其中胎龄＜29周的早产儿发生率为36.80%，胎龄24～27周的早产儿发生率高达57.00%。做好早产儿基础皮肤护理是提高早产儿皮肤的耐受性、保护皮肤的完整性、预防医源性皮肤损伤的基础，是NICU护理工作的重要内容之一。

一、评估

（一）评估工具

常用的评估工具包括新生儿皮肤状况评分表（NSCS）、新生儿皮肤风险评估量表（NSRAS）、Braden-QD量表等，NSCS主要用于评估患儿整体皮肤状况（表7-1）；NSRAS、Braden-QD量表主要用于评估患儿发生皮肤损伤的风险（详见本章第四节压力性损伤的护理）。

表7-1 新生儿皮肤状况评分表（NSCS）

分值	皮肤干燥度	皮肤红疹	皮肤破裂度
1	正常，无干燥	无红疹	无明显破裂
2	干燥，可见蜕皮	可见红疹，≤50%体表面积	破裂小，较局限
3	非常干燥，裂痕明显	可见红疹，＞50%体表面积	大量皮肤破裂

注：评分标准，每个评价指标得分1～3分，总分3～9分。分值越高，皮肤状况越差。

（二）评估频率

至少每天或每班次从头到脚全面评估一次，如有异常情况增加评估频率。

（三）评估危险因素

（1）早产儿胎龄、日龄。

（2）长时间体位固定。

（3）血管活性药物的使用情况。

（4）水肿或脱水情况。

（5）各种管路及附加装置的使用情况（血管通路、胃管、无创呼吸机等）。

（6）手术伤口或胃肠造口情况。

（7）监护设备的使用（血氧饱和度探头、电极片、脑电图电极等）。

（8）皮肤局部温度情况（经皮气体监测探头、亚低温冰毯等）。

（9）摩擦情况（皮肤与被服、暖箱、光疗箱的摩擦等）。

（10）粘胶使用情况。

二、沐浴

（一）胎脂的去除

胎脂具有保持皮肤清洁滋润，保护皮肤免受感染，减少水分丢失，维持体温稳定的作用。胎脂出生后逐渐被皮肤吸收，一般不需要刻意去除。如果耳后、腋下等皮肤皱褶处胎脂较厚时，可在出生后6小时后用新生儿专用护肤油剂轻轻去除。

（二）沐浴方式

早产儿首次沐浴应在生命体征及体温稳定后进行，包括擦浴、襁褓式沐浴。①擦浴：用护肤油剂（常用护肤油剂包括凡士林软膏和橄榄油、葵花籽油、椰子油等植物油剂）每天擦脸、擦拭颈部和皮肤皱褶部位，保持皮肤清洁。②襁褓式沐浴：在维持早产儿体温、增加安全感方面具有优势，能够减少低体温的发生风险。将早产儿用柔软的毛巾包裹，清洗头部和面部后，将其肩部以下部位浸泡于38～40℃的温水中，依次清洗上肢、下肢、颈部、胸腹部、背部、会阴部，沐浴结束后立即用干燥、预热的毛巾包裹，总时间不超过5分钟。

在临床实践中应结合早产儿的胎龄、体重综合评估，选择合适的沐浴方式。

（1）对于出生或矫正胎龄＜28周，病情不稳定的早产儿不沐浴。

（2）对于出生或纠正胎龄为28～36^{+6}周的早产儿，体重＜2000g且使用医疗器械（包括留置针、呼吸机管道、中心静脉导管等）的患儿，采用擦浴方式；体重≥2000g但是皮肤有破损的早产儿，可选择进行擦浴，擦浴时避免接触皮损处。

（3）对于体重≥2000g、生命体征平稳、未使用医疗器械、皮肤完整的患儿，采用襁褓式沐浴。沐浴不可过于频繁，一般每4天进行1次，根据特殊情况增加或减少沐浴频率，即使不沐浴也要保持皮肤尤其是皱褶部位的清洁。

（三）沐浴用品的选择

（1）有条件尽量选择温暖的无菌水进行沐浴，无条件可选择清水。

（2）选用中性或轻度酸性（pH 5.5～7.0）、温和、无气味的清洁剂，忌用pH值偏碱性的肥皂清洁剂进行沐浴。

（3）选用不含致敏性香料、染料、酒精及易致敏防腐剂的润肤乳。

（4）沐浴用品应专人专用或在使用前消毒，避免交叉感染。

（5）选用棉布或棉球等柔软材质的物品。

（四）沐浴中的护理

（1）沐浴期间应保持室内温度26～28℃，尽量减少人员走动，避免空气对流，最大限度减少热量散失。

（2）密切观察早产儿的精神反应状态和病情变化情况，一旦出现大声哭闹、血氧饱和度下降、口唇及面色发绀、呼吸急促等表现，应暂停沐浴，待恢复平稳后可继续沐浴；若出现血氧饱和度持续下降、呼吸暂停，应终止沐浴。

（3）保暖：沐浴过程中注意保暖，沐浴结束后立即用预热的毛巾擦干皮肤。对于婴儿床里的早产儿，应立即穿衣、包裹襁褓；对于暖箱内的早产儿，应立即关闭暖箱门、使用“鸟巢”；对于母婴同室的早产儿，应立即与母亲皮肤接触。操作动作熟练，尽量缩短早产儿暴露时间，减少体温丢失。

（五）沐浴后皮肤护理

沐浴后在处于湿润状态的皮肤上涂抹润肤乳有助于保湿，维持角质层的完整性并加强皮肤屏障功能，涂抹时动作轻柔，避免用力摩擦损伤皮肤。

三、脐部护理

（1）脐带残端应暴露在空气中，尿裤避免覆盖脐部，保持局部清洁干燥；若脐部被尿液或粪便污染，可用无菌水清洗干净并擦干。

（2）不常规使用消毒剂，在脐部有感染征象时可使用碘伏或过氧化氢溶液消毒脐带残端和脐周皮肤，每日2～3次，并密切观察脐带情况；脐部外用抗菌药物会导致细菌耐药，增加致病菌定植，应避免在脐部使用外用抗菌药物。

（3）沐浴时可用pH 5.5～7.0的温和弱酸性或中性清洁剂清洗脐部及周围的皮肤，彻底冲洗干净并擦干，保持脐带局部干燥；无证据表明推迟到脐带脱落后沐浴可防止脐带感染或加速脐带干燥时间。

（4）对于有脐动/静脉置管的患儿，为减少脐部感染和导管相关性感染，应避免尿布遮挡脐部，并使用碘伏消毒脐带残端和脐周皮肤，每日4次，并密切观察脐带情况。

四、皮肤消毒剂的选择

1. 碘伏　早产儿皮肤消毒首选碘伏，碘伏具有强效、速效杀菌作用，低毒，对皮肤刺激性小，黄染较轻，皮肤消毒效果与氯已定相仿，明显优于酒精。考虑残留碘伏对早产儿甲状腺功能的潜在危害，当大面积皮肤消毒时，在使用碘伏消毒并待干后，需使用无菌生理盐水脱碘以减少碘吸收。

2. 氯已定　具有强效杀菌作用，使用氯已定进行皮肤消毒有造成早产儿皮肤灼伤和增加全身吸收的风险，因此不推荐早产儿使用氯已定进行皮肤消毒。但氯已定在减少导管细菌定植和导管相关性血流感染方面效果优于碘伏和酒精。因此，氯已定可用于导管及附加装置的消毒。

3. 酒精　酒精消毒效果不如碘伏和氯已定。酒精易挥发，其浓度为70%～80%时杀菌效果最强，浓度低于50%时仅有抑菌作用，在使用后及时关闭瓶口，减少挥发。酒精刺激性强，早产儿应减少使用酒精及含有酒精的皮肤清洁剂。

（张　倩）

第二节　尿布性皮炎的预防及护理

尿布性皮炎是新生儿一种常见的皮肤损害，表现为肛周、会阴部、阴囊、大腿内侧、腹股沟等纸尿裤包裹的部位出现皮肤潮红、丘疹，严重者出现破溃、糜烂，并导致继发感染。皮炎是由臀部皮肤长期受到潮湿和尿便刺激共同作用引起的。皮肤损伤会导致患儿不适，不利于病情恢复，甚至会延长住院时间，降低患儿家长满意度，严重时可继发感染甚至导致败血症的发生。因此，尿布性皮炎的预防及护理是NICU护理工作中的重要内容。

一、尿布性皮炎分级

临床根据皮损的严重程度分为3级、4度（表7-2）。

0级：正常皮肤。

1级轻度：表现为皮肤潮红或伴有红疹。

2级中度：除1级表现外出现部分皮肤破溃脱皮。

2级重度：局部大面积糜烂或表皮剥脱，可继发细菌或真菌感染。

表7-2　尿布性皮炎严重程度评估

	0级	1级	2级	2级
分度	正常皮肤	轻度	中度	重度
临床表现		潮红或伴红疹	潮红、红疹、部分皮肤破损	大面积皮肤破损或伴有继发感染
图例	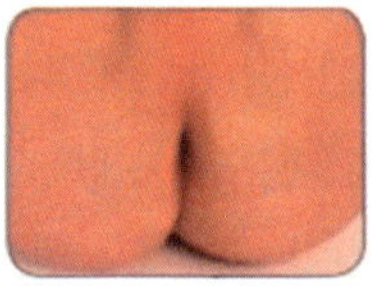	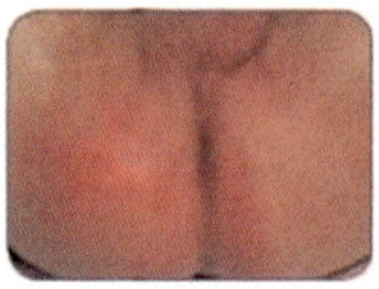	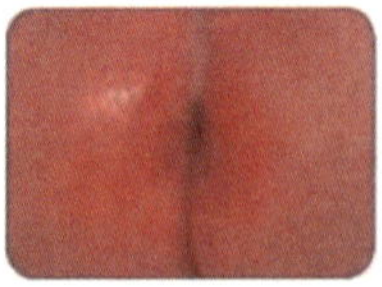	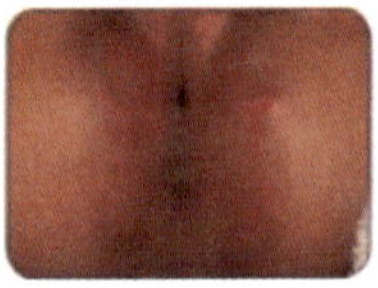

二、尿布性皮炎的预防

尿布性皮炎防大于治，应尽可能避免其发生。

（一）保持尿裤区域皮肤清洁干燥

（1）选择高吸水性、透气性好、质量可靠的一次性纸尿裤，纸尿裤型号合适、松紧适宜。

（2）每2～3小时更换纸尿裤一次，敏感性皮肤患儿增加更换次数，排便后及时更换纸尿裤。

（3）排便后清洁皮肤，动作轻柔，采用非摩擦的方法清洁皮肤，轻轻拍干皮肤；干燥大便使用湿纸巾难以去除时，可涂抹润肤油帮助去除。

（4）注意清洁皮肤皱褶部位，如男婴阴囊下方，女婴腹股沟处。

（二）正确使用护臀膏

护臀膏的作用主要是在皮肤上形成一层保护膜，起到隔绝尿便作用的同时减少纸尿裤对皮肤的摩擦，每次排尿排便后均应使用。涂抹部位包括肛周及易被纸尿裤摩擦的部位，女婴包括腹股沟处，男婴重点涂抹阴囊四周，用量以完全遮盖皮肤颜色为宜。根据尿布性皮炎的严重程度选择护臀膏。

（1）0级：日常臀部护理，每次更换纸尿裤清洁皮肤后涂抹滋润油（如滋润隔离霜、凡士林、鞣酸软膏等）有舒缓摩擦、预防泛红的作用。

（2）1级：可使用含氧化锌类护臀膏，在皮肤表面形成保护膜，有收敛和止痒的作用。

（3）2级：如果皮肤出现破损，禁止涂抹护臀膏，防止感染。

（三）其他

（1）提倡母乳喂养，母乳易消化吸收，产生的粪便刺激性小，减少尿布性皮炎发生。

（2）患儿出现腹泻应及时通知医生；使用抗生素患儿应预防性应用益生菌。

（3）光疗时增加纸尿裤更换次数，按需更换，密切观察臀部皮肤情况。

三、尿布性皮炎的护理

根据患儿尿布性皮炎的严重程度，给予针对性护理措施。

（一）1级（轻度尿布性皮炎）护理

（1）在预防尿布性皮炎的护理措施基础上暴露臀部皮肤，使臀部皮肤干燥，并减少与尿布的摩擦，促进皮炎吸收。具体方法：解开纸尿裤，取俯卧位充分暴露臀部皮肤，每日暴露时间不少于5小时。俯卧位时，头偏向一侧，避免窒息，同时注意保暖，注意保护患儿膝关节皮肤，预防双膝出现压力性损伤。

（2）密切观察，当出现潮红时应立即给予处理，避免尿布性皮炎进一步加重。

（二）2级（中/重度尿布性皮炎）护理

（1）若皮肤出现破损，有液体渗出，先用生理盐水冲洗清洁皮肤，充分晾干，再涂造口护肤粉（一定薄涂），距离皮肤10～15cm处喷涂液体敷料1次，20秒后再喷涂液体敷料1次，即粉－膜－膜。

（2）增加暴露时间。

（3）局部氧疗：氧气管距离皮肤0.5～1.0cm，使用未经湿化的纯氧直接吹臀部皮肤。

（三）合并感染时的护理

（1）合并真菌感染时，遵医嘱局部使用抗真菌药物，如外用1%克霉唑。

（2）不常规使用抗生素药膏预防和治疗尿布性皮炎，不鼓励局部使用激素类药物。

（3）实施以上措施后皮肤72小时后无改善或迅速恶化，应联系多学科小组的专家成员（如皮肤科医生、伤口造口专科护士）会诊。

（张　倩）

第三节　医用粘胶相关性皮肤损伤的护理

新生儿尤其早产儿皮肤薄、屏障作用差，极易受损而导致局部或全身感染。国际儿科压疮和皮肤损伤发生率调查结果显示，医用粘胶相关性皮肤损伤（MARSI）在NICU患儿中的发生率高达17%。医用粘胶是用来拉合伤口边缘或将一些外在物品如胶布、敷料、管路、电极片、造口袋等固定于皮肤的产品，在NICU中被广泛使用，因此，积极预防和及时正确处理MARSI对保证NICU患儿安全极其重要。

一、定义

医用粘胶移除后，出现持续30分钟甚至更长时间的红斑或者其他皮肤异常表现，包括水疱、撕裂、浸渍等。

二、分级

根据严重程度进行分级。

1. 轻度　患儿皮肤完整，仅有红斑或肿胀（发亮）。

2. 中度　患儿皮肤完整性部分受损或表皮损伤，皮肤损伤，接触性皮炎，张力性水疱无破裂，毛囊炎样无渗出。

3. 重度　患儿皮肤完整性完全受损，皮瓣缺失或过敏性皮炎，皮肤裂伤，接触性皮炎，张力性水疱破裂，毛囊炎伴有出血或渗出。

三、分类

1. 机械性损伤　表皮剥脱、皮肤撕裂伤、张力性损伤或水疱。

2. 皮炎　接触性皮炎和过敏性皮炎。

3. 其他　浸渍和毛囊炎。

新生儿人群中机械性损伤的发生率最高，皮炎、浸渍和毛囊炎少见。

四、医用粘胶相关性皮肤损伤的评估

目前国内外常用的皮肤评估工具包括新生儿皮肤风险评估量表（NSRAS）、新生儿皮肤状况评分表（NSCS）及Starkid皮肤评估量表。但前两个量表针对的是儿童皮肤损伤的风险评估，并没有考虑新生儿特别是早产儿的皮肤特点，且包含行动力、失禁等不适用于新生儿的评价标准。目前临床上并没有完全适用于新生儿MARSI的风险评估量表。因此，临床护理人员的认知、早期识别与预防对减少MARSI的发生尤为重要。

五、医用粘胶相关性皮肤损伤的预防

（一）理论知识培训

定期开展MARSI的预防知识、相关护理措施，如皮肤准备、医用粘胶剂粘贴和去除技术及皮肤保护剂和/或脱胶剂使用等的教育培训，让医护人员对新生儿MARSI有更深入的了解，提高防范意识，以减少新生儿MARSI的发生。

（二）改善皮肤屏障功能

新生儿因皮肤角质层较薄，抵抗力较弱，局部防御力差，易造成皮肤损伤，因此，改善皮肤屏障功能可以有效减少MARSI的发生。

1. *母乳喂养* 中国新生儿营养支持指南显示，母乳喂养可以提高患儿的免疫力，帮助患儿增加抵抗力，加快皮肤损伤的愈合速度。

2. *皮肤护理* 应减少使用含酒精的消毒剂，避免刺激患儿皮肤；皮肤干燥的患儿，可以涂抹温和的润肤剂保护皮肤；每周洗澡2～3次即可，只用温水或者pH为中性的浴液，可以有效预防水分流失，促进新生儿皮肤的完整性。

3. *环境方面* 病室维持合适的温湿度，环境温度为24～26℃，湿度为55%～65%。早产儿可采用具有控温、控湿功能的暖箱，维持早产儿皮肤正常的温湿度，且胎龄低于30周的新生儿，其暖箱湿度应＞70%。

（三）合理选择及使用医用粘胶产品

（1）血管通路固定选择透明的聚乙烯敷料。

（2）面部、皮肤极度脆弱者，选择含有硅胶酮的粘胶产品。

（3）气管插管等重要管路选择粘性更强背衬是布料的粘胶产品，同时使用水胶体敷料保护皮肤。

（4）皮肤水肿或关节活动的部位，选择延展性好的粘胶产品。如果胶布背衬质地较硬，就可能会因形成的剪切力导致患儿皮肤损伤。

（5）避免使用粘附力过强的粘胶产品。

（四）掌握正确的粘贴原则及移除技巧

1. 粘贴原则　①无张力粘贴法，粘贴时不施加任何张力，避免医用粘胶紧绷，“Ω”高举平台固定管路。②粘贴方向正确，顺着皮肤纹理粘贴。③确保粘贴部位干净、干燥，必要时去除毛发。④需要在关节附近粘贴时，关节屈伸不受限。

2. 移除技巧　①采用0°或180°平行去除医用粘胶法，松开粘胶边缘后，一只手在粘胶边缘将皮肤下压，另一只手沿皮肤水平缓慢撕下医用粘胶。②使用医用粘胶去除剂或矿物油持续湿润粘贴区域皮肤表层，以最大限度降低患儿疼痛感，减少由移除粘胶所致的皮肤损伤。③用无菌生理盐水或无菌水清洁有残留产品的皮肤。

（五）使用医用除胶剂

医用粘胶去除剂主要含硅酮成分，不含乙醇，为喷雾剂型。对皮肤温和无刺激，可减轻去除粘胶时对皮肤的损伤与不适感。

（六）液体敷料的应用

（1）液体敷料属于多聚溶液，主要成分是必需脂肪酸，可在皮肤表层形成脂质保护膜，阻隔贴膜与皮肤之间的接触，促使医用粘胶剂对患儿皮肤的黏合强度低于皮肤细胞之间相互作用的强度，从而有效避免在同一部位因反复使用医用粘胶剂而引发的皮肤损伤。

（2）液体敷料形成的保护膜，可以有效隔离污染或避免擦伤。

（3）液体敷料可缓解压力、浸渍摩擦引起的症状，对医用粘胶相关性皮肤损伤有很好预防作用。

（4）喷雾剂型仅第一次使用为无菌。对使用部位皮肤进行清洁后，充分待干，延展皮肤皱褶处，如腹股沟、颈部等处皮肤，在距离皮肤10～15cm处均匀喷洒，等待30秒，待膜干燥后，恢复皮肤原状。一次性使用无菌包装涂抹型液体敷料，可用于严格消毒、无菌区域的皮肤，如PICC穿刺点周围。应用软膏、乳膏或洗剂可明显降低其效果，故使用液体敷料前不应使用其他屏障物。

六、医用粘胶相关性皮肤损伤的治疗

1. *接触性皮炎* 可用含有脂质的保湿霜，提升皮肤保障功能。

2. *过敏性皮炎* 外用抗过敏、抗炎药膏。

3. *浸渍* 去除原有敷料，更换吸水性更强的敷料。

4. *毛囊炎* 同过敏性皮炎。

5. *机械性损伤* 清除残留医用粘胶和坏死组织；冲洗伤口，保护肉芽组织；为伤口提供湿润的环境，以促进组织的增长，加速伤口愈合。

七、湿性愈合

利用伤口敷料用密闭或半密闭方法保持伤口湿润，增加细胞生长及移行速度，加速伤口愈合，并可防止痂皮形成，减轻疼痛。

（一）湿性愈合理念机制

1. *有利于坏死组织的溶解* ①清除坏死组织是伤口愈合的第一步。湿性环境下，坏死组织被水合而释放纤维蛋白水解酶及其他蛋白水解酶，这些酶类能够水解坏死组织，有利于清创。②溶解小血管周围的纤维鞘，恢复正常营养交换。③蛋白降解产物和纤维蛋白降解产物也是免疫细胞的趋化因子，能吸引免疫细胞向伤口移动，加速清创过程。

2. *维持创面局部微环境的低氧状态* ①由于湿性环境常在闭合性敷料下面形成，伤口局部的微环境常是低氧状态。②研究证实，相对低氧的状态下，成纤维细胞生长速度最快，并刺激巨噬细胞释放生长因子，使血管形成加速，从而加速肉芽组织的形成，使伤口愈合时间缩短。

3. *有利于细胞的增殖分化和移行* 细胞增殖分化及酶活性的发挥都需要水作为介质，因此，湿润环境下能保持细胞和酶的活性，有利于细胞快速移行。

4. *保留渗液内的活性物质并促进活性物质的释放* 伤口渗液内含有多种生

长因子，如血小板衍生生长因子等，这些生长因子不仅能刺激成纤维细胞增生，而且是巨噬细胞、中性粒细胞和平滑肌细胞的化学趋化剂。

5. 保持伤口局部湿润　①不会形成干痂，避免新生肉芽组织再次机械性损伤。②避免神经末梢暴露于空气中，减少疼痛。

6. 降低感染概率　①密闭型敷料对外界微生物具有阻隔作用。②研究表明，湿性敷料创面感染率为2.6%，传统创面处理下（干性）感染率为7.1%。

（二）湿性愈合的方法

1. 表皮损伤或剥脱　①无感染性伤口：生理盐水清洁伤口及周围（去除分泌物、代谢物、碎屑）减菌→碘伏/聚维碘酮消毒大于3分钟，范围超过外敷料→生理盐水脱碘→充分待干→水胶体敷料。有大量渗出时使用泡沫敷料。②感染性伤口：生理盐水清洁伤口及周围（去除分泌物、代谢物、碎屑）减菌→碘伏/聚维碘酮消毒大于3分钟，范围超过外敷料→生理盐水脱碘→充分待干→银敷料→无边型泡沫敷料（半密闭方法）。

2. 水疱的处理　当水疱直径≥1cm时，在水疱表面及周围皮肤使用皮肤黏膜消毒液进行消毒，待干以后，以1ml空针的针头“十字对穿”水疱，让水疱内液体自然流出，无感染的创面疱皮予以保留，使用无菌泡沫敷料覆盖并保持皮肤清洁干燥，伤口局部渗出超过敷料的2/3时应立即更换；水疱直径＜0.5cm时，尝试等待疱内液体自然吸收，不能吸收或继续增大者给予穿刺抽液。

（三）换药时机

水胶体敷料应48小时更换，水胶体敷料发白起泡、没有黏性后需及时更换；银离子敷料可7天更换，但一般外层会配合水胶体或泡沫敷料使用，更换时机按外层敷料情况而定；有大量的渗出或渗出达到敷料2/3时应及时更换。银有消毒杀菌的功效。银有各种不同的类型（如盐、金属和离子制剂）和配方（如含银敷料和糊剂）。银可能具有毒性，特别是对角化细胞和成纤维细胞。毒性的程度尚未完全描述。不应将局部用银产品用于银过敏者。需特别注意，碘伏/聚维碘酮消毒后一定要用生理盐水脱碘，碘可降低银离子的作用。生理盐水脱碘后必须充分待干，防止生理盐水提前激活银离子的释放。

（胡米佳）

第四节　压力性损伤的护理

新生儿尤其是早产儿自身表皮角质层薄、屏障功能尚未发育成熟，是发生压力性损伤的高危人群。NICU中的患儿因病情危重、营养状况不佳等因素，更易发生压力性损伤（PI）。国内外数据显示新生儿PI发生率为15.1%～20.0%。因此，应积极预防和及时正确处理，减少PI的发生，保证患儿安全。

一、定义

PI是指由于强烈和/或长期存在的压力或压力联合剪切力导致骨隆突处、医疗或其他器械下的皮肤和/或软组织的局限性损伤。

二、压力性损伤的影响因素

（一）压力、剪切力、摩擦力

PI的发生主要与压力、剪切力、摩擦力有关，其首要因素是压力。

1. **压力**　PI的发生与受压持续时间、压力强度有关。正常毛细血管压2～4kPa，当外在压力大于毛细血管压时，毛细血管和淋巴血管内血流减慢，导致氧和营养供应不足、代谢废物排出不畅，短时间高压和长时间低压均可导致压力性损伤的发生。除自身身体的压力外，来自外力如呼吸支持装置（气管插管、持续正压通气等）及各种管路对皮肤局部的压力也会造成医疗器械相关性压力性损伤的发生。

2. **剪切力**　是作用于相邻物体的表面，引起相反方向平行滑动的力。剪切力作用于深层组织，引起组织位移。剪切力能切断组织的血管，使血管扭曲，阻断血流，造成组织缺氧，比垂直力更具危害。

3. **摩擦力**　作用于皮肤会损伤皮肤的角质层。在NICU，早产儿裸露在暖箱中，烦躁时易与包被或床面形成摩擦。另外，在搬动患儿时拖、拉、拽也可形成摩擦力而损伤皮肤。

（二）潮湿

早产儿因发热、呕吐、大小便、引流物等，使皮肤长期处于潮湿的环境中。潮湿可引起皮肤酸碱度的改变，致使表皮角质层的保护能力下降，降低皮肤的抵抗力，有害物质易于通过且利于细菌繁殖，致皮肤溃烂及感染，PI的发病率上升约5倍。

（三）体位

早产儿头部占据整个身体总长的1/4～1/3，头部所占比重最大。使用呼吸机的患儿由于体位限制、镇静患儿无自主活动，当他们仰卧位时枕部成了最主要的受力点，加上早产儿头发稀疏，皮下脂肪少，增加了对压力和剪切力伤害的敏感性。

（四）手术

手术过程中患儿处于麻醉和制动状态，肌肉松弛，感觉丧失，增加了对局部皮肤的压力风险。

（五）药物

对于危重早产儿来说，血管活性药和液体复苏会导致PI的发生。大剂量血管活性药的α受体效应可引起外周组织血管收缩，进一步加重缺血、缺氧，而液体复苏会导致循环受损、水肿及阻碍毛细血管对营养物质的交换。

（六）营养状况

营养不良是导致PI发生的因素之一，也是直接影响其愈合的因素。营养是早产儿生长发育、维持正常的生理功能、组织修复的物质基础，危重早产儿机体处于应激状态，基础代谢率增加，因疾病因素加剧机体分解代谢，使体内蛋白质减少。另外，全身营养障碍、营养摄入不足也可导致患儿体内蛋白质合成减少、皮下脂肪减少、肌肉萎缩、体重零增长甚至负增长，影响组织修复和免疫功能。

（七）组织灌注和氧合

1. *组织水肿* 水肿时组织间隙过量的液体积聚使组织细胞与毛细血管之间的距离加大，氧与营养物质运输时间延长，水肿液的堆积还可压迫局部毛细血管，致使局部血流量减少，造成细胞营养障碍、循环障碍。因此，水肿部位易发生组织损伤、溃疡，且不易愈合。

2. *灌注不足和末梢循环障碍* 增加了皮肤的易感性和不耐受性，皮肤的生理功能、修复能力均受到影响。组织可能因灌注不足已经受到损伤，因此对压力更加敏感。

3. *氧合状况* 是患儿压力性损伤发生的风险因素。需监测氧合和灌注状况，救治中可能使用各种氧气输入设施辅助通气，这些装置的使用中也可能增加医疗器械相关PI的风险。

（八）自身因素

早产儿是发生PI的高危人群，皮肤成熟度是PI的危险因素。妊娠23～24周时，角质层未发育，妊娠30周时仅有2～3层细胞。皮肤发育不成熟，皮肤薄嫩，只能提供部分屏障功能，受外界刺激后易破溃感染。若皮肤处于水肿或脱水状态，更易形成损伤。

（九）仪器因素

使用医疗设备的患儿发生PI的概率会增加2.4倍。如鼻腔持续正压通气（CPAP）、心电监护仪、血氧饱和度传感器等。因此，医疗器械相关压力性损伤（MDRPI）不容忽视。需要护理人员勤观察、勤减压，早期识别和预见各种危险因素。

（十）其他

PI与护理人员的认知、素质相关。患儿因病情危重，护理人员关注患儿抢救措施及治疗等方面，尤其是低年资护理人员，忽略了对PI的评估及预防。或因部分护理人员责任心欠缺、观察不仔细，对危重患儿可能出现危险因素的判断力欠缺，没有做到预防在先，而导致PI的发生。

三、压力性损伤的分期

PI的分期及表现见表7-3。

表7-3　PI分期及表现

分期	表现	图示
Ⅰ期PI	指压不变白的红斑，皮肤完整，可能先有温度、硬度、感觉的改变	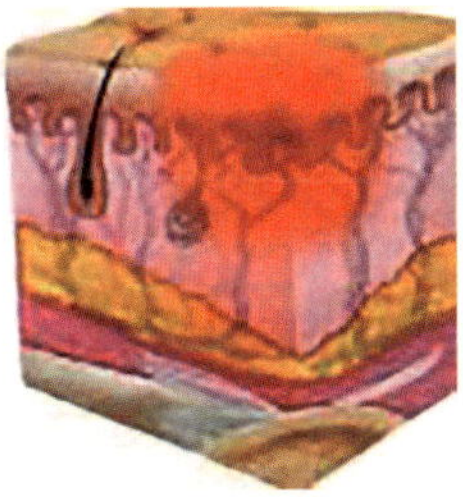
Ⅱ期PI	部分皮层缺失（深度通常＜2mm），可见真皮层，创面有活性，呈粉色或红色、湿润状态，也可表现为浆液性水疱（完整或破损），注意与其他类型伤口区分	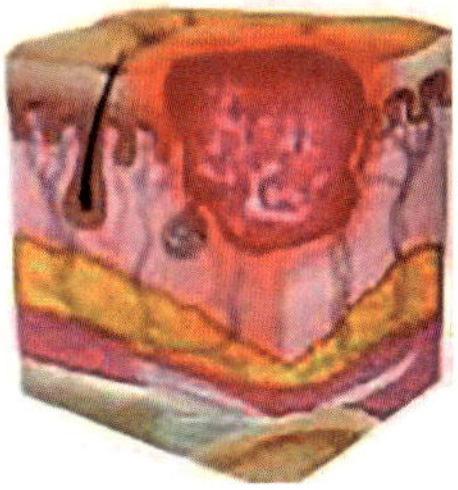
Ⅲ期PI	皮肤全层缺损，创面可达皮下脂肪层，不暴露筋膜、肌肉、肌腱、韧带和骨组织，可有窦道和潜行	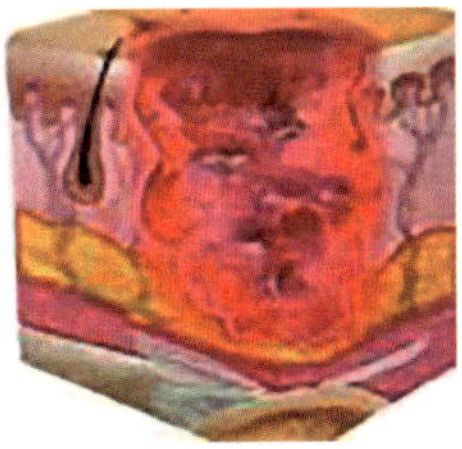
Ⅳ期PI	全层皮肤和组织缺损，创面暴露出筋膜、肌肉、肌腱、韧带和骨组织，可有窦道和潜行	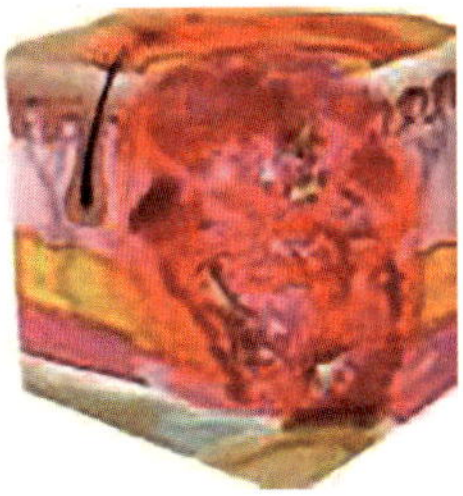

续 表

分期	表现	图示
不可分期PI	表面的坏死组织掩盖了组织损伤的程度，坏死组织去除后呈现出Ⅲ期或Ⅳ期的表现	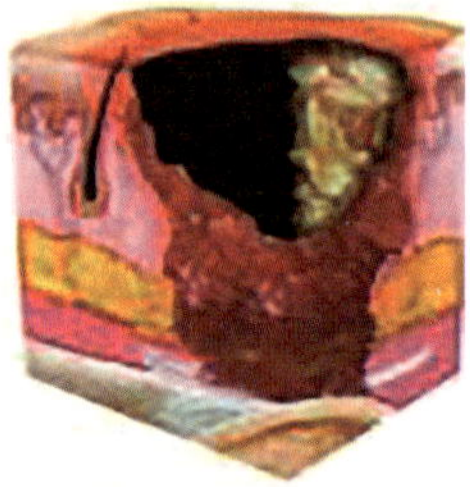
可疑深部组织损伤期PI	肌腱、筋膜、结缔组织等深部组织的损伤	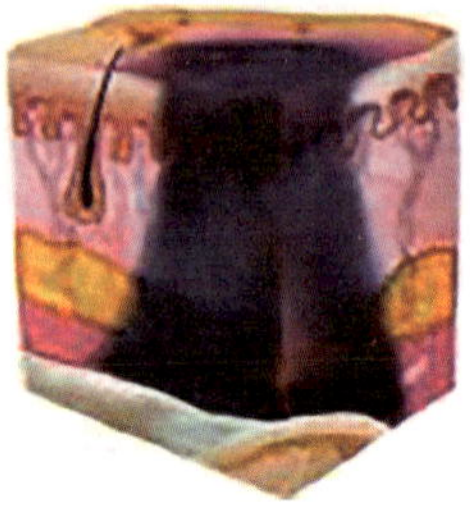

四、压力性损伤的好发部位

有研究表明，新生儿PI发生部位的比例依次是头部占35.5%，下肢占29.9%，上肢占25.2%，腹部和躯干占9.4%。头部发生PI明显高于其他部位，可能是由于头部所占身体比例及重量较大，使头部成为主要受压点，而枕部是发生PI最普遍的区域。另外，新生儿鼻部、耳部也是易发生PI的部位，与患儿使用鼻腔CPAP有密切关系。因此，在患儿入院后应早期重点观察易发生压力性损伤的危险部位，特别是对使用CPAP的危重患儿高危部位的观察。

五、压力性损伤风险评估

1. 新生儿皮肤风险评估量表（NSRAS） NSRAS包含6个条目，分别为一般生理状况、意识状态、移动度、活动度、营养及潮湿。各条目根据患儿状态程度不同，分值为1～4分，总分6～24分。得分越高表示PI发生的风险越大。NSRAS作为针对新生儿皮肤损伤风险的评估量表，其对新生儿PI风险的预测能力相对较高。但是，该量表仅着重于对皮肤方面的评估，未将相关治疗因素如应用血管加压药物、医疗器械的使用情况及好发部位的评估等方面纳入其中。因此，护理人员在对新生儿进行PI评估时，还需要结合患儿个体的特殊情况进行综合评估，所以，该评估工具在使用时内容不够完善。详见表7-4。

表7-4　新生儿皮肤风险评估量表（NSRAS）

条目	4分（完全受限）	3分（严重受限）	2分（轻度受限）	1分（不受限）
一般情况	胎龄＜28周	28周＜胎龄＜33周	33周＜胎龄＜38周	胎龄＞38周
意识状态	由于意识减弱或处于镇静状态对疼痛反应迟钝（没有退缩、抓、呻吟、血压升高或心率增快）	仅对疼痛刺激有反应（退缩、抓、呻吟、血压升高或心率增快）	昏睡	警觉的和活跃的
移动	没有辅助下身体或肢体完全不能移动	身体或肢体位置偶尔轻微地改变，但不能独自频繁改变	能独自频繁但只能轻微地改变身体或肢体位置	没有辅助下能频繁地改变位置（如转头）
活动	在辐射暖台上使用透明塑料薄膜	在辐射暖台上不使用透明塑料薄膜	在暖箱里	在婴儿床上
营养	禁食，需静脉补充营养	少于满足生长需要的奶量（母乳/配方奶）	管饲喂养能满足生长需要	每餐奶瓶/母乳喂养能满足生长需要
潮湿	每次移动或翻身，皮肤都是潮湿的	皮肤时常潮湿但不是总潮湿，每班至少更换一次床单	皮肤偶尔潮湿，每天需加换一次床单	皮肤通常是干燥的，床单只需24小时更换一次

注：各条目根据患儿状态程度不同，分值为1～4分，总分6～24分。得分越高表示PI的风险越高。

2. Braden-QD量表　为儿科医护人员提供了较可靠的量化预测工具，此量表适用于新生儿至青少年的广泛年龄段，并且同时评估移动受限和MDRPI发生风险。但由于新生儿皮肤特性、灌注、氧合作用及医疗器械、疾病严重程度和重症监护室治疗时间等因素增加了PI发生的风险，需要通过进一步分析危险因素，结合临床实践和经验，构建出更适用于新生儿PI的评估工具，应用于临床，帮助护理人员早期识别和降低发生PI的风险。详见表7-5。

表7-5　Braden-QD量表

压力强度和持续时间			
移动度	0＝不受限	1＝受限	2＝完全受限
自主改变和控制体位的能力	可以自主频繁大幅度地改变体位或移动肢体	可以偶尔小幅度地改变体位或无法独立改变体位（注：包括年龄太小无法自行翻身的患儿）	无法自主改变体位或移动肢体
感觉感知	0＝无缺陷	1＝受限	2＝完全受限
指与发育相适宜，对压力相关的不适做出明确反应的能力	反应良好，无限制感觉或沟通不适能力的感觉缺陷	不能总是沟通压力相关的不适或有一些限制感知压力相关不适能力的感觉缺陷	意识水平降低或镇静导致的无反应感觉缺陷导致大部分体表无法感知压力相关的不适
皮肤和支持结构的耐受力			
摩擦力/剪切力	0＝无问题	1＝潜在问题	2＝有问题
摩擦力：皮肤与支撑面发生相对移动时出现 剪切力：皮肤和深部骨表面发生相互位移时出现	有足够的力量在移动中完全抬起身体。始终能够在床/椅子上保持良好的体位。在改变体位时可以完全抬起患者	移动需要一些辅助。在床/椅子上偶尔发生下滑，需要重新摆放体位。在体位变换过程中皮肤常在支撑面上滑动	移动完全依赖辅助。在床/椅子上常下滑而需要重新摆放体位。完全抬高而不发生皮肤与支撑面滑动不可能，或因痉挛、挛缩、瘙痒或躁动导致几乎持续摩擦
营养	0＝充足	1＝受限	2＝不良
根据相应年龄对通常膳食进行衡量。评估近3天的营养摄入	饮食可提供与年龄相适应的足够的热量和蛋白质以支持代谢和生长	饮食无法提供足够的热量或蛋白质来支持代谢和生长，在任何一餐中接受了补充营养	饮食无法提供充足的热量和蛋白质来支持代谢
医疗器械			
医疗器械数量	每一个在用医疗器械为1分，最高8分		
体位变换/皮肤保护	0＝无医疗器械	1＝潜在问题	2＝有问题
		所有的医疗器械均可以调整位置或器械下及周围皮肤可以被保护	任何一个或更多医疗器械不可以定期调整位置或器械下皮肤得不到保护
总分（13分及以上被认为有风险）			

摘自：吴光英，陈劼，金爱丽，等. 中文版Braden QD压力性损伤风险评估量表在患儿中的信效度研究. 护理学杂志，2021，36（5）：47-51.

注：①对7个亚项为患者打分，然后加总，总分13分以上（包括13分）被认为有发生PI的风险。患者入院后24小时内进行风险评估，然后当患者情况发生变化时给予重复评估。②医疗器械是指任何正在使用、固定于或横跨患者皮肤或黏膜的诊断或治疗用器械。

六、压力性损伤的预防

（一）减少对组织的压力

1. 使用水床 危重患儿特别是极低出生体重儿入院后第一时间给予水床进行体位管理，减少压力、剪切力和摩擦力。水床放入恒温箱中预热，避免过热或过凉对患儿的体温造成影响。

2. 变换体位 定时翻身更换体位是缓解局部受压的主要预防措施。翻身频率可根据患儿的病情而定，改变体位须以保证血流动力学和呼吸处于平稳状态为前提。可辅以“鸟巢”，使患儿有安全感和边界感，不仅能达到抚触和固定体位的效果，还能避免患儿哭闹，减少与周边的摩擦。

3. 应用减压敷料

（1）头部：对于水肿和亚低温治疗的患儿，可在其头部枕骨、耳后骨隆突处垫新型泡沫敷料，以保护患儿皮肤，减轻受压部位的压力。

（2）鼻部：对应用正压通气的患儿，在使用前将水胶体敷料剪成大小尺寸与鼻部相符的形状，鼻孔处采用十字法剪开，贴于鼻部，可减轻对鼻部皮肤的压力及鼻中隔的损伤。鼻塞大小选择合适，勿固定太紧，鼻塞前端喇叭口部分进入鼻腔即可，减少对局部皮肤的压迫。若水胶体敷料破损、移位、发白，应及时更换。

（3）导管压力性损伤的敷料使用：对于外科术后各类的导管固定，固定前可将水胶体敷料或泡沫敷料先粘贴于皮肤上，再用透明敷料将导管贴于敷料上，使导管不直接受压于皮肤，从而预防PI的发生。

（二）保持患儿皮肤清洁干燥

床单位干净平整、无杂物，各类导管或导线妥善固定，勿置于患儿身下。

（三）营养支持

营养不良不仅是PI发生的内因，也是直接影响PI愈合的因素。危重患儿应积极治疗原发病，消除引起水肿的原因，改善心、肺、肾功能，改善全身营养状况，纠正低蛋白血症，降低PI风险。

七、压力性损伤的处理

处理原则为采用湿性愈合原则，改善PI的临床症状、缩短创面愈合时间、减轻疼痛、预防瘢痕的形成。

（1）Ⅰ期处理：缓解局部受压，改善局部血运，去除危险因素，定时改变受压部位，使用水胶体敷料或泡沫敷料覆盖减压保护，或使用皮肤保护剂保护皮肤，避免进一步加重。

（2）Ⅱ期处理：保护皮肤，预防感染，出现水疱时应及时处理。水疱的处理：当水疱直径≥1cm时，使用皮肤黏膜消毒液进行消毒待干后，以1ml空针针头“十字对穿”水疱，使水疱内液体自然流出，无感染创面保留疱皮，无菌泡沫敷料覆盖并保持皮肤清洁干燥，伤口渗液超过敷料2/3时立即更换；水疱直径＜0.5cm时，尝试疱内液体自然吸收，不能吸收或继续增大，进行穿刺抽液。非感染性伤口先用生理盐水清洁伤口，再用碘伏/聚维碘酮消毒后生理盐水脱碘，最后使用水胶体敷料覆盖。中度或重度渗出者用泡沫敷料，伤口有感染时，可加用银离子敷料，根据伤口及敷料的特性情况选取换药时机，当渗出大于敷料的2/3时立即更换，水胶体敷料发白起泡时应立即更换，无明显渗出可每3天换药1次，银离子敷料可每7天更换。具体换药方法可参考第七章第三节医用粘胶相关性皮肤损伤的护理中湿性愈合的方法。

（3）Ⅲ期、Ⅳ期处理：采取清创、感染控制、渗液管理、新生组织管理的原则。生理盐水清洁伤口，伤口周围正常皮肤使用皮肤黏膜消毒液消毒待干，去除创面的坏死组织，直至出现渗血的新鲜创面，选择合适的敷料。窦道和潜行可用藻酸盐敷料或亲水纤维敷料条填塞，外敷泡沫敷料或水胶体敷料。当伤口存在感染或可疑感染时，需留取创面分泌物进行细菌培养及药敏检验，根据药敏结果合理使用抗生素。

（4）不可分期处理：表面的坏死组织掩盖了组织损伤的程度，须将腐肉或焦痂完全清除，暴露伤口床，按Ⅲ期、Ⅳ期处理方法。清创方法的选择需要根据患儿自身情况、伤口特点、清创者技术水平在安全的原则下进行。下肢需全面进行血管评估，防止发生动脉供血不足。

（5）可疑深部组织损伤期处理：彻底解除压力，避免局部继续受压，避免剪切力和摩擦力的发生，密切观察局部皮肤变化。水疱按Ⅱ期处理，如出现坏死组织或深部组织暴露，按Ⅲ期、Ⅳ期处理方法。

八、医疗器械相关压力性损伤

（一）定义

医疗器械相关压力性损伤（MDRPI）指为了诊疗和治疗而有计划地使用体外医疗器械，由于医疗器械产生的压力而造成患者皮肤和/或皮下组织（包括黏膜）的局部损伤。

（二）好发部位

鼻中隔、管路固定处、静脉留置针尾翼处、足外踝（蓝光照射时与蓝光治疗箱摩擦）、耳后（弹力帽长期受压）及各管路压迫部位。

（三）预防措施

各种传感器和管路固定处是新生儿发生MDRPI的高危部位，需时刻关注。MDRPI的预防原则：①合适的器械尺寸和危害较小的材料。②定期评估器械下方和边缘的皮肤。③定期重新放置使用设备。④使用材料保护设备下方的皮肤等。⑤适合的固定方法（避免形成潜在的压迫）。

1. 胃管

（1）可经鼻或经口置入胃管。

（2）不影响通气和有利于经口喂养的情况下尽量选择经鼻胃管。

（3）选择经鼻置入胃管时，选择适合患儿鼻孔大小的胃管型号，胃管与鼻孔内黏膜留有间隙。

（4）固定胃管时可使用水胶体敷料垫在胃管下，避免胶布直接接触患儿皮肤表面。

（5）置入胃管及粘贴胶布固定时确保不对鼻或周围皮肤形成潜在的压迫风险。

（6）按照胃管厂家的使用说明定期更换。

（7）更换胃管时应更改胃管固定的位置。

2. 鼻腔持续正压通气（CPAP）

（1）使用测量工具测量患儿头围及鼻部大小，选择相匹配的帽子及鼻塞或鼻罩型号。

（2）涂抹液体敷料，形成皮肤保护膜，缓解皮肤压力，修复受损伤部位。

（3）鼻部、人中、面部两颊使用水胶体敷料保护。

（4）帽子前沿盖在眉毛上方，并包住双耳及全部后脑勺。发生器正确地卡在固定架内，帽带松紧适宜。

（5）鼻塞与鼻孔内黏膜留有间隙，勿固定太紧，减少对局部皮肤的压迫。

（6）患儿病情允许时，可定时放松鼻塞或鼻罩；病情不稳定时，可鼻罩与鼻塞交替使用；减少鼻塞或鼻罩对同一部位的持续压力。

3. 气管插管

（1）气管插管分为经鼻和经口气管插管，有条件宜选择经口气管插管。

（2）每4～6小时评估气管插管下方皮肤及周围皮肤的完整性、皮肤颜色及皮肤张力。胎龄及出生体重越小的患儿可缩短评估时间。

（3）经鼻气管插管或经口气管插管前可用水胶体敷料或泡沫敷料贴于鼻部或上下颌，固定胶布时，注意气管插管连接端位置方向朝向下肢，避免气管插管上翘压迫鼻部。

（4）有条件使用气管插管固定支架，降低气管插管对口唇部的压力，并提高气管插管末端位置的稳定性。

4. 气管切开

（1）外套管下垫泡沫敷料，避免直接接触皮肤，并吸收气管分泌物的浸渍。

（2）在泡沫敷料一边剪开至中心位置，沿中心点剪一个小三角形，便于安装外套管。

（3）使用柔软有弹性的固定带固定气管切开的外套管。

（4）每2～4小时评估气管切开处周围及颈部皮肤情况。

5. 引流管　引流管下方粘贴水胶体敷料或泡沫敷料，再用透明敷料将导管贴于敷料上，使导管不直接受压于皮肤，从而预防PI的发生。

6. 血管通路

（1）无张力粘贴，采用高举平台法固定。

（2）顺着皮肤纹理粘贴。

（3）需要在关节附近粘贴时，保证关节屈伸不受限。

7. 经皮血氧饱和度传感器

（1）有条件时使用配有海绵垫或不损伤皮肤的布类材质的血氧饱和度传感器，固定时不能过紧，每2～4小时更换位置，以防导致PI的发生。

（2）血氧饱和度传感器金属导丝外露或有损坏时应立即更换。

8. 蓝光治疗箱

（1）蓝光治疗箱四周可用全棉材质的毛巾予以保护，以防患儿擦伤。

（2）蓝光治疗箱床板可垫透光硅胶垫，增加患儿舒适感。

（3）对于烦躁、哭闹严重患儿，可在患儿足后跟、肘部等部位予以水胶体敷料或泡沫敷料保护，防止摩擦损伤皮肤。

（四）处理

同PI护理。

（胡米佳）

第五节 静脉输液渗漏性损伤的护理

静脉输液是临床最常用、最直接的治疗手段之一，在治疗疾病和挽救患者生命的过程中发挥着重要作用，在为患儿带来益处的同时，亦会发生一系列并发症，静脉输液渗漏性损伤就是其中之一。据国内文献报道，静脉输液渗漏性损伤发生率为0.4%～21.0%，国外报道为0.1%～11.0%。早产儿具有缺乏认知、无法表达、不易配合、血管条件差、耐受力差等特点，是发生静脉输液渗漏性损伤的高危人群。因此，在临床工作中需要采取一系列预防措施，尽可能减少渗漏性损伤的发生。渗漏性损伤一旦发生，积极采取相应的治疗措施，将患儿的痛苦和损失降到最低。

一、定义

静脉输液渗漏性损伤为医源性损伤的常见表现，是指输液过程中由多种原因致使输注的药液或液体进入静脉管腔以外的周围组织所造成的损伤。非腐蚀性药液渗漏称为渗出；腐蚀性药液渗漏称为外渗。表现为肢体肿胀、发白，局部皮肤损伤、坏死，渗漏导致皮下组织钙化等。

二、药液渗出或外渗的风险因素

（一）与患儿相关的风险因素

1. *年龄* 早产儿表皮组织薄弱，皮下组织薄而疏松，血管细、弹性差、脆性大是发生渗出或外渗的主要原因。

2. *血管条件* 早产儿血管壁薄、血管应力差，容易导致药液在局部聚集，刺激血管内膜发生炎症反应，使血管通透性增高发生渗出或外渗；早产儿血管反复穿刺、长时间静脉营养或易滑动等常导致穿刺失败或导管滑出血管，引发渗出或外渗。

3. *疾病* 引起血管产生变化或血液循环系统受损的疾病，因其血管硬化、静脉管壁弹性差、微循环功能减退、血管通透性增加等原因容易发生渗出或外渗。例如，雷诺病、外周血管病、糖尿病、淋巴水肿、上腔静脉压迫综合征患儿。

4. *认知与沟通障碍* 早产儿因无法沟通及无法表达等特点，在输液过程中出现疼痛等感觉异常时无法表达而容易被忽视。

（二）与输注药物相关的风险因素

1. *药物性质* 是最常见的风险因素，尤其在外渗及其造成组织损伤后的后续并发症上，药物性质具有决定性作用。药物性质因素包括液体pH值、渗透压和药物毒性。

（1）药物pH值：在生理情况下，血液pH为7.35～7.45。溶液和药物的pH值过高或过低都会对静脉血管产生刺激。输注药物溶液的pH应保持在6～8，尽量减少因刺激带来的静脉内膜的损伤。pH＞9或pH＜5时，可能导致酸碱平衡失调，影响上皮细胞吸收水分，增加血管通透性，患儿皮肤出现局部红肿、血液循环障碍、组织缺血缺氧坏死，还会增加液体渗漏的风险。另外，还能干扰静脉内膜的正常代谢及功能，并诱发血小板聚集和继发血栓性静脉炎的链式反应，增加静脉炎的发生率。

（2）渗透压：人体在生理状态下，血浆渗透压为280～310mOsm/（kg·H_2O）。

早产儿外周静脉输注溶液渗透压应与血浆渗透压相似，低渗或高渗溶液的渗出或外渗可导致输注部位的组织损伤甚至坏死。若不能改变最终渗透压浓度，应缓慢给药，以增加血液的稀释作用。

（3）药物毒性：药物依据其潜在毒性，可以分为刺激性药物、发泡剂和非发泡剂。

发泡剂是指静脉输液渗漏后能导致局部组织坏死或腐烂的药物。发泡剂及刺激性药物主要因为药物的pH值、渗透压及药液本身理化特性等因素，对血管及组织产生强烈刺激，引起组织坏死，病程长，治疗难度大，严重者可引起功能障碍，给患儿造成极大痛苦。

2. *输注速度与药物浓度*　输注方式如加压输液或高压泵入输注药物，可以改变静脉血管内的流速，引发血流动力学变化，使血管内皮细胞的形态发生变化，使细胞间的通透性增高，液体向静脉周围的组织转移而发生渗出或外渗。输注高浓度药物时，药物起始浓度没有立即进行有效的稀释，导致输液部位药物浓度高，损伤血管内膜，致血管通透性增高，发生渗出与外渗。

（三）与护理相关的风险因素

1. *护理人员的操作技术*　同一静脉反复穿刺、粗暴送管、静脉留置导管型号过大、导管摩擦等机械刺激，容易导致组织及血管内膜损伤，引发局部炎症反应，血管通透性增高，发生渗出或外渗。

2. *静脉治疗及导管维护知识缺乏*　未按照静脉治疗操作规范来选择血管通路、穿刺工具和穿刺部位；静脉输液固定方法不正确，覆盖穿刺部位影响输液外渗的观察；导管维护技巧不熟练，未能及时识别输液部位出现的临床指征等。

3. *导管材质*　硅胶材质及聚氨酯材质导管是临床上最常用的导管。无论哪种材质，在置入导管后，导管在血管内随血液流动而摆动，导管刺激血管壁，诱发血管内膜分泌白介素-2等内因子，发生炎症反应、血管内膜通透性改变而出现渗出或外渗。

三、渗出或外渗的临床表现

渗出和外渗常发生于使用外周静脉通路时，表现如下。

1. *疼痛*　为最早期临床表现，且疼痛随时间增加逐渐加重，疼痛程度与损伤面积不成比例。

2. 肿胀 表现为穿刺部位及周围皮肤隆起或因液体在肢体筋膜室累积引起肢体肿胀和拉紧，呈可凹性水肿。

3. 皮肤颜色变化 发生渗出或外渗后，局部皮肤颜色发生变化。如果是非刺激性药物渗出，皮肤颜色多为苍白色；如果是刺激性药物外渗，皮肤颜色发红。

4. 输液通路不畅 表现为输液滴速减慢或不滴，回抽输液管路无回血或回血不畅。

5. 继发症状 在数小时内可能发生水疱、溃疡及坏死。高渗性药液外渗后超过24小时不能恢复，局部皮肤由苍白转暗红。细胞毒性药物（如抗肿瘤药物）外渗后，局部皮肤呈现红斑、小水疱，形成硬结，4～5天后损伤边缘逐渐变硬，形成焦痂和溃疡，病损部位与正常皮肤交接处有炎症浸润，皮下脂肪坏死范围比较广。

6. 严重合并症 如神经损伤、骨筋膜室综合征、关节痉挛、肌腱粘连等。

中心静脉通路发生渗出或外渗罕见，一旦发生，药液可积聚于纵隔、胸膜或在胸部或颈部的皮下，出现组织损伤及并发症的严重程度取决于药物的性质及剂量，可表现为胸部疼痛、肿胀，甚至出现呼吸困难，可继发纵隔炎和胸膜炎等严重并发症。

根据临床表现的严重程度不同，药物外渗的分级标准见表7-6，药物外渗损伤分期（WHO）见表7-7。

表7-6 药物外渗的分级标准

分级	临床表现
0	皮肤伴有疼痛、不红也没有肿胀
1	皮肤伴有疼痛、轻度水肿，直径范围在0～20%，无皮肤发白，渗漏部位以下动脉搏动良好，毛细血管再充盈良好
2	皮肤伴有疼痛、中度水肿，直径范围在20%～50%，皮肤发白，循环受损，触感凉，渗漏部位以下动脉搏动良好，毛细血管再充盈良好
3	皮肤伴有疼痛、重度水肿，直径范围＞50%，皮肤发白，伴皮肤紧绷，循环受损，触感凉，渗漏部位以下动脉搏动减弱或消失，毛细血管充盈时间＞4秒，皮肤损伤或坏死
4	除包含任何或所有3级的临床表现特点外，4级的伤口范围超过肢体的1/2，伤口的深度位于皮下组织

表7-7　药物外渗损伤分期（WHO）

分期	临床表现
Ⅰ期（局部组织炎症反应期）	局部皮肤红润、肿胀、发热、刺痛，无水疱和坏死
Ⅱ期（静脉炎症反应期）	局部皮下组织出血或水疱形成，水疱破溃，组织苍白形成浅表溃疡
Ⅲ期（组织坏死期）	局部皮肤变性坏死，形成黑痂或深部溃疡，肌腱、血管、神经外露或伴感染

四、渗出或外渗的预防

（一）选择合适的静脉导管和留置部位

（1）连续发泡剂治疗、长期静脉营养、静脉营养糖浓度超过12.5%、氨基酸浓度超过3.5%等治疗选择中心静脉。

（2）外周静脉穿刺置管时避开关节、手腕内侧、肘窝、腘窝和足背等部位，避开局部血管有病变的肢体，避免同一部位多次穿刺。

（二）规范输液流程和加强输液全过程安全监管

（1）中心静脉通路在输注药物前需通过抽回血来确定导管在静脉内。

（2）中心静脉通路至少每天评估一次。

（3）外周静脉通路输注药物前需通过输入生理盐水确定导管在静脉内。

（4）外周静脉通路至少每4小时检查1次，危重/镇静早产儿每1～2小时检查1次，如使用发泡剂、强刺激性药物，每5～10分钟检查1次，总输注时间不超过1小时。

（5）检查内容包括是否有回血，导管是否移位、脱出；穿刺点周围皮肤颜色、皮肤温度，是否有局部肿胀、坏死、皮肤破溃、水疱等，以早期发现渗出或外渗，早期干预。

（三）加强对护理人员进行渗出或外渗预防和处理知识的培训

（1）应用红外热成像技术，超声等可视化技术增加困难穿刺的成功率。

（2）采用高举平台法妥善固定，减少静脉通路移位、脱出导致的渗出或外渗。

五、渗出或外渗的处理方法

一旦发生外渗，应立即停止渗出部位输液，断开输液管道，保留导管，尽量回抽外渗的药物（造影剂外渗不建议抽吸），再拔出导管，拔出导管时，为防止医用粘胶相关性皮肤损伤，可使用医用粘胶去除剂，避免敷贴揭除时皮肤撕脱伤。

评估渗出药液的性质、量，测量标记渗出或外渗范围，观察皮肤完整性，抬高患肢，对渗出或外渗进行分级和分期评估。

根据渗出药物的性质和组织损伤程度给予冷敷或热敷、局部药物涂抹、治疗性敷料外敷、封闭治疗和外科治疗等，常用药物的性质及解毒剂详见表7-8。

持续评估局部组织皮肤状况、活动度、肢端血运情况等，监测治疗效果，一般发生渗出或外渗1小时内每15分钟评估1次，24小时内每小时评估1次，24小时后每次交接班时评估1次，直至痊愈。

1. *冷敷或热敷* 在药物外渗后24～48小时内根据外渗药物的性质选择干冷敷或热敷，冷敷温度4～6℃，热敷温度不超过42℃，每日3～4次，每次15～20分钟。外敷面积大于渗出面积。早产儿需注意监测体温，减少冷敷或热敷对体温造成的影响。

2. *局部药物涂抹* 遵医嘱使用多磺酸黏多糖乳膏外涂，每日2～3次，外涂面积大于渗出面积。

3. *治疗性敷料外敷* 肿胀部位覆盖水胶体敷料，敷料面积大于渗出面积，待肿胀消退后，更换或去除水胶体敷料。

4. *水疱处理* ①直径≤0.5cm的水疱：未破溃的不刺破，用碘伏消毒，无菌纱布保护，待其自行吸收，每24小时更换；或消毒后贴水胶体敷料，可自行吸收。②直径＞0.5cm的水疱：用碘伏消毒，在无菌操作下抽去水疱内的渗出液，使用泡沫敷料吸收渗液，渗液超过泡沫敷料的2/3时应及时更换。

5. *局部封闭* 对于外渗到组织中的药液，可使用适当的解毒剂，在外渗后1小时内进行局部封闭治疗。使用小型号的注射针头，围绕外渗部位进行皮下注射，且每注射一次更换一次针头，外渗范围在2cm内，只在一处注射；外渗范围＞2cm，可根据具体情况采用十字交叉注射，或外渗四周多点注射。血管升压药外渗首选酚妥拉明，5～10mg酚妥拉明与生理盐水5ml局部环形封闭。透明质酸酶与热敷有协同作用，其使用剂量与外渗范围、药物性质和人群有关，一般早产儿在外渗发生后1小时内使用15U即可。

6. **外科治疗** 严重外渗或保守治疗效果不佳，出现组织坏死、慢性溃疡和持续性疼痛，需要根据组织坏死的程度进行外科手术治疗，手术方式包括局部清创、负压创面治疗、组织重建术等。

表7-8 临床常用药物的性质及解毒剂

药物名称	药物性质	热敷或冷敷	解毒剂
多巴胺	发泡剂	干热敷	酚妥拉明
多巴酚丁胺	发泡剂	干热敷	酚妥拉明
肾上腺素	发泡剂	干热敷	酚妥拉明
去甲肾上腺素	发泡剂	干热敷	酚妥拉明
去氧肾上腺素	发泡剂	干热敷	酚妥拉明
地高辛	发泡剂	冷敷	透明质酸酶
氨茶碱	发泡剂	干热敷	透明质酸酶
肠外营养	发泡剂、高渗性	干热敷	透明质酸酶
氯化钾	发泡剂	干热敷	透明质酸酶
钙盐（≥100mg/ml）	发泡剂	冷敷	透明质酸酶
钙盐（＜100mg/ml）	刺激性	干热敷	透明质酸酶
甘露醇	发泡剂	干热敷	透明质酸酶
10%或更高浓度葡萄糖	发泡剂、高渗性	干热敷	透明质酸酶
万古霉素	刺激性	干热敷	透明质酸酶
青霉素	发泡剂	干热敷	透明质酸酶
头孢噻肟	发泡剂	干热敷	透明质酸酶
阿昔洛韦	发泡剂	冷敷	透明质酸酶
碳酸氢钠	刺激性	干热敷	透明质酸酶
苯妥英钠	发泡剂	干热敷	透明质酸酶
地西泮	发泡剂	冷敷	透明质酸酶
血制品	中性、按发泡剂治疗	冷敷	透明质酸酶
肝素	中性、按发泡剂治疗	冷敷	—

（胡米佳）

第八章

早产儿血管通路的建立与护理

第一节 外周静脉通路的建立与护理

外周静脉通路是最常见的静脉输液途径，对于长期住院的早产儿，应有计划地合理选择穿刺部位，尽量保护外周静脉。

一、适应证

（1）间歇性、连续性输液治疗。

（2）输入全血、成分血、血制品患儿。

（3）明确拒绝或不宜行PICC等深静脉置管的患儿。

二、禁忌证

无绝对禁忌证，相对禁忌证如下。

（1）穿刺局部皮肤破损或功能障碍。

（2）持续输注刺激性药物，如血管活性药物等。

（3）输注pH＞9或pH＜5的液体和药物。

（4）输注液体渗透压＞900mOsm/L的液体。

（5）明确有颅内出血、脑膜炎、缺氧缺血性脑病的患儿禁止头皮静脉穿刺。

三、外周静脉的选择

（1）可选择肢体静脉和头皮静脉，头皮静脉穿刺时注意动静脉的区分（表8-1）。

（2）尽量选择粗、直、有弹性的静脉。

（3）按照由远心端到近心端的原则合理地选择静脉，避免一开始就进行腋静脉、股静脉、颈静脉的穿刺。

（4）必要时可借助影像技术帮助进行血管的选择。

表 8-1 头皮动静脉的区分

	静脉	动脉
血管颜色	呈灰蓝色	略发红
搏动感	无搏动感	有搏动感
位置	较表浅	较深
回血	回血慢，血液呈暗红色	回血快，血液呈鲜红色
推注液体时	通畅无阻力	有阻力，局部皮肤苍白

四、置管前评估

（1）患儿的胎龄、日龄、病情、治疗需求、凝血功能。

（2）患儿用药史、过敏史。

（3）患儿的血管条件、静脉穿刺史、有无静脉损伤等。

（4）穿刺处局部皮肤、毛发情况。

（5）穿刺侧肢体活动情况。

五、置管前准备

1. 用物准备 24G或26G静脉留置针、无菌透明贴膜、输液接头、预充式导管冲洗液、胶布、皮肤消毒液、棉签、快速手消毒液、止血带、锐器盒、垃圾桶。

2. 患儿准备 ①暴露穿刺侧部位，助手协助固定患儿体位。②全程注意保暖，可使用“鸟巢”、辐射暖台等保暖设施。③患儿保持屈曲体位，并予非营养性吸吮以减轻痛苦。

六、置管方法

（1）常规消毒穿刺部位并待干，消毒范围大于贴膜面积。

（2）连接预充式导管冲洗器、输液接头和留置针并排气。

（3）扎止血带（头皮静脉穿刺时无须扎止血带）注意避免污染消毒皮肤。

（4）取出留置针，检查并旋转针芯。

（5）一手绷紧穿刺点及周围皮肤，另一手持留置针，将针头斜面朝上，以

15°～30°角进针，见回血后降低穿刺角度继续进针0.2cm，退出少许针芯，再将套管送入血管，退出全部针芯。

（6）松开止血带。

（7）推注少量生理盐水，确认置管成功。

（8）无菌透明贴膜无张力粘贴固定留置针，高举平台法固定输液接头，标明穿刺日期、时间、操作者。

七、外周静脉导管的护理

（一）评估

（1）每次输液前评估导管的有效性。

（2）输液时，应定期进行评估，对于早产儿应每小时评估一次，输入发泡剂等强烈刺激性药物时，增加评估频率。

（3）评估内容包括导管的通畅性，是否有静脉炎、输液渗漏性损伤的症状。

（二）冲封管

（1）冲管液选择生理盐水。

（2）采用脉冲式的方法进行冲管。

（3）推荐使用3ml预充式导管冲洗器进行冲管。

（4）导管冲洗器内剩余0.5～1.0ml生理盐水时，一边推封管液，一边夹闭输液接头，再取下输液器（输液泵管）。

（三）拔管

（1）注明穿刺日期、时间，不限定留置时间，需严密观察，如出现炎症、渗出、堵塞及时拔除。

（2）确定不再进行输液治疗时，应及时拔除。

（四）并发症的观察和处理

1. *静脉炎* 静脉炎是外周静脉导管最常见的并发症，分为机械性、化学性、感染性静脉炎。

（1）原因：机械性静脉炎与静脉壁刺激有关；化学性静脉炎与输液高渗液体、消毒剂进入静脉有关；细菌性静脉炎与无菌技术不到位有关。

（2）症状：常见症状包括疼痛、红肿、发热、肿胀、化脓或触及静脉条索，根据症状严重程度可分为5级（表8-2）。

表8-2　静脉炎分级

等级	临床标准
0	没有症状
1	输液部位发红，伴有或不伴有疼痛
2	输液部位疼痛，伴有发红和/或水肿
3	输液部位疼痛，伴有发红和/或水肿，条索状物形成，可触及条索状静脉
4	输液部位疼痛，伴有发红和/或水肿，条索状物形成，可触及条索状静脉＞2.5cm，有脓液流出

（3）预防：①选择材质柔软、生物相容性好的静脉导管，在满足治疗条件下选择型号最小的导管。②穿刺时尽量避开关节处，不得已选择关节部位时，需要妥善固定。③提高穿刺技术，提高首次穿刺成功率。④穿刺时待消毒液完全干燥后再行穿刺。⑤严格无菌操作。⑥在紧急条件下置入的外周静脉导管建议在48小时内拔除。⑦在输入刺激性强、渗透压高的液体或药物时密切观察，及时发现。

（4）处理：①立即拔除外周静脉。②局部热敷，每日4次，每次20分钟，连续2～3天。③抬高患肢，促进静脉回流。④多磺酸黏多糖软膏外涂。⑤水胶体敷料或泡沫敷料外敷。⑥如出现感染症状，遵医嘱合理应用抗生素治疗。

2. 液体渗漏性损伤　是外周静脉常见的严重并发症，详见第七章第五节静脉输液渗漏性损伤的护理。

（景亚琳）

第二节　经外周置入中心静脉导管的建立与护理

经外周置入中心静脉导管（PICC）是指经外周静脉穿刺，导管尖端定位于中心静脉的技术。具有留置时间长、避免频繁穿刺、减少刺激性药物对血管的损伤等优点，现已广泛应用于NICU。

一、适应证

（1）超早产儿。

（2）长期输注静脉营养（≥5天）。

（3）输注高渗性液体（>600mOsm/L）。

（4）输注pH<5或pH>9的液体或药物。

（5）缺乏外周静脉通路的患儿。

二、禁忌证

（1）穿刺部位感染或破损。

（2）全身严重感染。

（3）严重凝血功能障碍。

（4）血液黏滞度高，有血栓病史。

三、导管选择

PICC有硅胶和聚氨酯两种材质，两种材质导管并发症发生率无明显差异，根据临床实际情况和可获得性选择导管。

可供新生儿选择的PICC管径为1.1～3.0Fr，目前国内常用1.9Fr。管腔主要分为单腔和双腔两种，相比单腔导管，双腔导管增加导管相关性血流感染、血栓形成和非计划拔管的风险，故在满足治疗需要的前提下选择小管径的单腔导管。

四、穿刺部位选择

可供新生儿PICC选择的静脉如下。

1. 上肢　贵要静脉、正中静脉、头静脉、腋静脉。
2. 头部　耳后静脉、颞静脉、颈外静脉。
3. 下肢　大隐静脉、小隐静脉、腘静脉、股静脉。

研究表明，经下肢大隐静脉行PICC的一次性置管成功率更高，异位、堵管和感染的发生率更低，可作为新生儿PICC置管的首选。临床工作时需根据实际情况，充分权衡不同部位置管的利弊进行临床决策。

五、尖端定位

1. *PICC尖端理想位置*　①经头部或上肢静脉置管：尖端位于上腔静脉内，X线片显示尖端位于T_4～T_6水平。②经下肢静脉置管：尖端位于下腔静脉内，X线片显示尖端位于T_9～T_{11}水平。

2. *定位方法*　目前X线片定位是PICC尖端定位的金标准，首次使用前拍摄X线片确认导管尖端位置。摄片时，患儿取仰卧头部正中位，上肢外展，下肢膝关节屈曲，除去不必要的导线，拍摄范围包括头部、胸腹部、上肢、下肢，以便观察导管整体走向。由于手臂运动和身体位置的变化影响导管尖端的位置和深度，定位PICC管尖时，摄片体位须保持一致，可获得准确的、具有可比性的尖端定位。

近年来，腔内心电图技术和超声技术在PICC尖端定位中的应用越来越广泛。在置管的过程中通过观察心电图P波波幅的变化来确定导管尖端位置，该方法易受周围环境干扰，不适用于有心律失常等心脏疾病的患儿。超声技术便于动态观察PICC尖端位置，且避免了X线暴露，近年来临床逐渐开展应用超声技术定位尖端位置的方法。

六、PICC的建立

PICC置管须由正规培训和资格认证的注册护士完成。

（一）评估

（1）评估患儿胎龄、日龄、体重、病情、诊断、治疗需求。

（2）评估患儿既往静脉穿刺史、有无静脉损伤、穿刺肢体功能、局部皮肤情况等。

（3）评估患儿过敏史、用药史、凝血功能及血常规情况。

（4）评估是否需要借助影像技术帮助辨认和选择血管。

（二）计划

（1）物品准备：PICC导管、PICC穿刺包、无菌手术衣、无菌手套、无菌治疗巾、无菌洞巾、10ml注射器、无针密闭接头、透明贴膜无菌免缝胶带3条、生理盐水、碘伏。

（2）家属准备：医护做好穿刺前的解释工作，家属签署知情同意书。

（3）患儿准备

1）穿刺前确定患儿呼吸道通畅，可耐受穿刺过程，并全程进行心电监护。

2）置患儿于辐射暖台上，取平卧位，注意保暖。

3）局部涂抹麻醉剂或联合使用"鸟巢"、抚触、非营养性吸吮等措施减轻患儿痛苦。

（4）护士准备：操作者及助手双人操作，做好手卫生，戴口罩、帽子。

（5）环境准备：安静整洁，光线适中，温湿度适宜，病室中无人员走动，30分钟内无打扰。

（三）实施

（1）核对医嘱及患儿身份。

（2）双人配合，洗手、戴口罩、戴圆帽。

（3）评估患儿血管情况，选择合适的静脉，并预定穿刺点位置。

（4）测量：根据预定穿刺点位置测量置管长度，经下肢穿刺需测量双侧腿围，经上肢穿刺需测量双侧臂围。

1）测量时患儿平卧位，手臂外展与身体成90°。

2）置管长度的测量方法如下。①下肢：穿刺点沿血管走行到脐与剑突的中点＋1cm。②右臂：穿刺点沿血管走行到对侧胸锁关节。③左臂：穿刺点沿血管走行到对侧胸锁关节，向下到第2肋间。④头部：穿刺点沿血管走行经耳后到颈部，转向右侧胸锁关节，往下至2～3肋间隙。

3）测量双侧臂围，沿患儿肘窝上2cm测量臂围。测量双侧腿围，沿患儿腘窝上2cm测量腿围。

（5）消毒区及无菌区的建立

1）操作者戴无菌手套，铺无菌巾，建立无菌区。

2）初次消毒：碘伏消毒3次，消毒的范围以穿刺点为中心，整臂/腿消毒，保证助手与患儿皮肤扶持接触部位消毒到位。待干，时间＞2分钟。

3）操作者洗手，打开PICC穿刺包，更换无菌手套，穿无菌手术衣。

4）助手洗手，戴无菌手套，穿无菌手术衣。

5）二次消毒并待干，方法同初次消毒。

6）生理盐水脱碘。

7）铺洞巾，最大化无菌原则铺巾。

（6）预充导管

1）应用无菌技术抽取生理盐水，用生理盐水冲洗并浸润PICC导管。

2）修剪导管长度，连接输液接头。

3）再次用10ml及以上注射器抽取生理盐水，连接输液接头，排气。

（7）实施静脉穿刺

1）在穿刺点上方扎止血带。

2）针与皮肤成15°～20°进针，一旦有回血立即降低穿刺角度推进1～2mm，保持针芯的位置，单独向前推进穿刺鞘。

3）取出针芯，松开止血带，左手拇指和示指固定住穿刺鞘，中指和无名指压住插管鞘末端的位置，减少出血。

（8）送管

1）用无齿镊夹住导管尖端，开始将导管逐渐送入静脉。

2）每次送管1～2cm，遇到阻力时，先撤回导管，再边推生理盐水边送管，切忌使用暴力。

3）经上肢穿刺时，导管送至肩部时，助手协助患儿将头转向穿刺侧，下颌靠近肩部，继续送管，导管到位后协助患儿转回头。

（9）当导管置入预计长度时，在鞘的前端静脉上加压止血并固定导管，撤出并撕开导管鞘。

（10）抽吸有回血然后脉冲式冲管，正压封管。

（11）妥善固定

1）穿刺点处垫纱布或藻酸盐银离子敷料。

2）将体外导管放置呈“S”形或“L”形弯曲。

3）在导管翼形部位贴无菌免缝胶带（避开骨隆突处）。

4）以穿刺点为中心放置无菌透明贴膜（无张力粘贴），无菌透明贴膜覆盖穿刺点、导管、导管翼形部位，贴膜下缘要完全覆盖导管翼形部位。

5）胶带蝶形交叉固定导管延长管。

6）在胶带上注明日期、时间、操作者姓名并贴于透明敷贴下缘。

7）高举平台法固定输液接头。

（12）再次核对患儿腕带信息。

（13）移去治疗巾，包裹患儿，取舒适体位。

（14）脱手套、手术衣、洗手。

（15）X线检查，确定导管尖端位置。

（16）完善PICC观察表，记录穿刺日期、时间，穿刺部位，置管长度，外留长度，初始左右臂围（腿围、头围），置管之后的不良反应和拔管时间。

七、PICC的护理

（一）保持管路通畅，防止导管堵塞

（1）保证输液管路各部位连接紧密，防止管路打折、受压。

（2）1.9Fr型号的PICC输液速度不应＜3ml/h，最低不得＜2.5ml/h。

（3）持续输注0.5U/（kg×h）的肝素可以降低堵管的发生率。

（4）严禁经导管采血、输血或输血制品。

（5）掌握正确的冲封管方法。

1）冲管：①用药前后、两种药物之间、导管出现回血时进行冲管，持续输注时每日至少冲管1次，停止输液时至少6小时冲管1次。②脉冲式手法。③选用至少10ml注射器，使用生理盐水进行冲管，冲管液体量至少是导管容量与附加装置（输液接头、三通开关）容量的2倍。条件允许可使用预充式导管冲洗器进行冲管。

2）封管：①持续输注时，每日至少封管1次，停止输液时至少6小时封管1次。②脉冲式手法。③选用至少10ml以上注射器，使用1U/ml浓度肝素盐水进行封管，液体量至少是导管容量与附加装置（输液接头、三通开关）容量的1.2倍。

（6）如果出现导管堵塞，首先解除物理性导管打折等因素。若遇有阻力不见回血，切不可暴力冲管，以免导管损伤、破裂，可用1U/ml肝素盐水反复抽吸使导管通畅。如无效应予以拔管。

（二）严格无菌操作，预防感染发生

（1）置管时标准化操作流程，严格无菌操作，无菌屏障最大化。

（2）每日评估留置导管的必要性，不需要时及时拔管。

（3）严格手卫生。

（4）输液装置24小时更换，更换时严格无菌操作。

（5）保持输液系统密闭，尽可能减少断开和接入；连接输液接头时，可使用氯己定（或酒精）棉片机械性旋转摩擦输液接头至少15秒，严格消毒。

（6）使用消毒帽，为导管接口提供隔离屏障。

（7）在敷料浸湿、松动、污染的情况下及时更换，更换敷料时，严格无菌操作，消毒面积大于敷料面积。

（三）妥善固定，防止导管移位

（1）详细记录导管留置日期、型号、长度、内置长度、导管尖端位置并进行交接班。

（2）每班至少一次评估导管长度和内置长度，确保内置长度没有变化。

（3）使用免缝胶带固定导管。

（4）可使用透明敷料或纱布覆盖置管处，纱布至少每2天更换1次。透明敷料下使用纱布敷料，视为纱布敷料，每2天更换1次。透明敷料按需更换，出现松动、卷边、潮湿、污染、渗血时及时更换。

（5）将体外导管放置呈"S"形或"L"形弯曲，避免牵拉导致导管移位。

（6）在导管和透明贴膜交接处使用蝶形胶布固定。

（7）及时安抚患儿，避免哭闹，减少穿刺侧肢体活动。

（8）如导管发生向外脱出，不可回送；如导管发生内滑，需立即外拔至原来位置。

八、常见并发症的观察与处理

（一）局部肿胀

1. 临床表现　置管后前几天，穿刺侧肢体出现轻度肿胀。

2. 预防及处理　每班测量双侧臂围（腿围），头部静脉置管时检查同侧颈部，及时发现肿胀出现，如导管位置正确，无须拔管。如双侧臂围（腿围）相差0.5cm以上，抬高患侧，以多磺酸黏多糖乳膏外涂，必要时暂停输液。

（二）静脉炎

1. 临床表现　置管后2～3天，穿刺侧肢体沿血管走向出现皮肤发红、肿胀、疼痛、条索红线，多为机械性静脉炎，与静脉壁刺激有关。

2. 预防及处理　选择适宜的小型号导管，提高穿刺技术，穿刺时戴无粉手套，管路用生理盐水润滑，送管动作轻柔，避开弯曲部位妥善固定导管。如出现静脉炎，可抬高患肢、热敷，以多磺酸黏多糖乳膏外涂，必要时暂停输液。观察48小时，如症状持续加重，考虑拔除PICC。

（三）导管异位

1. 异位至心脏　导管置入过深。及时外拔导管。

2. 异位至颈内静脉　主要与置管过程中体位摆放不当有关。

1）预防：经上肢穿刺行PICC，导管送至肩部时，助手协助患儿将头转向穿刺侧，下颌靠近肩部后继续送管可减少颈内静脉异位。

2）处理：①手法复位，将肩部外展与手臂伸展，导管尖端被退至最浅处，通过内收手臂和弯曲上肢使导管被重新推入。②体位调整，新生儿取坐位约1分钟，头部中位线。在手法复位和体位调整的同时使用生理盐水1ml脉冲式冲管。

3. 异位至对侧头臂静脉　处理：体位调整，新生儿取PICC同侧卧位，床头抬高20°～30°，同时使用生理盐水1ml脉冲式冲管。

4. 异位至腋静脉　处理：体位调整，新生儿取PICC对侧卧位，床头抬高，PICC侧上肢外展，同时使用生理盐水1ml脉冲式冲管。腋静脉异位复位困难，如复位不成功，可将导管折返部分拔出后作为中长导管使用。

九、PICC的维护

（一）敷料更换时机

（1）穿刺后24小时更换敷料。

（2）透明敷料按需更换，当敷料出现松动、卷边、潮湿、污染、渗血、渗液时及时更换。

（3）纱布至少每2天更换1次，透明敷料下使用纱布敷料，视为纱布敷料，每2天更换1次。

（二）评估

（1）患儿更换敷料的日期，敷料的牢固程度，有无渗血、渗液、松动等情况。

（2）PICC穿刺时间，穿刺点皮肤情况，穿刺侧肢体活动情况。

（3）导管外留长度。

（4）测量患儿双侧臂围（腿围），双侧对照。

（三）计划

（1）用物准备：碘伏、生理盐水、PICC换药包、治疗巾、无菌透明贴膜（6cm×7cm）、无菌免缝胶带3条、无菌手套、无针输液接头、酒精棉片、一次性使用预充式导管冲洗器（或10ml以上注射器）、软尺。

（2）护士准备：操作者及助手两人进行换药操作。

（3）患儿准备：患儿置于平卧位，适当约束患儿其他肢体，注意保暖。

（4）环境准备：安静、整洁、光线适中、温度适宜。

（四）实施

具体操作步骤及注意事项见表8-3。

表8-3 PICC维护操作步骤及注意事项

操作步骤	注意事项
准备： 1. 携用物至患儿床旁，核对患儿身份信息 2. 洗手、戴口罩、戴圆帽 3. 妥善包裹患儿并固定，充分暴露穿刺肢体，助手协助固定穿刺侧肢体 4. 操作者打开PICC换药包，按照无菌操作的方法准备消毒液、无菌透明贴膜、无菌免缝胶带、治疗巾等 5. 铺治疗巾	

续　表

操作步骤	注意事项
助手协助去除旧敷料	1. 用生理盐水浸湿贴膜，并注意使用0°或180°手法撕贴膜，防止皮肤损伤发生 2. 自下而上撕除旧贴膜，避免导管移位
观察穿刺点皮肤情况及导管刻度	1. 检查导管外留长度是否与记录相符，如导管发生外滑，不可回送。如导管发生内滑，需立即外拔至原来位置 2. 观察局部皮肤有无红、肿、皮疹、破损、分泌物等，必要时行细菌和真菌培养
助手协助固定患儿肢体及导管，操作者戴无菌手套	助手注意不要触碰到导管连接部及其上方导管及无菌区皮肤
消毒 使用碘伏以穿刺点为中心由里向外螺旋状消毒皮肤，导管外留部分及导管连接部分3次，消毒方向分别为顺时针、逆时针、顺时针，充分待干后使用生理盐水脱碘并待干	1. 消毒范围大于敷料覆盖范围 2. 消毒后充分待干，碘伏干燥时间约2分钟
固定 1. 外留管路摆放呈“S”形或“U”形，无菌免缝胶带贴在翼形部位上固定并塑形，无张力粘贴无菌透明贴膜，以穿刺点为中心进行塑形、按压 2. 第二条无菌免缝胶带折成翼形进行交叉固定于贴膜下缘 3. 第三条无菌免缝胶带贴于交叉翼上	1. 免缝胶带不能贴于导管上 2. 无张力手法粘贴敷料，并进行塑形，贴膜内部不应有气泡，保持局部无菌封闭状态 3. 对于皮肤极易受损的患儿，在固定前可使用一次性无菌皮肤保护膜，可减少医用粘胶相关性皮肤损伤发生
更换输液接头 1. 用生理盐水预充新的输液接头 2. 除去旧的输液接头 3. 酒精（或氯己定）棉片包裹导管连接处，全方位多角度用力擦拭，时间大于15秒 4. 连接新接头 5. 抽回血、脉冲式冲管和正压封管	1. 常规5～7天更换输液接头，如有积血、断裂、渗液及时更换 2. 更换时避免空气进入
做好标注 1. 注明敷料更换日期、时间、操作者姓名 2. 注明导管外留长度	
处理用物、洗手、记录	填写PICC护理记录单

（五）评价

更换敷料方法正确，无导管移位，穿刺点周围皮肤无破损。

十、PICC的拔除

（一）拔管指征

（1）治疗结束不需要PICC。

（2）高度怀疑或已发生导管相关性血流感染。

（3）导管堵塞。

（二）评估

（1）静脉导管使用周期。

（2）导管的外留长度、置入长度、总长度。

（3）穿刺部位是否出现红、肿、热、痛。

（4）患儿是否有反应低下、发热、体温不升等感染征象。

（三）计划

（1）用物准备：无菌镊、无菌剪刀、碘伏、生理盐水、PICC换药包、治疗巾、无菌敷料、无菌手套、无菌棉球、培养瓶。

（2）护士准备：操作者及助手两人进行换药操作。

（3）患儿准备：患儿置于平卧位，适当约束患儿其他肢体，注意保暖。

（4）环境准备：安静、整洁、光线适中、温度适宜。

（四）实施

具体操作流程及注意事项见表8-4。

表8-4　PICC拔除操作流程及注意事项

操作流程	注意事项
准备 1. 携用物至患儿床旁，核对患儿身份信息 2. 洗手、戴口罩、戴圆帽 3. 妥善包裹患儿并固定，充分暴露穿刺肢体，助手协助固定穿刺侧肢体 4. 操作者打开PICC换药包，按照无菌操作的方法准备消毒液、无菌镊、无菌剪刀、无菌棉球、无菌敷料、培养瓶、治疗巾等 5. 铺治疗巾	
助手协助去除旧敷料	1. 用生理盐水浸湿贴膜，并注意使用0°或180°手法撕贴膜，防止皮肤损伤发生 2. 自下而上撕除旧贴膜，避免导管移位
观察穿刺点皮肤情况	观察局部皮肤有无红、肿、皮疹、破损、分泌物等，必要时行细菌和真菌培养
助手协助固定患儿肢体及导管，操作者戴无菌手套	助手注意不要触碰到导管连接部及其上方导管及无菌区的皮肤
消毒 使用碘伏以穿刺点为中心由里向外螺旋状消毒皮肤，导管外留部分及导管连接部分3次，消毒方向分别为顺时针、逆时针、顺时针，充分待干后使用生理盐水脱碘并待干	1. 消毒范围大于敷料覆盖范围 2. 消毒后充分待干，碘伏干燥时间约2分钟
拔管 1. 用无菌镊轻缓地拔出导管 2. 导管完全拔出后，助手用无菌棉球按压穿刺部位 3. 操作者及助手共同检查导管完整性，核对长度与预留长度是否吻合	拔除时平行于静脉方向，每次2cm，动作轻柔，切忌暴力操作 拔管困难时暂缓拔管，可尝试延静脉走向热敷穿刺点上方静脉20～30分钟后再拔管。如仍困难，可间歇热敷，并于12小时后再次尝试拔管。如再失败，使用扩血管药物外敷静脉，导丝引导拔管，必要时手术取出导管
留取培养标本 操作者以无菌操作方式将导管末端5cm剪下，放入培养瓶内送检	
止血后去除无菌棉球，再次消毒穿刺部位，无菌敷料覆盖	拔管后保持敷料清洁干燥，24小时后将敷料去除
整理用物。脱手套、洗手，做记录	

（五）评价

消毒方法正确，留取标本方法正确，穿刺点周围皮肤无破损，敷料清洁干燥。

（陈　瑶）

第三节　脐动脉/脐静脉置管的建立与护理

脐动脉/脐静脉置管（UAC/UVC）是利用新生儿脐动脉/脐静脉尚未关闭，将一次性专用导管插入脐动脉/脐静脉的方法。通过脐动脉导管可进行血样采集、连续血压监测、换血治疗；通过脐静脉导管进行药物、肠外营养液等的输注。

一、适应证

1. 脐动脉置管　①动态血压监测。②频繁采集血标本进行动脉血气分析等。③换血或部分换血出血端。

2. 脐静脉置管　①中心静脉压监测。②紧急情况下静脉输液的快速通道。③肠外营养液、药物输注的中心静脉通路。

二、禁忌证

（1）下肢或臀部有局部血供障碍。

（2）腹膜炎。

（3）坏死性小肠结肠炎。

（4）脐炎或脐周皮肤病变。

（5）脐膨出。

三、置管尖端位置

1. 脐动脉置管　分为高位和低位两种位置。

（1）高位：导管尖端位于降主动脉胸段，相当于T_6～T_9的高度。

（2）低位：导管尖端位于肾动脉以下降主动脉杈以上进入髂总动脉部分，相当于L_3～L_4的高度。

高位置管能避开腹主动脉供血腹腔各脏器的重要分支如肾动脉、肠系膜动脉（图8-1），减少血管痉挛、血栓等并发症的发生。低位置管有增加脊髓损伤风险，留置时间短。因此，更推荐使用高位置管。

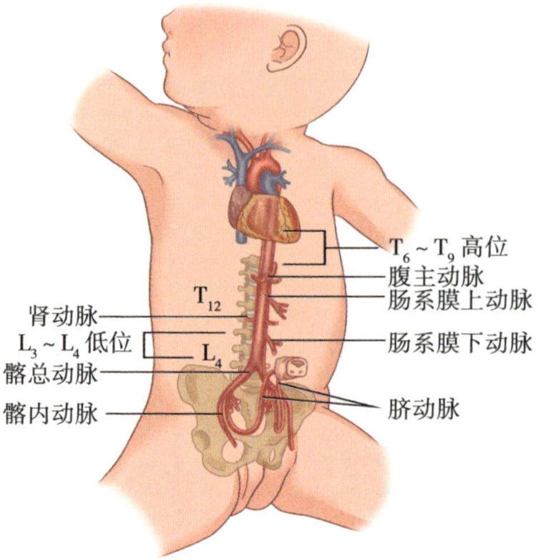

▶ 图8-1　腹主动脉重要分支示意

2. 脐静脉置管　导管尖端位于下腔静脉与右心房交界处，相当于膈肌以上0.5～1.0cm处。

四、置管长度计算

体重单位为kg，长度单位为cm，置管长度＝公式计算出的长度＋脐带残端的长度。

1. 脐动脉置管长度

（1）高位Wright公式：插管长度＝4×体重＋7。

（2）高位Shukla公式：插管长度＝3×体重＋9。

（3）低位公式：插管长度＝体重＋7。

2. 脐静脉置管长度

计算公式：插管长度＝1.5×体重＋5.5。

五、置管操作流程

（一）评估

（1）患儿胎龄、日龄、体重、病情、治疗和用药情况。

（2）患儿脐带长度、新鲜度及脐周皮肤情况。

（3）患儿腹部体征，下肢和臀部局部血供情况。

（二）操作前准备

与患儿家长沟通并签署知情同意书。

1. 用物准备　脐血管导管（体重＜1500g患儿用3.5Fr导管，体重≥1500g患儿用5Fr导管）、脐血管置管包（止血钳2把、剪刀、手术刀、眼科镊、持针器）、缝线、脐带结扎线、无菌治疗巾、无菌洞巾、无菌手术衣、无菌手套、无菌纱布、1U/ml浓度肝素盐水、10ml注射器、胶布等。

2. 患儿准备　患儿置辐射暖台上取仰卧位，并固定患儿上下肢，连接心电监护。

3. 环境准备　温度适宜、光线明亮。

（三）置管

脐血管置管需要具有资质的医生进行操作。

1. 核对/测量

（1）携带用物至床旁，核对患儿身份信息。

（2）计算置管长度。

2. 消毒

（1）操作者及助手洗手、戴圆帽、口罩、穿无菌手术衣、戴无菌手套。

（2）严格消毒脐部及周围皮肤，范围以脐带为中心，上至剑突、下至耻骨联合、左右至腋中线，使用碘伏消毒3遍。

（3）铺无菌治疗巾及洞巾，注意保持最大无菌屏障。

3. 置管和固定

（1）注射器抽取肝素盐水，连接脐血管导管及注射器，预充导管。

（2）在脐带根部系丝线，用两把止血钳分别夹住脐带上、下缘。

（3）距脐根部约1cm处用手术刀将脐带切断，暴露脐动脉和脐静脉。

（4）辨别脐动脉和脐静脉（图8-2）。①脐动脉：有两条，位于脐带切面的4点和7点处，孔小壁厚，呈白色。②脐静脉：只有一条，位于脐带切面11～13点处，孔径较大、壁薄，呈蓝色。

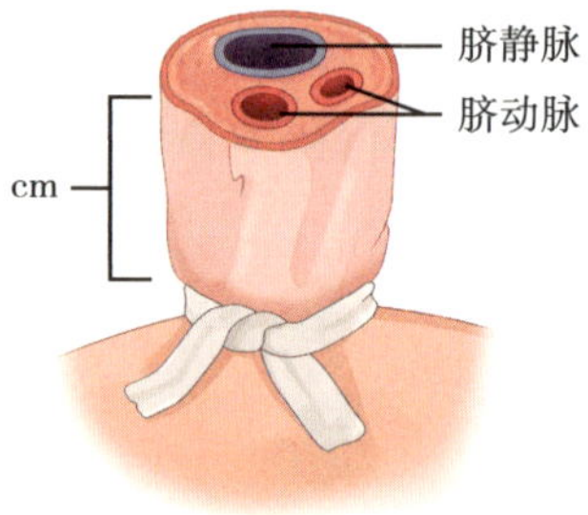

▶ 图8-2　脐动脉和脐静脉示意

（5）置管：①脐动脉：将眼科镊轻轻插入并扩张脐动脉，将导管缓慢插入脐动脉，在插入1～2cm后遇到阻力时，助手可将脐带向头部牵拉以拉直脐动脉，进入腹壁后导管与水平面成45°推进；插入5～7cm处遇到阻力时，抽回血确认导管在血管中，后退1～2cm再旋转推进，直至到达预定深度。②脐静脉：将眼科镊轻轻插入并扩张脐静脉，将导管缓慢插入脐静脉，进入腹壁后向下拉脐带与腹壁成60°，向头侧推进至预定深度。

（6）抽回血正常后使用肝素盐水脉冲式正压封管备用。

（7）脐带残端荷包缝合并用缝线缠绕导管数圈系牢，再用胶布做桥式固定（图8-3）。

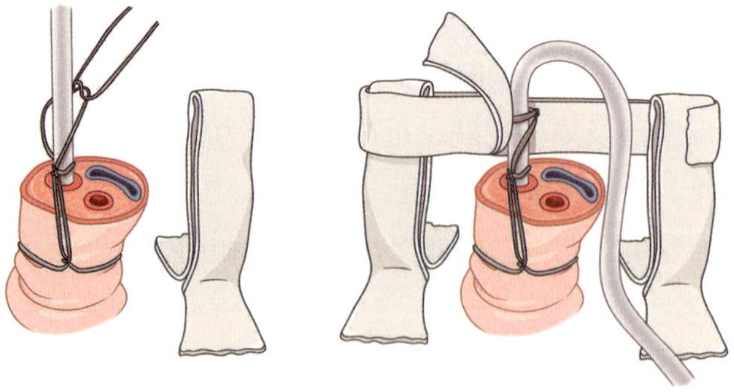

▶ 图8-3　脐动脉和脐静脉导管的固定

（8）导管末端及桥式固定胶布相应位置标示区分脐动脉导管和脐静脉导管。

（9）X线片定位。

六、脐动/静脉置管的护理

（一）保持管路通畅，防止导管堵塞

（1）保证输液管路各部位连接紧密，防止管路打折、受压。

（2）掌握正确的冲封管方法（详见本章第二节经外周置入中心静脉导管的建立与护理）。

（3）脐动脉置管需以1ml/h速度持续泵入0.25～1.00U/ml浓度肝素盐水保持通畅，降低导管堵塞和血栓形成的风险。

（4）脐静脉置管输液速度不应＜3ml/h。

（二）严格无菌操作，预防感染发生

（1）置管时标准化操作流程，严格无菌操作，无菌屏障最大化。

（2）每日使用碘伏消毒患儿脐部4次，保持脐部清洁干燥，脐部不涂抹抗生素软膏。

（3）避免尿裤覆盖、污染脐部，密切观察患儿脐部情况，出现脐轮发红等情况及时通知医生。

（4）输液装置24小时更换，更换时严格无菌操作。

（5）连接输液接头时可使用酒精（或氯己定）棉片旋转摩擦输液接头至少15秒并待干，严格消毒。

（6）每日评估留置导管的必要性，不需要时及时拔管。脐动脉留置时间不超过5天，脐静脉推荐保留7～10天，结合患儿具体情况，一般不超过14天。

（三）妥善固定，防止导管移位

（1）详细记录导管留置日期、型号、长度、内置长度、导管尖端位置，并进行交接班。

（2）每班至少一次评估导管长度和内置长度，确保内置距离没有变化。

（3）每班检查搭桥胶布有无松动，发现松动及时更换或加固。

（4）避免患儿剧烈哭闹，导致腹腔压力增加。

（5）移动患儿时避免牵拉导管。

（四）并发症的观察及处理

1. *血管痉挛* 表现为臀部、下肢、足部、足趾出现皮肤发白、发绀等，多为单侧，是脐动脉置管中发生率最高的并发症。

（1）原因：与插管型号过粗、导管移位有关。多为一过性，少数患儿出现血运障碍后合并血栓形成甚至出现肢体坏死等严重并发症。

（2）处理：脐动脉置管时出现血管痉挛可暂停插管并退出一定长度，热敷对侧大腿直至痉挛侧大腿颜色恢复正常后，可继续插管。如上述处理30分钟后症状无明显缓解，需拔出置管，从另一根脐动脉插入。

2. *动脉血栓* 脐动脉置管后观察要点如下。

（1）双下肢循环灌注状态：注意观察足背动脉搏动情况、足部毛细血管再充盈时间、足部指端皮肤颜色和皮温等，及早发现下肢血栓症状。

（2）监测血压、尿量变化：持续高血压、尿量减少、无尿或血尿时警惕肾栓塞。

（3）观察腹部体征：监测腹围、观察腹部颜色、张力、肠型等情况，警惕肠内微血栓或坏死性小肠结肠炎的发生。

一旦怀疑有血栓形成，立即行床旁超声检查，在拔出置管的同时考虑肝素化治疗。如果引起循环障碍，可进行内科溶栓治疗。外科取栓和介入治疗在新生儿期很少采用。

3. *心律失常* 是由脐静脉置管过深进入心脏所致，将置管退出到下腔静脉中，注意观察心律情况，无须特殊治疗。

4. *肝细胞坏死* 是由脐静脉置管插入至门静脉并输入高渗液体或药物所致。预防措施为在X线片定位前暂时不使用脐静脉置管或仅输入等渗液体。

七、脐动脉/脐静脉置管的拔除

（一）拔管时机

1. *脐动脉* 脐动脉留置时间不超过5天，当病情好转、达到治疗目的、周围血管条件改善或出现与插管相关并发症时需立即拔除。

2. 脐静脉　脐静脉留置时间建议为7～10天，一般不超过14天，如出现与插管相关并发症时应予以拔除。

（二）拔管护理

1. 脐动脉　拔管前停止肝素盐水持续泵入，消毒脐部并去除缝线，将脐动脉插管缓慢外拔至5cm处，再每隔5分钟外拔1cm，最后2cm时，观察有无动脉搏动，如无动脉搏动时予以拔管，止血钳夹闭脐带，去除固定胶布。注意拔管速度要缓慢，使动脉痉挛的可能性降到最低；拔管过程中不拆除桥式固定，防止脐动脉导管突然脱出导致急性脐部大出血。

2. 脐静脉　拔管前停止输液，关闭输液装置，消毒脐部并去除缝线及固定胶布，缓慢拔出导管，止血钳夹闭脐带。

（三）拔管时的注意事项

（1）拔管后用止血钳夹闭半小时，保持局部清洁干燥，注意观察脐部有无出血。

（2）导管拔除后需要双人核对导管是否完整，测量总长度。

（3）导管尖端行细菌培养。

（4）观察脐带及周围皮肤情况，如出现红肿、渗出等及时通知医生处理。

（5）详细记录拔管日期、拔管原因等。

（陈　瑶）

第四节　中心静脉置管的建立与护理

置入上腔静脉、下腔静脉的静脉导管总称为中心静脉置管（CVC）。通过CVC，可以有效保护早产儿外周静脉，及时建立生命通道。常用CVC途径包括颈内静脉、锁骨下静脉和股静脉。由于新生儿尤其是早产儿颈部较短，锁骨下静脉穿刺有并发气胸/血气胸的危险，而股静脉穿刺安全性高，出血少，所以临床多选择股静脉置管。

一、适应证

（1）住院时间长，需长期输液。

（2）胃肠外营养。

（3）需要使用对血管刺激性强的药物。

（4）短期内大量输液。

（5）持续监测中心静脉压。

二、禁忌证

（1）血液黏滞度高，有血栓病史。

（2）穿刺部位有感染或破损。

（3）出凝血时间异常。

三、导管选择

中心静脉导管分为单腔、双腔和三腔管3种类型，根据新生儿胎龄、血管情况及置管目的合理选择导管。在满足治疗的前提下，尽可能选择腔数少、管径小的导管，以减少相关并发症发生。早产儿一般选择22G和20G的单腔CVC导管。

四、中心静脉置管的建立

（一）操作前注意事项

（1）需要有资质的麻醉科医生或重症监护专科医生进行CVC置管。

（2）应有1～2名护士进行协助和配合置管。

（3）避免重复穿刺，确保定位准确性。有条件时，可以应用床旁超声定位，提高穿刺成功率。

（4）要注意局部穿刺处皮肤完整，若一侧皮肤有破溃，可以选择对侧。

（5）确保出凝血时间无异常，是防止术前术后出血的关键，还有利于减少局部血肿、出血等并发症。

（6）插入CVC时应保持最大的无菌屏障，严格无菌操作技术。

（二）操作中护士配合

（1）置管整个过程中最大无菌屏障的维护。

（2）监督置管过程中无菌技术的规范应用。

（3）确保CVC安全置管和管理。

（三）操作后护理

（1）再次核对患儿身份，整理床单位，按垃圾分类处理用物。

（2）透明敷贴上注明穿刺日期、时间和操作者姓名。

（3）CVC置入后呼叫床旁胸片行X线定位，确认导管尖端位置。对于股静脉置管的患儿，导管尖端需到达下腔静脉，X线片显示尖端位于T_9～T_{11}水平。对于颈内静脉和锁骨下静脉置管的患儿，导管尖端需位于上腔静脉下1/3与右房交接处，X线片显示尖端位于T_4～T_6水平。

（4）做好相关记录，包括导管类型、置管静脉名称、置管部位、置入长度、导管外留长度、穿刺点及周围皮肤情况、敷料固定情况等内容。

（5）置管后24小时内更换敷料，如出现渗血、渗液、敷料潮湿、松动、污染等异常及时更换。

五、中心静脉置管的护理

（一）观察要点

（1）观察穿刺点有无渗血及周围皮肤的情况。

（2）观察导管体外长度及有无打折、破损。

（3）观察穿刺部位有无红、肿、热、痛等症状。

（4）观察输液前抽回血是否通畅，冲管有无阻力，液速是否减慢等。

（二）保持管路通畅，防止导管堵塞

（1）保证输液管路各部位连接紧密，防止管路打折、受压。

（2）掌握正确的冲封管方法。冲管液选择生理盐水，脉冲式正压冲管；用药前后、两种药物之间、导管出现回血时进行冲管；尽可能连续输液，非连续输液

时考虑拔除导管，如未拔除的情况下，结束输液后及每6～8小时使用生理盐水冲管及肝素盐水正压封管一次。冲管液体积最小为导管及其附加装置总容积的2倍，封管液最小体积为导管及其附加装置总容积的1.2倍。

（3）输液结束后应同时冲洗多腔导管的所有管腔，以避免腔内压力改变导致血液逆流到其他腔内引起堵管。

（4）禁止使用＜10ml注射器，推荐使用预充式导管冲洗器。

（5）更换输注液体时，在与接口连接前将药液注满接口内，严防空气进入。

（三）集束化护理措施，严防导管相关性血流感染

（1）在满足治疗监护的前提下，尽可能使用管腔较少的中心静脉导管，与导管连接的接口应尽量减少开放次数。

（2）置管时标准化操作流程，严格无菌操作，无菌屏障最大化。

（3）置管后24小时更换敷料，之后敷料按需更换，如有渗血、渗液、潮湿、松动、污染等应及时更换。更换敷料时需严格无菌操作，具体方法参考本章第二节经外周置入中心静脉导管的建立与护理。

（4）输液接头一般每周更换2次。任何原因移除输液接头后、输液接头内有血液或残留物、输液接头被污染等应及时更换，先预冲输液接头，严格消毒导管连接处后连接新的输液接头。

（5）每次使用CVC，连接输液接头时可用酒精（或氯己定）棉片旋转摩擦输液接头至少15秒，严格消毒、待干。

（6）输注静脉营养时应每24小时更换输液装置；进行中心静脉压监测时，压力传感器每96小时更换。

（7）禁止将导管体外部分移入体内。

（8）原则上CVC留置时间不超过2周，每日评估导管留置的必要性，尽早拔除导管。

（9）不推荐为预防导管内细菌定植或感染，插管前或留置导管期间使用全身抗菌药物。

（10）不在置管部位使用抗菌膏或霜，因其可能促进真菌感染及抗菌药物耐药。

（11）一旦怀疑发生导管相关性血流感染，在采集外周血及导管血培养后拔除静

脉导管，立即应用抗生素治疗，药敏结果出来后，根据药敏结果及时调整抗生素。

（四）妥善固定，防止导管移位

（1）详细记录导管留置日期、型号、长度、内置长度、导管尖端位置，并进行交接班。

（2）每班至少一次评估导管外露长度，确保内置距离没有变化。

（3）每班评估敷料，如出现松动、卷边等及时更换。

（4）更换敷料时，无张力贴膜使导管、皮肤、贴膜三者合一，避免导管移动。

（5）及时安抚患儿，避免哭闹，减少穿刺侧肢体活动。

（6）移动患儿时避免牵拉导管。

六、中心静脉置管的拔除

（一）拔管时机

中心静脉置管保留时间一般不超过2周，输液结束或出现置管相关并发症时予以拔除。

（二）拔管护理

（1）拔管前确认患儿无凝血功能障碍，查看记录，评估导管置入长度、外留长度及总长度。

（2）拔管时患儿置于平卧位，拔出导管后按压至穿刺点无渗血，再次消毒穿刺点后无菌敷料覆盖。

（3）双人检查核对导管完整性，并留取导管尖端培养。

（4）拔管具体方法参考本章第二节经外周置入中心静脉导管的建立与护理。

七、并发症的预防及处理

（一）误伤动脉

1. *原因*　因进针点和角度偏差或解剖异位。

2. 预防　应用超声引导的方法比传统置管方法成功率更高，动脉误伤率低，所需要的时间更少。

3. 处理　立即拔出穿刺针，局部按压5～10分钟，以防形成血肿。

（二）血栓形成

1. 原因　置管过程中血管内皮损伤、血管闭塞、低血流状态、血液高黏度或高凝性等。

2. 症状　置管后3天内是形成血栓的高发期，表现为穿刺侧肢体肿胀，双侧不对称、不同程度的皮肤发绀，肢端温度异常，肢体疼痛，活动减少，静脉导管抽不出回血，输液不畅等。

3. 观察

（1）观察皮肤颜色和肢端温度，发现异常及时处理。

（2）输注药品或液体前，必须抽回血并冲管，验证导管有效性。如无回血或冲管时遇到阻力，禁止强行冲管。

（3）股静脉置管者，每班测量一次患儿双侧大腿围。为保证测量部位的一致性，首次测量者用记号笔在双侧大腿上做好标记。双侧腿围相差0.5cm以上，应引起高度重视，能够帮助早期发现血栓。

4. 处理　予以拔除中心静脉导管并遵医嘱予以抗凝治疗；对于需要长期导管留置，血栓影响大，症状出现未满2周，一般情况良好，出血概率较低的患儿，可尝试经过导管直接溶栓的方法进行溶栓。

（于素杰）

第五节　外周动脉置管的建立与护理

外周动脉置管是用留置针经外周浅表动脉血管穿刺并留置在动脉血管内的一种置管方法。可以通过动脉置管进行实时、准确、连续地监测动态血压；还可以快速获取血标本，减少因反复穿刺引起的血管损伤，减轻患儿的痛苦、降低感染率，提高医护人员的工作效率，在危重新生儿的救治中发挥着重要作用。

一、适应证

（1）外周动脉、静脉同步换血。

（2）血流动力学不稳定，持续监测动态血压变化。

（3）频繁采集血标本，监测动脉血气。

二、禁忌证

（1）局部皮肤损伤或感染。

（2）凝血功能异常。

（3）Allen试验结果异常的同侧桡动脉。

三、置管前评估

（1）桡动脉置管前需进行Allen试验，以测定尺动脉供血是否通畅，防止手部组织缺血。

具体方法为检查者双手同时按压一侧桡动脉和尺动脉，直至受测手掌变白；后继续按压桡动脉，松开尺动脉；若10秒内手掌颜色恢复，则Allen试验结果正常，可进行桡动脉穿刺和置管；若10秒内手掌颜色未恢复，则Allen试验结果异常，提示该侧尺动脉不足以保障该手部血供，该桡动脉不宜进行穿刺或置管，此时可以选择其他部位进行置管。

（2）评估患儿循环情况，如果患儿体温不升、循环差，需要先做好保暖工作，待体温回升、循环情况改善后再予留置。

（3）如果患儿发生休克、酸中毒导致循环情况差，需给予扩容、纠酸、多巴胺改善循环后进行动脉留置。

四、置管部位选择

动脉置管常见部位有桡动脉、足背动脉、胫后动脉等。首选桡动脉，因为桡动脉附近侧支循环更丰富，并发症发生率较低。因肱动脉、腋动脉缺乏侧支循环，故不推荐选择。

1. *桡动脉穿刺点*　在患儿第2腕横纹与桡动脉搏动最明显交叉处，约为桡侧1/4处（图8-4）。

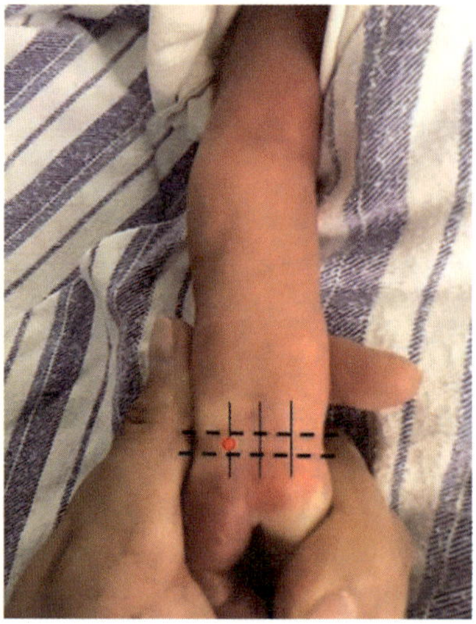

▶ 图8-4 桡动脉穿刺点

2. *足背动脉穿刺点* 在动脉搏动最强处的下方0.5～1.0cm处，第一跖骨间隙内（图8-5）。

3. *胫后动脉穿刺点* 将内踝中点与跟骨连成一直线，平分成3份，在靠近内踝1/3处为动脉搏动最强点，穿刺时在动脉搏动最强点下方0.5～1.0cm处进针（图8-6）。

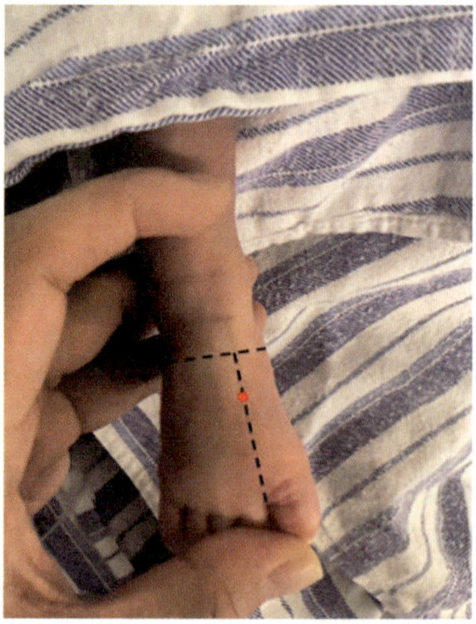

▶ 图8-5 足背动脉穿刺点

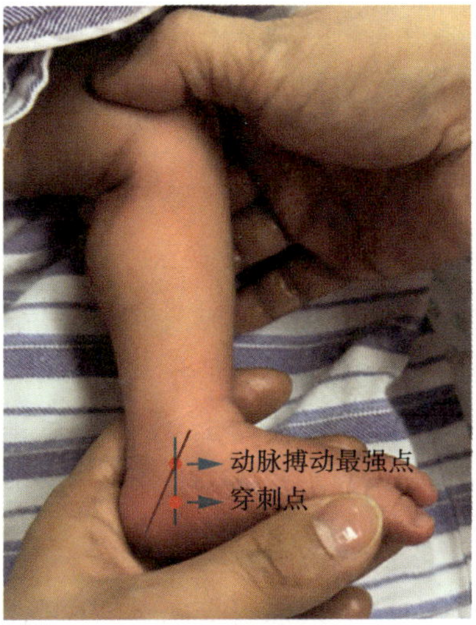

▶ 图 8-6 胫后动脉穿刺点

五、置管方法

（1）选择合适的动脉，确定动脉走向，触摸搏动最明显处。

（2）助手协助固定患儿体位，充分暴露穿刺部位。

（3）常规消毒穿刺部位并待干，消毒范围大于贴膜面积。

（4）取出留置针，检查并旋转针芯。

（5）在动脉搏动最明显处向心端以 10° ～ 15° 角进针，见回血后降低穿刺角度继续进针 0.2cm，退出少许针芯，再将套管送入血管，退出全部针芯。

（6）留置针连接接头，用 1U/ml 浓度肝素盐水推注，确认置管成功。

（7）无菌透明敷料无张力粘贴固定留置针，标明穿刺日期和时间、粘贴动脉置管标识。

六、外周动脉置管的护理

（一）妥善固定，防止脱管

（1）导管固定前，确保穿刺点周围皮肤清洁干燥，皮肤与敷料之间无空气残留。

（2）患儿哭闹躁动时及时安抚，可使用夹板等辅助工具固定穿刺侧肢体，适当约束肢体，必要时遵医嘱给予镇静治疗。

（二）保持管路通畅，防止导管堵塞，严防血栓形成

（1）保证管路各部位连接紧密，防止管路打折、受压。

（2）遵医嘱应用1U/ml肝素盐水溶液以1ml/h的速度持续泵入，超低出生体重儿为0.5ml/h，保持通畅，降低导管堵塞和血栓形成的风险。

（3）采集血液标本后，及时应用肝素盐水冲管。

（4）密切观察，如导管中出现回血，需及时使用肝素盐水冲管。

（5）动脉血压监测时，压力传感不良时需警惕导管堵塞，需及时使用肝素盐水冲管。

（6）进行冲管如有阻力时，严禁强行推入，需回抽检查是否有血栓形成。

（7）严防空气进入管路，形成空气栓塞。

（三）严格无菌操作，预防感染发生

（1）置管及操作时严格无菌操作。

（2）连接接头时可使用酒精（或氯己定）棉片旋转摩擦输液接头至少15秒并待干，严格消毒。

（3）保持贴膜清洁干燥，如出现渗血、渗液、潮湿、卷边、污染等应及时更换，更换时注意无菌操作。

（4）每日评估留置导管的必要性，不需要时及时拔管，留置时间不超过7天。

（四）并发症的观察及处理

（1）注意观察穿刺点周围局部组织有无发红、肿胀、沿血管走行条索状红线等感染征象，如出现立即拔管并遵医嘱合理使用抗生素。

（2）注意观察穿刺点周围皮肤有无皮下淤血、血肿、渗血等，如遇出血需迅速按压止血。

（3）密切观察患儿置管肢体指/趾端皮肤颜色、温度、动脉搏动情况，如出现指/趾端和掌部颜色苍白、皮肤温度降低、动脉搏动减弱或消失等异常立即通知医生。

1）动脉痉挛呈一过性，经湿热敷、局部按摩等改善循环措施，一般30分钟

内完全缓解。

2）如30分钟后仍未缓解，考虑动脉血栓形成或栓塞，需立即拔除动脉置管，遵医嘱予以低分子肝素钠抗凝、前列地尔改善微循环等治疗，如仍未改善，必要时遵医嘱予以溶栓治疗。

（五）拔管护理

拔管前消毒穿刺点，拔管后用无菌纱布按压穿刺点至不出血，确保按压面积与按压力度适中，再次消毒穿刺点后用无菌敷料覆盖穿刺部位。注意观察敷料是否出现渗血、渗液，敷料24小时后可去除。

（于素杰）

第九章

早产儿导管的建立与护理

第一节　留置尿管的建立与护理

导尿是在严格无菌操作下，将导尿管经尿道插入膀胱引出尿液的方法。留置导尿是指在严格无菌操作下，将导尿管经尿道插入膀胱引出尿液，并将导尿管保留在膀胱内一段时间的方法。导尿及留置导尿均可引起尿路感染、疼痛、血尿、漏尿等问题，其中尿路感染是导尿及留置导尿的最常见并发症。

尿路感染占院内感染的比例约40%，为医院感染的首要因素，其中有80%的尿路感染与导尿有关。规范导尿技术，做好留置尿管的护理，减少导尿相关的并发症，预防导管相关性尿路感染是护理工作的重点内容。

一、适应证

（1）急慢性尿潴留或尿路梗阻的患儿，其他治疗无效，需要暂时缓解或长期引流尿潴留。

（2）病情危重需精确测量尿量的患儿。

（3）外科围手术期的患儿，除因其他适应证需要持续导尿时，最好在术后24小时内尽快拔除导尿管。

二、禁忌证

无绝对禁忌证。

三、导尿管的选择

（一）导尿管种类

1. 单腔导尿管　导尿管只有一个引流腔，无气囊，一般用于间歇性导尿、膀胱尿标本留取。

2. 双腔导尿管　一个引流腔用于引流尿液，另一个腔用于气囊注水固定，临床上使用广泛。

3. 三腔导尿管　一个腔用于气囊注水固定，另两个腔用于引流尿液，通常用于需要膀胱冲洗的患者。

（二）导尿管材质

1. 不同材料的尿导管

（1）聚氯乙烯材料：易引起过敏，材质硬，置管时易引起疼痛，易造成感染，但是价格低廉，多用于间歇导尿的患者。

（2）乳胶材料：材质柔软有韧性，易引起不适，具有快速结痂的缺点，局限用于短期留置导尿（不超过2周）。

（3）硅胶材料：生物相容性好，导管表面光滑，对尿道黏膜刺激小，壁薄，内径相对大，流速快，可用于导尿预期超过2周的患儿。

2. 不同涂层的导尿管

（1）抗菌涂层：主要包括银离子涂层和抗菌药物涂层。有研究表明，抗菌涂层可减少短期导尿管置入期间（＜1周）发生CAUTI的风险。但抗菌涂层可能引起的耐药性和副作用，使其使用的稳定性、有效性和安全性还有待进一步验证。

（2）亲水涂层：主要成分是医用级别聚乙烯吡咯烷酮，具有良好的亲水性、润滑性和生物安全性，可降低CAUTI和血尿的发生率。

（3）硅胶涂层：在乳胶导尿管的内部和外部涂有硅胶涂层，具有乳胶导尿管的柔软和韧性及硅胶导尿管的耐久性和减少结痂等特点。

（三）导尿管型号

按照外径周长分为6～30Fr共13个型号。6Fr、8Fr、10Fr 3个型号应用于儿科，通常建议在允许范围内使用最小直径的导尿管，其中6Fr最小，可用于新生儿。不同型号的尿导管气囊的注水量不同，按照说明书给气囊注水，一般6Fr气囊注水量为1ml，8Fr、10Fr气囊注水量为3ml。

四、留置导尿

（一）评估

（1）评估患儿病情、意识状态、生命体征、耐受能力。

（2）评估患儿膀胱充盈情况。

（3）评估患儿会阴皮肤情况及尿道口黏膜损伤情况。

（二）用物准备

导尿管1根、一次性导尿包、无菌手套、碘伏、无菌纱布、治疗巾或护理垫、集尿袋、快速手消毒液。

（三）操作流程

（1）操作前予患儿清洁会阴部。

（2）患儿取仰卧位，双下肢分开外展，双膝微屈，充分显露外阴，臀下垫护理垫或治疗巾，助手协助患儿保持体位。

（3）初步消毒：进行手卫生，打开导尿包，戴手套，按由外向内、自上而下顺序用碘伏初步消毒外阴。患儿性别不同，消毒顺序略有不同。

1）女婴：先消毒阴阜、大阴唇，一手分开大阴唇，消毒小阴唇和尿道口，每个棉球限用一次，消毒尿道口时停留片刻。

2）男婴：先消毒阴阜、阴茎和阴囊，用无菌纱布包裹住阴茎将包皮向后推，以显露尿道口，自尿道口向外后旋转擦拭尿道口、阴茎头及冠状沟，每个棉球限用一次，消毒完毕，回纳包皮。

（4）初步消毒后脱下手套再次进行手卫生。打开导尿包外层包布，置于患儿腿后，戴无菌手套，铺洞巾，使洞巾和导尿包内层包布形成一无菌区。

（5）选择合适的导尿管，向气囊内注入灭菌注射用水后再抽空，检查气囊完整性，连接导尿管与集尿袋，导尿管前端外涂润滑剂润滑。

（6）再次消毒：按由内向外，自上而下用碘伏消毒。

1）女婴：左手垫纱布用拇指、示指分开固定小阴唇，另一手按由内向外再向内、自上而下的顺序，再次消毒尿道口、小阴唇、尿道口。

2）男婴：左手用纱布包住阴茎将包皮向后推露出尿道口，右手再次消毒尿道口、阴茎头和冠状沟。左手固定阴茎。

（7）置管：右手持血管钳夹住尿管前端（避免夹住气囊部分），对准尿道口轻轻插入，直至尿液流出，见尿液流出后再插入0.5～1.0cm。根据新生儿尿道解剖长度，男婴插入尿道5.5～6.5cm，女婴插入尿道1.5～2.0cm。

（8）固定：左手固定住尿管，向气囊中注入灭菌注射用水（6Fr导尿管中注入1ml），轻拉导尿管有阻力感证实导尿管已内固定。

（9）导尿毕，取下洞巾，擦净外阴，脱去手套，再次手消，用高举平台法或导管固定器将导尿管妥善固定于大腿或下腹部。

（10）导尿管尾部标注管路种类、置管日期、时间、操作者等信息。

（11）包裹好尿裤，摆舒适体位，整理床单位，清理用物，洗手，做记录。

五、留置导尿的护理

（一）减少留置导尿

（1）严格掌握留置导尿的适应证，避免不必要的导尿。

（2）可使用床旁超声评估膀胱内的尿量，减少不必要的置管。

（3）每日评估留置导尿管的必要性，无必要时尽早拔除，尽可能缩短留置导尿时间。

（二）保持引流通畅

（1）防止引流管扭曲折叠，保持引流通畅。

（2）保持集尿袋低于膀胱水平，搬运患儿时，夹闭引流管，防止尿液逆流。

（三）固定妥善

（1）通过气囊内固定和高举平台法外固定，防止尿管移动和牵拉尿道。

（2）搬运患儿时避免牵拉尿管和集尿袋。

（四）保持导尿装置的密闭性、无菌性

（1）留置尿管时，严格遵守无菌操作技术原则。

（2）采用密闭性的引流装置，尽量不分离导尿管和集尿袋的连接。

（3）长期留置导尿患者，不推荐固定更换导尿管及集尿袋的时间，推荐根据临床指征进行更换，如出现感染、堵塞或密闭引流装置开放，更换时严格无菌操作。

（4）清空集尿袋时，尿液收集容器专人专用，避免集尿袋出口接触收集容器；每次打开集尿袋出口前后，都要用酒精或碘伏消毒；收集容器在使用后进行

消毒并保持干燥。

（5）保持会阴部清洁，及时更换尿裤，清洁会阴时，遵循从会阴向直肠方向擦洗（从前向后）的原则；每日使用无菌生理盐水清洗尿道口周围区域和尿管表面。

（6）集尿袋不放在地上。

（五）加强巡视观察

（1）尿液的颜色、有无沉渣，准确记录尿量。

（2）引流通畅，导尿管中有尿液持续流出。

（3）导尿管完整无破损，导尿管清洁无污渍，固定妥善，无牵拉。

（4）集尿袋放置正确，保持低于膀胱水平且不放在地上。

六、留置导尿管的拔除

（一）拔管时机

没有留置导尿的指征，应尽早拔管。

（二）拔管时操作

（1）先清空集尿袋，夹闭引流管。

（2）协助患儿取仰卧位，暴露尿道口。

（3）手卫生，戴手套。

（4）注射器连接气囊注水腔，气囊内液体靠自身压力回流到注射器中，直至注射器活塞停止后退（6Fr导尿管注水量为1ml，8Fr、10Fr导尿管注水量为3ml），拔除导尿管，与集尿袋一起放入医疗垃圾桶内。

（5）清洁外阴，脱手套。

（6）摆舒适体位，整理床单位，整理用物。

（三）注意事项

（1）拔管前无须夹闭导尿管。

（2）拔管时动作轻柔。

（3）拔管后注意观察患儿排尿情况。

（陈　瑶）

第二节　空肠营养管的建立与护理

空肠营养管是一种经鼻腔或口腔置入十二指肠或空肠的喂养管，以实施肠内管饲营养，适用于胃管喂养时出现频繁胃潴留、胃食管反流的患儿。

一、适应证

（1）不能耐受鼻胃管喂养，患儿出现频繁胃潴留。

（2）严重的胃食管反流。

二、禁忌证

（1）存在严重的心肺功能衰竭、感染性休克。

（2）严重腹腔感染。

（3）肠梗阻、肠道缺血、肠坏死、肠穿孔。

（4）食管狭窄。

三、空肠营养管的建立

（一）评估

（1）患儿胎龄、体重、日龄、意识状态、生命体征、耐受能力。

（2）患儿胃潴留、胃食管反流情况。

（3）患儿奶量、奶品种类等喂养情况。

（4）患儿腹部体征。

（二）操作前准备

（1）患儿准备：告知患儿家长操作的必要性和风险，签署知情同意书。

（2）用物准备：5Fr空肠营养管、10ml注射器、无菌石蜡油、pH试纸。

（三）确定置管深度

患儿取仰卧位，下肢伸展，测量鼻尖至踝部距离，估计置管长度并做好标记，不同体重患儿置管长度不同（表9-1）。

表9-1 空肠营养管置管深度

体重（g）	插管长度（cm）
＜1000	13～21
1000～1500	21～26
1500～3500	26～34

（四）置管

（1）携用物至患儿床旁，核对患儿腕带、姓名、床号、病历号。

（2）将患儿置右侧卧位，用无菌石蜡油润滑空肠管前端，经鼻（口）进管，当管端可能插至胃内时，可用pH试纸测试抽吸物的酸度。

（3）向胃内注入10～15ml空气，使胃扩张，以利于空肠营养管插入。

（4）进一步推进空肠管至有阻力感，说明管前端已进入幽门内，此时可每隔10～15分钟将管向前推进1～2cm，或让插管随胃蠕动推进，直到标记处到达鼻孔（口唇）处。用胶布将空肠管固定，固定方法同胃管。

（5）确定插管位置。估计进入十二指肠后，可抽出十二指肠液，测定酸碱度初步证实插入位置（pH≥6）。拍X线片，证明插管已到十二指肠内。

（6）置管成功后，可用持续输注法进行喂养。

四、空肠营养管的护理

（一）标注

在空肠营养管末端注明置管类型、置管日期、时间和置管长度。

（二）妥善固定

（1）采用双固定法，使用“人”字胶布或“工”字胶布将空肠营养管固定于鼻部（口唇部），再使用高举平台法将导管固定于面颊（图9-1、图9-2）。

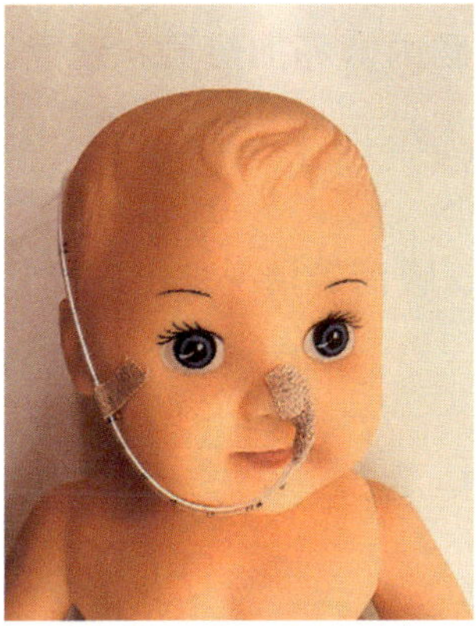

▶图9-1 “人”字胶布固定法

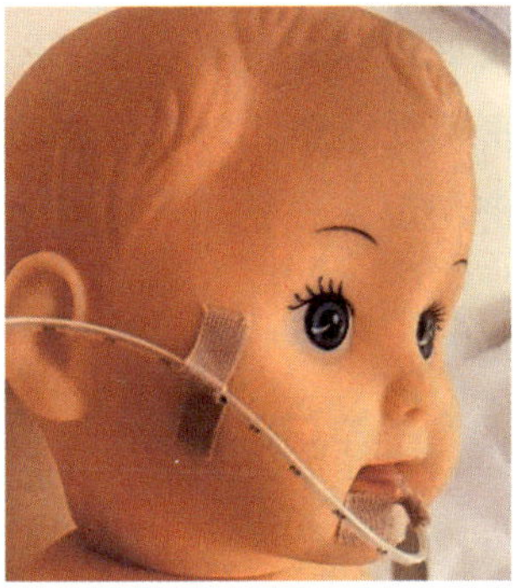

▶图9-2 “工”字胶布固定法

（2）每3小时检查外露部分的长度，确认导管是否有移位、脱出等，做好记录和交接班。

（3）固定管道的胶布如出现潮湿、污染、松动等及时更换。

（4）每日监测导管内抽取液pH值，确保管端位置正确。

（5）避免患儿烦躁哭闹，及时安抚，予患儿“鸟巢式”护理。

（6）予患儿变换体位时避免牵拉导管。

（三）保持通畅

（1）输注结束时，及时用温开水冲洗管道，并用手指轻揉管壁，以彻底清洗，保持管道通畅。

（2）禁止将颗粒状、粉末状药物直接注入管中，需将其充分碾碎溶解后注入，并在注药前后及不同药物之间用适量温开水冲洗管腔。

（3）连续输注期间，每3小时冲洗空肠营养管1次。

（4）一旦发生阻塞，应首先考虑排除阻塞，而非拔管，可采用多种方法，如温开水冲管与抽吸相交替的方法，排除阻塞。

（四）并发症的预防

（1）使用一次性奶液容器及输注管道，每24小时更换1次。

（2）配制好的奶液输注时间不应超过3小时，若超过规定时间未能完成，应当丢弃。

（3）条件允许时可在空肠营养管尾端安装肠内营养加热器，设置温度37℃，减少凉奶液对肠道的刺激。

（4）密切观察患儿胃食管反流改善情况。

（5）密切观察患儿有无呕吐、腹胀、肠型、腹泻等情况，出现异常及时通知医生。

（陈　瑶）

第三节　腹腔穿刺引流的建立与护理

腹腔穿刺是将穿刺针直接从腹前壁刺入腹膜腔抽取腹腔积液，用以协助诊断和治疗疾病的一项技术，全称是腹膜腔穿刺术。

一、适应证

（1）诊断性穿刺：明确腹水性质。

（2）治疗性穿刺：排出腹水，解除大量腹水引起的呼吸困难及严重腹胀。

（3）腹腔内注射药物或腹水浓缩后再输入。

二、禁忌证

（1）疑有卵巢囊肿、腹腔内广泛粘连及肝性脑病前期。

（2）大量腹水伴有严重电解质紊乱者，禁忌大量放腹水。

三、操作要点

（一）物品准备

治疗盘、棉签、无菌洞巾、无菌手套、22～24G留置针、20ml注射器、无菌标本试管、无菌敷料、无菌纱布、胶布，持续引流者准备输液接头、无菌透明贴膜、引流袋。

（二）确定穿刺部位

（1）下腹部正中旁穿刺点：前正中线脐与耻骨联合上缘连线的中上1/3交界处，向左或向右旁开1cm。

（2）左下腹部穿刺点：脐与髂前上棘连线中外1/3交界处为穿刺点，通常选择左侧，见图9-3。

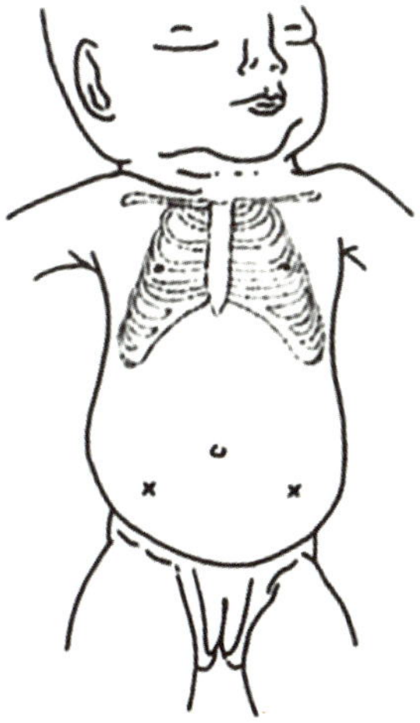

▶ 图9-3　下腹部腹腔穿刺点

（3）B超定位：通过B超能够清晰测量积液深处，选择最大积液深处为穿刺部位。

（三）消毒铺巾

操作者戴无菌手套，用碘伏以穿刺点为中心向外环形消毒3遍，铺无菌洞巾，助手协助固定患儿体位。

（四）穿刺

用留置针在穿刺点以“Z”形轨迹进针，首先与皮肤垂直进针到皮下，再平移0.5cm后穿过腹壁，进入腹腔后连接注射器，边进针边抽取，注射器中出现腹水或气体后撤出留置针针芯，然后继续将留置针全部送入腹腔。条件允许时可以在床旁超声定位下进行穿刺，可有效避免肠穿孔和膀胱穿孔的发生。

（五）引流

（1）无须持续引流者：用注射器直接抽出足够的腹水或气体后即可拔出套管针，一般诊断性穿刺抽液5～10ml，治疗性穿刺抽液10～20ml/kg。

（2）需要持续引流者：将留置针尾端通过接头连接引流袋，用无菌透明贴膜将留置针固定于腹壁上，接头及引流袋管路可使用高举平台法加强固定于腹壁上。

（3）注意事项：①抽取腹水的速度不宜过快，量不宜过大。②连续监测患儿生命体征，观察患儿呼吸、脉搏、血压变化，出现异常时停止抽取腹水并及时处理。

四、护理

（一）无须引流者处理

拔出留置针后用无菌纱布覆盖穿刺点直至无液体漏出，再次消毒穿刺点皮肤，并用无菌敷料覆盖。

（二）引流管护理

1. *妥善固定* ①腹腔引流管穿腹壁处应用贴膜固定，并用高举平台法将引流管外固定于腹壁皮肤上。②搬运患儿时，避免牵拉引流管及引流袋。

2. *保持引流通畅* ①保证引流袋位置低于穿刺点，搬运患儿时，夹闭引流管，防止引流液反流。②定期检查引流管的通畅情况，防止引流管扭曲、折叠。③确保引流通畅，若发现引流量减少，患儿出现腹胀、发热等症状，应检查引流管腔有无阻塞或引流管是否脱落。

3. *预防感染* ①引流袋满1/2以上时，应及时清空引流袋，倾倒引流液时，收集容器应专人专用，避免引流袋出口接触收集容器；每次打开引流袋出口前后，都要用酒精或碘伏消毒；收集容器在使用后进行消毒并保持干燥。②引流袋要避免放置于地面上，可悬挂在患儿床旁。③每日更换引流袋，防止连接处有血块等异物堵塞；更换前应先夹闭引流管，倾倒引流液。④更换引流袋时严格遵守无菌操作原则，先消毒引流管口再连接引流袋，以免引起逆行感染。⑤保持引流管置入部位的清洁和干燥，定期更换引流管固定贴膜，以减少皮肤摩擦和压力。

⑥根据引流管的使用情况和患儿的具体情况，建议每隔3～7天更换1次贴膜。⑦无须引流时及时拔除引流管。

4. 加强护理观察　①引流管标识：根据引流管的位置和作用不同，做好标识，便于清楚地了解各引流管引流情况。②密切观察并准确记录引流液的量、颜色、性状等，如有异常及时通知医生。③密切观察引流管穿刺点及周围皮肤情况，是否有渗血、渗液，敷料是否清洁干燥，如有异常及时通知医生。④密切观察患儿是否出现感染、低血压、持续性漏液、肠道穿孔及膀胱穿孔等并发症。

五、并发症监测

1. 感染　严格执行无菌操作，留置引流期间，加强引流管的护理。

2. 低血压　放腹水的速度不宜过快，量不宜过大，密切监测患儿生命体征。

3. 脏器穿孔　穿刺针尽可能短，进针速度不宜过快，动作轻柔，条件允许时可在超声引导下进行穿刺。

4. 漏液　多因未按“Z”形轨迹进针，发生漏液时，可用蝶形胶布粘贴。

（于素杰）

第四节　胸腔闭式引流的建立与护理

胸腔穿刺是指对有胸腔积液或气胸的新生儿，通过胸膜腔穿刺抽取积液或者气体的一种技术。胸腔穿刺后往往需要持续闭式引流，胸腔闭式引流是将引流管一端放入胸腔内，另一端接入比其位置更低的水封瓶，以便排出气体或收集胸腔内的液体，促使肺部组织重新张开而恢复通气功能。

一、适应证

（1）气胸的诊断和穿刺抽气。

（2）胸腔积液的诊断和引流治疗。

二、禁忌证

无绝对禁忌证，存在相对禁忌证。

（1）穿刺部位或附近有感染者。

（2）凝血功能障碍，严重出血倾向未纠正前。

（3）体质衰弱、病情危重难以耐受穿刺术者。

三、胸腔闭式引流的建立

（一）物品准备

消毒用品、无菌手套、治疗盘、胸腔穿刺包、胸腔闭式引流瓶、20ml注射器、无菌透明贴膜、纱布、胶布、无菌洞巾、弯盘、快速手消液、1%利多卡因、止血钳2把、生理盐水300ml。

（二）穿刺点选择

1. *气体引流穿刺点* 胸前锁骨中线第2肋间上或腋中线第3肋间。

2. *胸腔积液引流穿刺点* 腋中线第6～8肋间，乳头是第4肋间的标记。

3. *超声定位* 应用床旁超声定位气漏部位及胸腔积液部位，进行穿刺引流。

（三）穿刺前

（1）操作者戴口罩、圆帽、无菌手套，常规消毒皮肤、铺无菌洞巾。

（2）小量利多卡因皮下注射。

（四）穿刺及引流

（1）操作者一手示指和中指固定穿刺处皮肤，另一手持胸腔穿刺针在穿刺点沿肋骨上缘进针，进针有落空感时即提示进入胸腔，抽吸可见有气体或液体抽出。

（2）放置导丝，拔出穿刺针，稍扩皮后沿导丝放入胸腔引流管。

（3）拔除导丝，在拔除导丝的同时夹闭引流管。

（4）连接注射器，确认引流管位置（可抽出气体或液体）。

（5）确认无误后，用导管固定器将引流管固定于胸壁，穿刺点及周围覆盖无菌透明贴膜，高举平台法将无菌透明贴膜外引流管固定于胸壁上，引流管尾端标记穿刺日期、时间、引流管置入深度、操作者姓名。

（6）助手准备胸腔闭式引流瓶，用无菌操作的方式向引流瓶中倒入适量无菌生理盐水。

（7）夹闭引流管，断开注射器，连接胸腔闭式引流瓶。

（8）开放引流。

四、胸腔闭式引流的护理

（一）观察要点

（1）密切观察患儿生命体征、血氧饱和度情况、呼吸情况。

（2）检查穿刺引流部位有无渗血、渗液、皮肤过敏。

（3）检查敷料有无卷边、松动、污染等。

（4）观察引流液的颜色、性质、量、引流速度及引流气体逸出情况。

（5）观察水封瓶内水柱波动情况。

（二）保持管路密闭通畅

（1）保持引流瓶直立，放置低于患者胸壁引流处60～100cm。

（2）避免放置于地面，可悬挂于暖箱上，避免倾倒。

（3）避免牵拉、打折、盘曲、受压。

（4）引流管堵塞时，积极查找原因，协助医生挤压或用无菌生理盐水冲洗管路。

（5）引流管装置连接处断开时，应立即在患者近心端夹闭或反折引流管，消毒接口后重新更换引流装置。

五、胸腔闭式引流装置的更换

（一）更换时机

（1）根据引流装置说明书要求的频次或引流量更换引流装置。

（2）引流装置无菌密闭性破坏时，应立即更换。

（二）流程

1. 评估

（1）患儿的生命体征、血氧饱和度、呼吸情况。

（2）穿刺引流处敷料。

（3）引流装置的固定情况、密闭性和通畅性。

（4）引流液的颜色、性质、量和气体逸出情况。

2. 准备

（1）护士准备：着装整洁、洗手、戴口罩。

（2）物品准备：胸腔引流装置、无菌生理盐水、胶布、清洁手套、无菌治疗巾、消毒液、棉签、止血钳2把。

（3）环境准备：安静整洁、宽敞明亮。

3. 实施

（1）准备新的引流装置，用无菌操作的方法向水封瓶中加入适量的无菌生理盐水，以水封瓶中长管没入液面下3～4cm为宜。

（2）患儿取平卧位或侧卧位，暴露穿刺引流部位。

（3）引流管及连接管下方铺无菌治疗巾。

（4）双向夹闭引流管，夹闭时间不宜过长，一般不超过60秒。

（5）戴清洁手套，分离引流管和连接管。

（6）消毒引流管口，连接新的引流装置。

（7）开放引流，重新粘贴标识，注明更换日期、时间、操作者。

（8）妥善固定引流管，放置引流瓶，保持引流瓶直立。

（9）观察引流液的颜色、性质、量，并做好护理记录。

六、胸腔闭式引流的拔除

（一）拔除时机

患儿呼吸困难消失，引流装置内未见气泡和液体排出，X线胸片示气胸消失24～48小时，可停止引流并夹闭导管，如6～12小时后仍无呼吸困难，可拔管。

（二）拔管护理

（1）拔管后予患儿健侧卧位。

（2）监测患儿生命体征、血氧饱和度、呼吸情况。

（3）定期观察伤口敷料情况。

七、并发症的监测

1. 感染　常见感染为蜂窝织炎。严格执行无菌操作，有助于减少感染。

2. 出血　操作中刺破大血管或发生肺损伤，可发生大出血。表现为引流管内引出大量血液，严重者呼吸、心率、血压急剧变化，危及生命。操作前确认穿刺部位，明确各标志点，以免发生损伤。

3. 肺损伤　操作中用力过猛或强行进针易造成肺损伤。表现为血胸，严重者可出现呼吸困难、循环改变。操作时避免过度用力，不可强行进针，以减少肺损伤的发生，胸腔穿刺后加强监护。

4. 神经损伤　表现为肋间神经痛。了解解剖位置，穿刺针应沿肋骨上缘刺入，避免肋间神经损伤。

（于素杰）

第十章

早产儿的疼痛管理

第一节　概　　述

一、疼痛定义

1979年，国际疼痛研究协会（IASP）将疼痛定义为“一种不愉快的感觉，同时伴有实际或潜在组织损伤的情绪体验，属主观性感觉”。由于新生儿没有表述疼痛的能力，故IASP于2001年进一步定义疼痛为“不能否定无交流能力的个体有疼痛体验和需要适当控制疼痛的可能性”。全美保健机构评审联合委员会已将疼痛定义为继体温、脉搏、呼吸、血压四大生命体征之后的第五大生命体征。

二、疼痛特点

医学界曾经误认为新生儿神经组织缺乏髓鞘，不具备感觉疼痛的物质基础，而且由周围神经通向的感觉通路不完整，大脑皮质发育不完善。直到20世纪末期，才有研究表明新生儿可以感知疼痛。疼痛神经生理学的研究表明，人类疼痛感觉系统在胚胎时期就已经开始发育，15周感觉神经末梢扩展到躯干和四肢的近端部分，20周感觉神经末梢扩展至所有的皮肤和黏膜表面，20～24周大脑皮质功能出现，对机体应激出现反应，30周脑干和脊髓内与疼痛相关的神经通路髓鞘完全形成，疼痛的感觉冲动沿着脊髓和脑的通路进行传导，最终疼痛意识出现在大脑皮质相应部位。这些意味着新生儿完全有能力感觉和记忆发生在他们周围的一切。进一步研究还发现，当新生儿反复接受疼痛刺激时，即使医务人员在做操作前的准备（如足跟采血消毒皮肤）时，新生儿就已经对预期疼痛产生反应。这说明新生儿能够记忆疼痛，同时这些记忆被储存在短期和长期记忆中。

另外，新生儿具有发育良好的内分泌系统，在受到疼痛刺激时可以释放皮质醇和儿茶酚胺类物质，从而产生各种生理生化改变。由于新生儿痛觉主要通过无髓鞘纤维传递，抑制性神经递质相对匮乏，故他们的痛觉兴奋和敏化阈值较低，痛性刺激可导致更多的中枢效应。这些因素导致新生儿感知疼痛比成人更敏感、弥漫、强烈和持久。

三、疼痛的不良影响

（一）短期影响

新生儿对包括疼痛在内的一系列急性应激可产生以内分泌、免疫、自主神经和行为改变为特征的适应性反应，且这些系统同时受下丘脑－垂体－肾上腺轴的共同调节。一旦适应性反应失代偿或过代偿，则造成机体－环境间动态平衡的紊乱，如代谢增加、呼吸改变、免疫紊乱及耗氧量增加，还有可能导致睡眠紊乱、胃酸分泌过多、喂养困难等问题。疼痛刺激短期内可导致新生儿心率增加、血压升高，产生恐惧和焦虑情绪等。急性手术引起的疼痛则会导致儿茶酚胺和胰高血糖素的分泌增加，胰岛素分泌减少。儿茶酚胺增加会导致心率加快、心肌耗氧量增加，肾素－血管紧张素－醛固酮系统激活，从而引起全身血管收缩、水钠潴留，增加心血管系统的负担。胰高血糖素的分泌增加和胰岛素分泌的减少还会引起代谢紊乱，如出现高血糖、乳酸酸中毒等，从而增加手术后的复发率和死亡率。反复疼痛刺激也会促进新生儿神经系统结构和功能的重组，如临床发现新生儿在多次静脉穿刺后会出现痛觉过敏，即外周感受器更加敏感，即使是无痛的体格检查，都会成为其疼痛刺激。

（二）长期影响

目前认为，早产儿早期经历疼痛会对其神经系统发育及日后行为产生影响。出生后早期为中枢神经系统发育的关键时期，易受环境影响，并具有很大的可塑性，且疼痛与神经系统发育密切相关。虽然疼痛为生存所必需的保护性感受，但反复受到刺激的新生儿，尤其是早产儿，其应激调控系统会发生改变，导致神经系统结构和功能重组，并严重影响脑的发育。早期疼痛经历对日后行为产生的影响取决于疼痛的类型、持续时间及程度。新生儿反复受到疼痛刺激或持续疼痛会导致患儿痛觉改变（痛觉过敏或接触痛），并导致患儿日后出现慢性疼痛综合征和躯体不适、社交困难、发育迟缓、儿童期注意力不集中、自我调节能力差、学习困难等行为功能障碍。

四、疼痛分类

（一）按疼痛原因分类

可分为手术后疼痛、癌痛、疾病相关性疼痛、操作性疼痛等。其中，操作性疼痛是指以卫生保健为目的，因医疗诊断、治疗和护理措施而引起的短暂性急性疼痛。

（二）按疼痛持续时间分类

1. *急性疼痛* 突然或逐渐发生，疼痛程度轻至重度。通常由单一因素如受伤、疾病、医疗操作等引起，是机体自我保护的表现。通常不需要或只需要简单医疗干预即可好转。

2. *慢性疼痛* 缓慢发病，疼痛程度轻至重度。在新生儿期罕见。

（三）按发生的系统和器官分类

可分为躯体疼痛、内脏疼痛和中枢疼痛。

（四）按病理生理机制分类

可分为伤害感受性疼痛、神经病理性疼痛和混合型疼痛。

五、疼痛的来源

新生儿急性疼痛来源有受伤（如撕裂伤、挫伤、烧伤等）、疾病（如中耳炎、咽炎、骨折等）、医疗操作（如静脉穿刺、疫苗接种等）、手术等，均可引起新生儿急性疼痛。

引起新生儿慢性疼痛的原因亦有很多，包括长期的气管插管、外科手术、导管留置、炎症反应（如静脉输液时的组织渗出、坏死性小肠结肠炎、骨髓炎、脑膜炎等）、神经病理性疾病、创伤性疾病、功能性疾病及相关并发症。

一些疾病，如出生时的臂丛神经损伤、骨髓损伤，可以引起难以在新生儿期评估的神经性疼痛。

新生儿操作性疼痛的来源主要是各种致痛性操作，主要有以下两类：诊断性操作（包括动脉穿刺、支气管镜检查、内镜检查、足跟取血、腰椎穿刺、早产儿视网膜病检查、耻骨联合上膀胱穿刺抽取尿标本、眼科检查等）和治疗性操作（包括置入导尿管、中心动静脉置管、外周静脉置管、置入胸腔引流管、胸部的物理治疗、气管插管、置入胃管、肌内注射、静脉穿刺、激光治疗视网膜病、机械通气、体位引流、去除黏性胶布，以及腹腔引流、脑室引流和外科换药等）。

六、临床表现

当新生儿经历疼痛时，会表现出交感神经系统反应，可出现生理、行为和激素水平的变化（表10-1）。

表10-1 新生儿疼痛临床表现

	临床表现
生理变化	
升高	心率、血压、血氧饱和度（早期）、呼吸频率、颅内压、二氧化碳分压、肌张力
降低	氧分压、血氧饱和度（晚期）、体重、肠蠕动
行为反应	
哭闹	大声尖叫、啼哭、呻吟或呜咽
面部表情	皱眉、眉间出现皱纹、眼睛紧闭、鼻唇沟加深、舌头卷曲
身体运动	四肢屈曲，手指伸开
肌张力	肌张力过高、握拳
状态	难以安抚、睡眠周期紊乱、嗜睡或烦躁
激素水平变化	
升高	皮质醇、血糖、儿茶酚胺等
降低	胰岛素、催乳素

摘自：张玉侠．实用新生儿护理学手册．北京：人民卫生出版社，2019.

（王亚静）

第二节 疼痛评估

新生儿疼痛评估的目的在于判断疼痛是否存在、明确疼痛的程度及预测是否需要进行相应的干预。新生儿无法叙述，疼痛只能通过间接方式，如行为和生理指标的变化来表现。

评估的原则有：①疼痛评估方法的选择取决于新生儿个体和疼痛的类型。②新生儿处于被动状态，动作少，面部表情不明显，心率和呼吸率变异率低，评估方法推荐多维性评估。③非紧急情况下，推荐联合应用几种量表评估。④疼痛量表中的各种行为反应判定依赖于观察者的主观判断，推荐测评者通过培训以减少差异性。⑤评估结果受中枢神经系统疾病或使用镇静药物的影响。⑥评估量表并不能充分评估新生儿持续性或慢性疼痛的强度，故临床工作中不能完全依赖于疼痛评估量表。同时，建议定期动态地对疼痛进行综合评估，给予镇痛措施30～60分钟后再次进行疼痛评估。

以下为临床常用的新生儿疼痛评估量表。

一、新生儿疼痛、躁动及镇静量表

新生儿疼痛、躁动及镇静量表（N-PASS）用于评估所有新生儿的疼痛，尤其是机械通气患儿和术后患儿的疼痛和镇静。分为镇静和疼痛、躁动两大项目，共5个条目，包括哭闹易怒、行为状态、面部表情、四肢肌力和生命体征（心率、呼吸、血压、血氧饱和度）。镇静各条目评分为−2～0分，镇静总分为−10～0分。疼痛、躁动各条目评分为0～2分，疼痛、躁动总分为0～10分。由于早产儿行为能力较足月儿弱，疼痛、躁动项目评分需加1分。得分＞3分时，需给予干预措施。镇静水平分级：0分为无镇静，−5～−2分为轻度镇静，−10～−5分为深度镇静。最新疼痛指南建议首选中文版N-PASS评估足月儿和早产儿的疼痛程度（表10-2）。

表10-2　N-PASS

评估标准	镇静后休息睡眠状态		镇静后休息睡眠状态/疼痛	疼痛/躁动	
	-2分	-1分	0分	1分	2分
哭吵 易怒兴奋	疼痛刺激后无哭吵	疼痛刺激后有轻微呻吟或哭吵	无镇静/无疼痛体征	间歇性激惹或哭吵可安慰	高音调或不间断的无声哭泣 不可安慰
行为状态	任何刺激后均不觉醒 无自主活动	轻微刺激后就可觉醒 少许自主活动	无镇静/无疼痛体征	烦躁，扭动 频繁觉醒	身体呈弓形，踢腿，不间断地觉醒或轻微刺激后觉醒/无镇静状态下无动作
面部表情	口唇放松 无特殊面部表情	刺激后有轻微面部表情	无镇静/无疼痛体征	间歇的疼痛表现	不断地有疼痛表现
肢体活动 肌张力	无握持反射 肌肉无力	微弱的握持反射 肌张力下降	无镇静/无疼痛体征	手指、足趾间歇性收紧或张开 躯体放松	手指、足趾不断地收紧或张开 躯体紧张
生命体征	刺激后无改变 低通气或呼吸暂停	刺激后有低于基础生命体征10%的变化	无镇静/无疼痛体征	↑基础生命体征的10%～20% 刺激后SpO_2 76%～85%，然后快速恢复正常	↑＞基础生命体征的20% 刺激后SpO_2≤75%，然后缓慢恢复 呼吸不规则/人机对抗

摘自：何碧云．新生儿疼痛、躁动及镇静评估量表的汉化及信效度评价．杭州：浙江大学，2017．
注：胎龄或纠正胎龄＜30周得分＋1分。

二、早产儿疼痛量表

早产儿疼痛量表（PIPP）常用于评估早产儿疼痛。该量表有7个条目，分别是胎龄、行为状态、心率最大值、血氧饱和度最低值、皱眉动作、挤眼动作、鼻唇沟加深。得分为7项之和，最低0分，根据胎龄不同，最高得分为18～21分。0～6分提示患儿无疼痛，6～12分提示患儿存在轻至中度疼痛，＞12分提示患儿存在重度疼痛。该量表评定者间信度＞0.89。在应用PIPP评分时要注意：①检查患儿前，先评估胎龄。②疼痛刺激前观察患儿15秒，评价其行为状态。③记录基础血氧饱和度和心率。④疼痛刺激后迅速观察患儿30秒，并及时记录生理变化和面部表情改变。

修订版早产儿疼痛量表（PIPP-R），保留原有7个条目，但对条目评分及总分进行调整，以考虑胎龄和行为状态对生理及行为变量的可能影响（表10-3）。先在安静状态下观察婴儿15秒，评估记录最高心率、最低血氧饱和度和行为状态。操作后观察婴儿30秒，评估记录最高心率、最低血氧饱和度及面部动作持续时间。如果心率改变、血氧饱和度改变、皱眉、挤眼和鼻唇沟加深5项之和＞0分，再计算纠正胎龄和基础状态下行为状态的分值，相加得到总分。

表10-3 PIPP-R

婴儿指征	指征分值			
	0分	1分	2分	3分
心率增快（次/分）基础值	0～4	5～14	15～24	＞24
血氧饱和度下降（%）基础值	0～2	3～5	6～8	＞8或需氧量增加
皱眉（s）	无（＜3）	极短（3～10）	中等（11～20）	持续时间最长（＞20）
挤眼（s）	无（＜3）	极短（3～10）	中等（11～20）	持续时间最长（＞20）
鼻唇沟加深（s）	无（＜3）	极短（3～10）	中等（11～20）	持续时间最长（＞20）
矫正胎龄	＞36周	32周～35^{+6}周	28～31周$^{+6}$	＜28周
基础行为状态	活跃、清醒	安静、清醒	活跃、睡眠	安静、睡眠

摘自：黄小知．三种量表用于机械通气新生儿急性疼痛评估的比较．广州：南方医科大学，2017.

三、新生儿术后疼痛评估量表

新生儿术后疼痛评估量表（CRIES）用于评估胎龄32周以上的新生儿术后疼痛，亦可监测患儿对治疗的反应或恢复情况。该量表有5个条目，分别是哭闹、SpO_2＞95%所需的氧浓度、生命体征升高、面部表情和睡眠障碍。各条目分值为0～2分，总分为10分，4～6分提示患儿存在中度疼痛，7～10分提示患儿存在重度疼痛，得分＞3分则应给予镇痛治疗，该量表评定者间信度为0.72（表10-4）。

表10-4　CRIES

	0分	1分	2分
哭闹	无（非高调哭）	高调哭但可安抚	高调哭但不可安抚
SpO_2＞95%所需的氧浓度（%）	无	＜30	＞30
生命体征	心率和平均血压≤术前值	心率或血压增高但幅度＜术前值的20%	心率或平均血压增高幅度＞术前值的20%
面部表情	无痛苦表情	痛苦表情	痛苦表情伴有呻吟
睡眠障碍	无	频繁觉醒	不能入睡

摘自：何星蓉，郑显兰，柯淞淋，等．基于3个英文版新生儿疼痛量表评估新生儿术后疼痛的信度和效度研究．中国循证儿科杂志，2021，16（3）：186-191．

四、新生儿疼痛量表

新生儿疼痛量表（NIPS）用于评估早产儿（26～37周）和足月儿（37周至出生后6周）的操作性疼痛，如静脉穿刺、肌内注射等。该量表包括6个条目，分别是面部表情、哭闹、呼吸形式、上肢运动、下肢运动和睡眠/觉醒状态（表10-5）。除哭闹评分为0～2分外，其余条目评分为0～1分，总分为各项条目得分相加，共0～7分。0～2分提示患儿无痛或存在轻度疼痛；3～4分提示患儿存在轻度到中度疼痛；＞4分时，提示患儿存在重度疼痛，应采取镇痛措施。

表10-5　NIPS

	0分	1分	2分
面部表情	安静面容，表情自然	面肌收紧（包括眉、颊和鼻唇沟）	
哭闹	不哭闹	间歇性轻声呻吟	持续性大哭
呼吸形式	自如	呼吸改变（不规则、加快，屏气）	
上肢运动	自然/放松	肌紧张，腿伸直，僵硬和/或快速屈伸	
下肢运动	自然/放松	肌紧张，腿伸直，僵硬和/或快速屈伸	
睡眠/觉醒状态	睡眠/觉醒	警觉，烦躁，摆动身体	

摘自：XIE W，WANG X，HUANG R，et al．Assessment of four pain scales for evaluating procedural pain in premature infants undergoing heel blood collection．Pediatr Res，2021，89（7）：1724-1731．

第三节 疼痛干预

一、原则

1. *尽可能减少致痛性或压力性操作的次数* 例如，有计划地进行血液检查，尽可能减少检查次数；应用非化学光度仪进行检验分析（如pH值、PaO_2、电解质、钙和胆红素），减少因实验室检查所致静脉穿刺或足跟采血次数；对于每日足跟采血次数超过3次的新生儿，可放置外周动脉导管以便多次采血，和/或对需要建立静脉通路的患者进行中心静脉置管等。

2. *集中操作* 例如，定时进行常规医疗干预（体格检查）和其他护理操作（换尿布或吸痰等）以减少床旁刺激的次数等。

3. *采用基于疼痛评估结果的阶梯式镇痛管理模式* 轻度疼痛：以非药物镇痛为主。中度疼痛：以对乙酰氨基酚为主，辅以非药物干预和局部麻醉药。重度疼痛：以阿片类药物为主，辅以非药物干预、对乙酰氨基酚和局部麻醉药。

4. *紧急情况下的疼痛管理* 以抢救新生儿生命为第一原则。

二、非药物性干预

（一）环境干预

控制环境噪声，避免暴露于强光照，减少刺激。

新生儿病房昼间噪声水平应控制在＜50dB，夜间噪声水平应控制在＜40dB；最高噪声水平＜65dB。诊疗护理操作时循序渐进地增加光照强度，暖箱外遮盖箱罩以减弱光线、降低噪声。

（二）体位干预

屈曲体位和襁褓包裹。

屈曲体位为利用“鸟巢”等工具使患儿双上肢屈曲置口旁，下肢屈曲接近腹部，操作前15分钟至操作结束后15分钟维持新生儿侧卧蜷曲体位，以稳定新生儿的生理、激素和行为反应。襁褓包裹是指为防止患儿过多肢体活动，用被单或毯子将其包裹住，对于足月儿的镇痛效应维持时间（可达4分钟）较早产儿长。

（三）非营养性吸吮

非营养性吸吮是指将安抚奶嘴放入新生儿口中以增加新生儿吸吮动作，而无乳汁或其他甜味剂吸入的过程。此种方法通过刺激口腔触觉感受器提高疼痛阈值，并促进调节伤害性感受传导的5-羟色胺释放而产生镇痛作用，最佳使用时间是在致痛性操作前3分钟开始，并持续整个操作过程，婴儿吸吮频率达30次/分时可有止痛作用，可减轻早产儿、足月儿在采足跟血、静脉穿刺中的疼痛，且无不良反应。

（四）音乐疗法

音乐疗法使新生儿交感神经系统活动减少，副交感神经活动增强，通过影响内啡肽等物质的释放。目前认为古典音乐、儿童音乐和流行音乐是有效的，世界音乐、特殊音乐和多种音乐组合效果欠佳。音乐可通过扬声器播放。

（五）嗅觉刺激

嗅觉刺激是通过刺激嗅觉细胞产生抑制伤害信号的处理发挥镇痛作用。常用方法为母乳气味、习惯化的香草气味和薰衣草气味。由于香草和薰衣草气味的习惯化需要8～18小时，因此，建议优先使用沾染母乳气味的玩偶或棉垫等作为嗅觉刺激载体。

（六）母乳喂养

包括亲母喂养和工具喂养。亲母喂养为病情平稳的新生儿含接母亲乳头，通过口腔运动吸吮乳汁的过程。实施方法为在操作实施前2～5分钟开始亲母喂养，当患儿开始吸吮并有吞咽动作后进行操作，亲喂持续至操作结束。为保证患儿有效摄入母乳，有学者指出，在患儿出现规律吞咽3分钟后再进行操作。

工具喂养为对于吸吮-吞咽-呼吸不协调，亲喂实施有困难的新生儿，母亲用吸奶器将母乳泵出，通过奶瓶或鼻胃管将母乳供给患儿的过程。实施方法为操作前2分钟采用奶瓶、注射器、杯子或勺子等方式将母乳送至患儿口中。根据不同研究对象，根据胎龄或体重采用0.5～5.0ml的母乳剂量。

（七）袋鼠式护理

在疼痛操作前、中、后，母亲环抱新生儿，并与其进行肌肤接触。该方法被证实可以减少疼痛引起的下丘脑-垂体-肾上腺轴的活性，可以有效缓解早产儿和部分缓解新生儿疼痛。袋鼠式护理提供者母亲优先，其次是父亲或其他女性。袋鼠式护理用于新生儿镇痛时的具体方法尚无统一标准。目前常用方法为操作实施前给予15～30分钟的袋鼠式护理。

（八）采用蔗糖水或葡萄糖水

蔗糖水或葡萄糖水通过诱导内源性阿片类物质释放、激活脑神经肽系统缓解新生儿疼痛。实施方法为致痛性操作前2分钟采用注射器、滴管、奶嘴等工具给予24%蔗糖水或25%葡萄糖水0.2～0.5ml/kg，但每天摄入蔗糖水应小于10剂次。

三、药物性干预

新生儿疼痛评估与镇痛管理专家共识中指出，新生儿应采取阶梯式镇痛方案，根据不同疼痛程度采用适合的镇痛药物。同时，由于新生儿肝、肾等器官发育不完善，在药物吸收、分布、代谢等方面与成人差异很大，因此，新生儿镇痛应考虑药物使用的种类、剂量、给药时机和给药途径。常用的药物有以下几种。

（一）非阿片类药物

常用药物为对乙酰氨基酚，作为中至重度的疼痛治疗，如胸腔引流术等，可通过口服、直肠和静脉给药，早产儿达到安全有效血药浓度的单次直肠给药剂量为20mg/kg。胎龄在33～37周的早产儿口服或直肠给药2次给药间隔为4～6小时，累计剂量应≤60mg/（kg·d）。胎龄28～32周的早产儿两次给药间隔为6～8小时，累计剂量应≤40mg/（kg·d）。过量或使用治疗剂量＞48小时可导致肝毒性，并可导致皮疹、血小板/白细胞减少等症状。布洛芬只能用于6月龄以上的婴儿。

（二）阿片类药物

常用药物为吗啡、芬太尼，可控制中至重度疼痛，主要用于气管插管、机械通气或大手术后，可通过口服和静脉给药。因吗啡应用时不良反应较多，包括呼吸抑制、低血压、肌肉强直、药物耐受及戒断综合征等，使用时需仔细评估和严密监测。在NICU中尚不作为常规药物使用，尤其是早产儿慢性疼痛时禁用。芬太尼和吗啡成分相似，但功效是吗啡的50～100倍，相对吗啡副作用小，常见的副作用包括呼吸抑制、尿潴留、肌肉僵直等。

（三）局部麻醉药

常用药物为利丙双卡因乳膏、丁卡因凝胶或利多卡因凝胶，可降低腰椎穿刺和静脉穿刺过程中的疼痛，但对足跟穿刺、肌内注射所致疼痛效果欠佳。因经皮肤给药，早产儿存在全身药物吸收的危险，因此，胎龄＜36周的早产儿出生后2周才可使用。另外，目前常用0.5%盐酸丙美卡因滴眼液预防和治疗早产儿视网膜病筛查期间的疼痛。

（四）镇静药

常用药物为苯二氮䓬类，如咪达唑仑、苯巴比妥等，可联合阿片类药物用于创伤后、术后等重度疼痛治疗。不良反应包括呼吸抑制、呼吸骤停、低血压等，使用时注意不能快速滴注和确保静脉通路通畅。

（王亚静）

第十一章

早产儿的发育支持护理

第一节 概 述

一、我国早产儿现况

据2021年国家卫生健康委员会统计，中国早产儿发生率约为10%，绝对数量在全球排第二位，每年约有120万早产儿出生，其中，约有17万名极低出生体重儿，5万名超低出生体重儿。随着围产医学和新生儿重症监护医学的发展，极低出生体重和超低出生体重早产儿的存活率明显提高。但由于早产儿大脑发育不成熟，会有诸多神经系统后遗症，且后遗症的发生率随出生胎龄的降低而增高。NICU可对危重新生儿进行严密的监护和有效的治疗。但研究表明，这种经历可对危重新生儿产生过度刺激，形成压力并影响到他们的神经发育。因此，NICU医护人员所面临的挑战已从保障早产儿的生存，转化为使其发育过程和预后最优化。

2018年，中国新生儿重症监护室协作性质量改进研究协作组对我国25家Ⅲ级NICU的极低出生体重儿出院结局进行横断面调查。结果发现，我国极低出生体重儿住院期间疾病发生率高，分别有23.9%、18.9%、11.5%、5.6%和3.4%的患儿发生败血症、支气管肺发育不良、严重脑损伤、≥Ⅱ期坏死性小肠结肠炎和≥Ⅲ期早产儿视网膜病。近年来美国等发达国家致力于通过质量改进方法来改善早产儿预后，使早产儿疾病发生率显著降低。

二、早期脑的发育特点

受精卵从第17天左右，可以看到胎儿大脑形成的第一个迹象——神经沟。到第21天，神经褶会逐渐沿着神经沟发展。到第27天，神经褶会包裹整个神经沟，初步形成神经管，这是脊髓和大脑的雏形。到了妊娠中期，孕24周左右，胎儿开始进入神经发育关键期，轴突及繁茂的树突开始经由突触建立联系，传递信息。这些原始神经元的产量非常丰富：在子宫内每秒可以生产至少5万个细胞。在神经发育关键期（孕24～40周），胎儿一旦接触不恰当的激素和毒素，或是受到外界干扰的刺激，神经系统就会受到破坏性的损坏。对于早产儿来说，除以上因素外，住院期间的压力暴露是影响神经发育结果的关键决定因素，且超出其他因素的预测作用。主要环境压力有与医疗、护理相关的操作，疼痛刺激，高水平的噪声、强光线、母婴分离等。这些过度的不良刺激会使早产儿过早启动大脑皮质路径，可抑制日后神经细胞的分化而干扰脑部的发育，尤其是影响与复杂的思维过程、注意力及自我调适有关的额叶。

三、发育支持护理的发展史

1964年，英国儿科医生和精神分析学家Donald Winnicot提出了“抱持性环境”，要求照顾者要有敏感性，及时感觉到新生儿的需要，并满足他。并且，他认为，环境是早期发育的决定因素，而早期环境的决定因素是母亲，是以母亲为代表的环境。这些都成为日后在NICU观察新生儿行为的基础理念。

美国新生儿学家Marshall Klaus是母婴人文关怀方面的倡导者，20世纪60年代，他用强有力的科研数据证明了母亲与婴儿早期关系的重要性和紧迫性，成功将NICU变成无人员、无时间限制的探视，允许并鼓励患儿父母接近、抚摸、照看他们的孩子。Klaus教授与他的团队还建立了父母情感支持相关指南。这些对于发育支持护理的发展尤为重要，是以家庭为中心的护理（family centered care，FCC）等模式的主要关注焦点。

美国波士顿儿童医院儿童发展中心的创办人T. Berry Brazelton带领编制的新生儿行为评价量表，被广泛应用在世界各地的NICU中。使用此量表，照顾者可以识别出新生儿的需求、适应性和反应能力，这些信息能够帮助父母与新生儿建立早期关系。NICU护士采纳了这些概念，并将其应用到日常照顾早产儿的工作中。

1982年，美国波士顿儿童医院的儿童发展心理学家Heidelise Als，在对神经行为和神经生理学研究的工作中发现，早产儿存在患注意力缺陷障碍、低智商、社会情绪功能障碍和自我调节紊乱的风险。她提出统合理论模式，图11-1展示出胎儿大脑的发育是有序的，机体是在与所在环境发生互动后，新生儿（包括早产儿）具有的自主活动、运动、状态调节、注意和自我调节5个方面的行为能力。在发育过程中各种功能行为表现同时发育成熟并相互作用。在此基础上，Als教授研制出早产儿行为评估量表（APIB）及新生儿个体化发展护理和评估程序（NIDCAP）。一种个性化的、基于新生儿行为发展的护理模式，已经改变了世界各地的NICU。NIDCAP和APIB都是为教育和培训员工及患儿父母而开发的，以支持照顾者识别

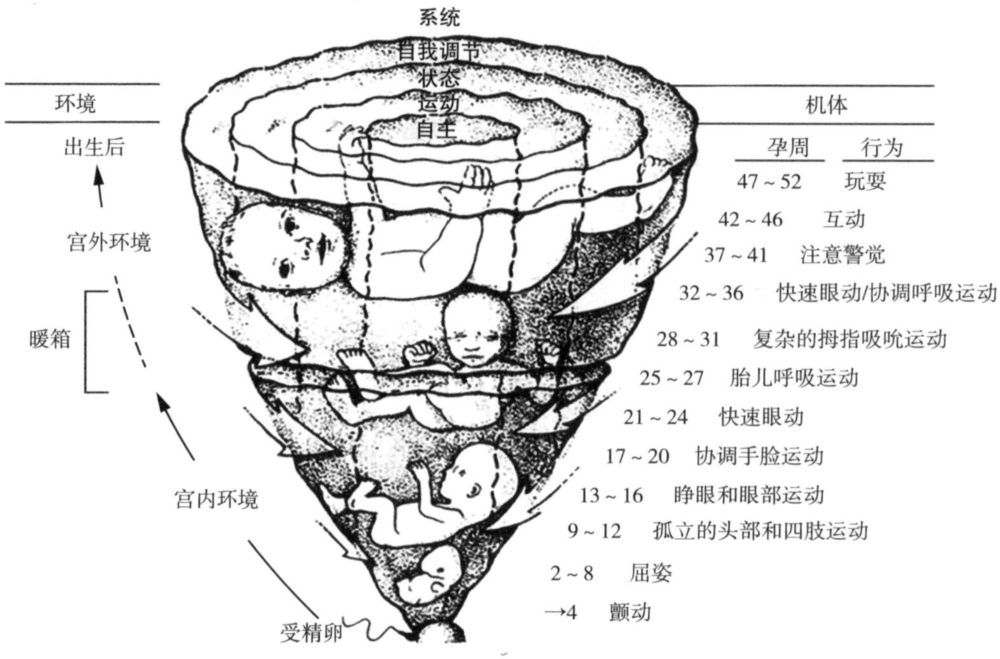

▶图11-1 统合理论

新生儿的行为线索，以便根据新生儿对各种干预措施的反应能力来实施护理。

发育支持护理是基于Als教授的统合理论模式，并为理解早产儿和高危新生儿的行为提供了一个框架。这一重要的理论已经引发了许多科研项目，通过改变环境、继续教育和高等学位课程的模块来支持发育支持护理的发展。

（莫雅睿）

第二节 发育支持护理评估

Als教授根据早产儿的行为发育具有层次性和连续性的特点建立了早产儿行为发育统和理论，作为发育支持护理的评估依据。其中包括4个系统在压力下的表现及自我调节系统在中等的压力下做自我安慰、自我放松的特殊支持。

一、自主系统

包括呼吸、心率、血压、体温、肤色、消化系统和内脏功能。

1. 呼吸、心率、血压、体温和肤色　正常表现及数值范围可详见第二章危重早产儿监护。当以上观察指标超出正常范围，则患儿被视为处于压力状态下，同时需要鉴别患儿是否发生病情变化。若照护人员已做好发育支持护理措施，患儿仍处于压力表现，应及时做相关医疗检查。

2. 自主系统不稳定相关的运动系统模式　小幅度抽搐（面部、身体或四肢），骨骼肌短暂的收缩反应，由神经元引发的单个大的冲动导致，应记录好发生部位。

3. 内脏系统压力行为表现

（1）呕吐：吐奶或者吐唾液，非流口水。

（2）恶心：婴儿表现出瞬间哽咽及呕吐表情，呼吸模式有所改变，常伴有轻微张嘴。

（3）呃逆：由会厌及膈肌痉挛引起一次或重复的吸气相尖锐的声音。

二、运动系统

分为四肢及躯干运动、面部运动行为及特别的肢体行为。

（一）四肢及躯干的压力行为表现

1. 肌张力低　四肢肌张力低下，瘫软，举起或移动时都表现得松弛无力。

2. 肌张力高　包括以下行为动作。

（1）发抖：部分或全身的战栗和颤抖，如腿部或下颌颤抖。

（2）受惊吓：突然大幅度臂部或躯干或腿部或全身的跳动。

（3）伸展：这是一种躯干部疲劳的伸展动作，常伴有臂部的伸展，有时也有腿部的伸展，紧接着有明显的努力将躯干向后屈曲，这种伸展和屈曲的动作可重复数次。有时这种伸展动作持续时间较长，常伴有呼吸频率降低，甚至呼吸暂停。经常在这种运动模式的过程中，吸呼气会停止，肤色会变深逐渐灰暗，这种运动类似于溺水时的挣扎，企图重新恢复呼吸。医护关注点应在于呼吸的恢复。患儿通常又会发生呼吸过快或表现为疲劳无力或呼吸暂停时间延长，需要将躯干和四肢屈曲，有时需要额外的刺激才能使其恢复呼吸。

（4）扭曲不停：指小的扭动，躯干部的小幅度扭动，常伴有肢体的运动。

（5）角弓反张：指躯干部弯成弓形和/或头的伸展，上肢可以也可不会伸展，下肢经常伸展。

（二）面部的压力行为表现

1. 伸舌 患儿的舌头伸出在唇外，或伸出的舌头藏在下唇下。压力状态下表现为舌头无力的下垂。

2. 面部张口 指口唇张开、下垂的形态，是下面部肌张力下降的结果，表现出面部无力或精疲力竭的样子。可能是对称的，双眼睁开观察周围，也可出现在活动期睡眠时。

3. 愁眉苦脸 指面部伸展的形态，常伴有唇部收缩，面部收缩和变形。眉头紧锁或皱眉不属于这一行为，因为眉头紧锁代表面部屈曲而不是伸展。

（三）特别的肢体运动

1. 手指张开 婴儿手张开，手指伸展，手指之间张开。

2. 飞机姿势 婴儿手臂完全伸出肩膀以外，或上下臂之间有个角度，但也是伸出肩膀以外水平。

3. 握拳 婴儿手指屈曲，握住自己的手，形成拳头。有时拳头中握住一些东西如毯子的边缘。

三、意识状态

通过不同的行为形态（包括眼部运动、睁眼和面部表情、全身运动、呼吸、肌张力等方面），可以判断新生儿处于何种意识状态中。根据Brazelton新生儿行为评估量表（BNBAS），新生儿的意识状态可以分为6种水平：深睡眠、浅睡眠、过渡状态（瞌睡）、安静清醒和/或警觉、活动清醒和高度觉醒。每一种意识状态水平中，又分为状态A和状态B。其中，状态B是新生儿正常的、能自己协调的一种；状态A是在压力状态下，类似于状态B，但并不能自己调整，是一种弥散、紊乱的状态。

（一）睡眠状态

1. 状态1 深睡眠。

（1）状态1A：弥散性的深睡眠，在有辅助通气的情况下，呼吸可以规则，闭眼，没有眼部运动，面部表情平静，没有其他活动，肤色较差。

（2）状态1B：深睡眠，大部分能自己调整呼吸，闭眼，眼睑下看不到眼部运动，面部表情放松，没有其他活动，有时会有惊跳。

2. 状态2　浅睡眠。

（1）状态2A：弥散性的浅睡眠，闭眼，能观察到眼睑下快速眼运动，可能伴有低幅度的活动，但这些活动是弥散的、紊乱的；呼吸不规则，有很多吸吮和嘴部动作，或者有微弱的啜泣声，面部、身体和四肢有抖动，有时有奇怪的面部表情，肤色较差。

（2）状态2B：浅睡眠，闭眼；能观察到眼睑下快速眼运动；活动幅度低，有时有微弱的跳动。比状态2A的运动幅度更小；婴儿有时表现为小的惊跳，呼吸更规则，可能偶尔有微小的吸吮和嘴部动作；可能听到一两次的啜泣声，也偶尔有叹息声或微笑。

（二）过度状态

状态3：瞌睡。

（1）状态3A：弥散性的嗜睡，半睡半醒，眼睛半闭半睁，眼睑扑动或频繁眨眼；如果婴儿眼睛是睁开的，则表现为呆滞的、面无表情的样子；可能有各种幅度的活动，伴或不伴有惊跳；活动是弥散性的，有时表现出烦躁和/或发出各种声音，做各种面部奇怪表情等。

（2）状态3B：患儿表现出想睡觉的样子，同上述表现一样，但是很少发出各种声音，很少做各种奇怪的面部表情等。

（三）清醒状态

1. 状态4　安静、清醒和/或警觉。

（1）状态4A：弥散性清醒。需区分两种类型的弥散性清醒。

1）4AL：警觉度低，眼睑下垂，清醒但表现出慵懒的样子，安静，活动度小，眼睛半睁半闭，目光呆滞，面无表情，给人很无力的印象，或者貌似聚精会神但又很疲劳。

2）4AH：高度警觉，眼睛睁得很大，给人极度恐惧的感觉，害怕，似乎与刺激有关，婴儿好像无法自我调整，对某物或某照护者表现出紧张的状况，而且无法转移注意力。

（2）状态4B：警觉，忽闪着明亮的眼睛，面部表情活泼，婴儿似乎注意力集中在刺激或人的来源，而且似乎尝试着处理这些信息，做出调整，运动或活动都很少。

2. 状态5　活动清醒。

（1）状态5A：弥散性活动清醒，眼睛可能睁开也可能不睁开，婴儿明显是醒着的，但可表现为肌肉紧张、面部痛苦表情、奇怪的表情或者其他不舒服的症状。

（2）状态5B：活动清醒，婴儿精力充沛，眼睛可能睁开或不睁开，婴儿明显醒着并且较为警觉，有明确的运动或活动，婴儿也可能明显受过惊吓，有哭声但没有很大声。

3. 状态6　高度觉醒，激动不安，大声哭。

（1）状态6A：弥散性的高度觉醒，高度紧张，可以从紧张的表情和哭泣的脸看出来，然而哭声可能很疲乏、微弱，或者哭但没有声音，紧张的程度非常高。

（2）状态6B：高度觉醒，哭声是强壮的，有节奏的，紧张的，精力充沛的，有活力的。

4. AA状态　连续的变换状态。

四、注意力及互动模式

当新生儿出现如受惊吓、打喷嚏、打哈欠或表现为各种表情（如惊讶表情等）时，其实是无法自我调整、处于压力状态下的征象（表11-1）。

1. 惊讶　惊讶是状态5中的组成部分，也不是必然存在的，有时出现在状态3或者状态2中。惊讶是一种可以听到的声音，用以表达不舒服、不安、不高兴、紧张等。

2. 打哈欠　婴儿张大嘴，常伴深吸气。

3. 打喷嚏　婴儿间歇性、爆发性地从口鼻强制性地喷出气的动作。

4. 面部特殊表情　婴儿眼睛睁开或闭眼，眉毛扬起，前额向上，可能发生在睡眠或清醒状态。

5. 眼睛飘浮　婴儿双眼运动飘浮，明显抑制的样子，经常双眼运动无法共轭。可能发生于眼睛半睁时或全部睁大时。

6. 转移目光　婴儿活跃地将目光从周围的人或物转移开，也可能瞬间地闭眼。

7. 皱眉　婴儿通过收缩眼周肌肉，使双眉紧锁或者眼睛变深，从而使上面部缩在一起。

8. 惊讶表情　婴儿口周变圆，嘴唇缩拢，嘴和唇向外嘟起，形成“O”形，可能伴有眼睛睁开或闭合。

9. 呆滞或凝视　新生儿盯住某一物体或环境或照护者，或者紧紧凝视着某一方向。环境中的声音可能是导致这一状态发生的因素，新生儿是否能处理所看到的信息并不清楚。这项行为似乎是被强制的，很难改变。

表 11-1　行为发育各系统的协作

	调节重点	压力下的表现
自主系统	呼吸、心率、血压、体温、肤色、消化系统、内脏功能	心率上升，呼吸节律不规则，血氧饱和度下降或肤色发绀，胃内有潴留，溢乳，呕吐，咳嗽
运动系统	运动、活动、体位和肌肉状况	打喷嚏或打哈欠，惊跳，抖动，抽动或谵妄，上肢、下肢或躯干的松散或过度伸展（肌张力低），手指张开或用力抓握
觉醒状态	在睡眠状态和觉醒状态间	各状态间突然或频繁变化，不能自主入睡，安抚无效，眼睛眨动
注意力及互动模式	注意力和社会互动	呆滞，凝视，高度警备状态

五、早产儿自我调节的特殊支持

胎儿在温暖、舒适的子宫内时具备自我调节能力，并在出生后继续发展。若早产后，早产儿获得高质量的发育支持护理，可以通过自我调节系统来保持体温、心率、呼吸等生理学稳定，并且还可以学会在中等压力下自我安慰和自我放松，当观察到早产儿存在以下行为时，说明他在进行自我调节。

1. 手放面部　早产儿把一只手或两只手放在脸上或头上，或耳朵上。这个动作具有保护性。

2. 手傍口位　早产儿试着将一只手或两只手或手指放在嘴边。

3. 吸吮　早产儿吸吮手或手指、衣服、照护者的手指或妈妈的乳房、安慰奶嘴或其他新生儿能接触到的物品或者照护者塞到其口中的物品。

（莫雅睿）

第三节 发育支持护理措施

发育支持护理的主旨是减少早产儿住院压力，NICU医护人员要为早产儿模拟子宫内环境，主要从康复环境、睡眠保护、疼痛管理、体位支持、营养支持及协同家庭等方面进行干预，其中疼痛管理、营养支持、协同家庭参考相应章节的具体内容，本节将从康复环境、体位支持和保护睡眠方面进行详细介绍。

一、康复环境

1. 光线和声音　NICU环境中来自光线和声音的刺激最多、最随意。尚无证据表明便于观察的明亮光线，其强度在安全范围内。早产儿的眼睑非常薄，缺乏足够的瞳孔收缩，妨碍他们减弱强光照射的能力。直到孕34～36周时，瞳孔收缩才变得较为灵敏。因此，强光易使早产儿视网膜受损，过早激活眼睛内的感光细胞，在大脑中产生多余信号，破坏视觉系统的组织，危及大脑其他机制的感官发育。

美国儿科学会提出，NICU的噪声水平不宜超过45dB，但国内相关调查证明，即使在设备完善的三级NICU，环境噪声也远超该标准。病区内过多的噪声暴露，会影响患儿呼吸、循环和内分泌系统，导致血压上升、呼吸暂停、耗氧量及耗能量增加、体重减轻、抵抗力下降等负面影响。

（1）NICU设置如下。

1）配备实时噪声显示屏，提醒工作人员控制音量。

2）在早产儿周围使用吸音材料，使环境的背景音量控制在最小。

3）夜间尽量减少使用大的照明灯，安装床单位独立光源，减少因危重患儿的病情观察给其他患儿带来的强光刺激。

4）以遮光罩遮盖暖箱，便于形成个体化的光亮－黑暗12小时交替。

（2）加强NICU工作人员培训。

1）轻声交谈，禁止高声喧哗。

2）避免在暖箱顶上拿放物品。

3）对患儿的哭闹快速反应、及时安抚。

4）降低各种设备报警音量，报警时迅速反应进行处理。

研究表明，以上措施可使NICU每小时的噪声分贝均值低于45dB。给患儿戴耳塞可使噪声降低7～12dB，研究中戴耳塞的患儿表现出较高和稳定的血氧饱和度，安静睡眠时间延长，行为状态变化小。

2. 温度　详见第四章第一节体温护理。

3. 触觉　胎儿在子宫内时，被温暖的羊水所包围，羊水持续温柔的震动给胎儿带来最初的触觉体验，而早产儿在NICU中所接受的触觉刺激大多是不舒服的，甚至是疼痛。为早产儿抚触，可以在大脑发育的关键期给脑细胞适宜的刺激，促进早产儿神经系统发育，促进生长及智力发育。

（1）国内外研究证实，抚触有以下功能。

1）刺激迷走神经兴奋，增加胃肠蠕动，减少喂养不耐受，还可改善睡眠质量，调节睡眠节律。

2）提高新陈代谢，蛋白质、脂肪、糖原合成增加，从而加快体重增长。

3）提高自然杀伤细胞活性，增强机体免疫力。

4）减轻母亲焦虑，促进母婴依恋。

（2）抚触原则：抚触对平稳期早产儿有积极的作用，但早产儿对抚触的敏感性高，且中枢神经系统正处于迅速生长和发育阶段，很容易受环境因素影响。因此，对其进行抚触时需仔细观察早产儿的反应并做相应调整。进行抚触时应遵循以下原则。

1）避免对所有早产儿进行抚触。早产儿出生胎龄越小，对抚触的敏感性越高，越不容易适应，因此，开始抚触时要观察患儿是否能够接受。

2）每次抚触在喂奶后1小时进行，频次、时长根据早产儿行为反应制订个体化方案，并与早产儿睡眠－觉醒周期一致。

3）操作者放慢呼吸，让自己放松，动作柔和，并时刻关注早产儿是否出现压力信号（包括哭闹、皮肤出现花斑纹、打嗝、恶心、心动过缓甚至呼吸暂停）。若操作者双手包裹住早产儿四肢及身体使之作蜷缩状，早产儿恢复平静后可继续抚触。若早产儿一直不能被安抚，则停止此次抚触。

4）鼓励父母参与，并帮助父母寻找最适宜的方法。

另外，应避免其他不良的触觉刺激，如粗糙的床上用品和衣物、锋利的指甲、黏性过强的胶带、塑料物品等。NICU医务人员应集中操作，尽可能减少接触频次，操作时要给予温柔的、平稳的与早产儿自身的运动合拍的感觉刺激。

4. *嗅觉和味觉* 嗅觉基因是人类最大的基因家族，在记忆、味觉、防御和感觉整合方面发挥着重要作用。在孕12周就能观察到胎儿嗅觉结构的发育，在26～28周逐渐成熟。28周的早产儿就能对不同的气味表现出不同的反应，羊水和母乳是新生儿偏爱的气味，使用母乳进行嗅觉刺激可以有效降低早产儿唾液皮质醇水平，维持心率和血氧饱和度稳定。当早产儿大脑受到嗅觉和味觉的刺激后，会触发一系列吸收前的生理反应，统称为头相反应。头相反应是人体摄取食物前的生理准备，味觉和嗅觉是头相反应的有力触发因素，头相反应一旦被启动，就能够促进肠道运动、营养吸收、消化酶和胰岛素的预期分泌，从而导致更严格的血糖控制及食欲、消化和代谢激素的释放，如胰高血糖素、瘦素、胃饥饿素、胰多肽和胃泌素。嗅觉和味觉是胎儿时期形成的强有力的感官输入，在胎儿向产后喂养过渡中起重要作用。嗅觉和味觉对于婴儿和父母之间的早期沟通及对食物的感知也是至关重要的。

NICU医护人员应为早产儿提供良好的嗅觉和味觉刺激。

（1）避免暖箱内或小床周围有刺激性气味，如消毒剂、工作人员衣物上的香水、发胶、尼古丁的味道等。

（2）将有母亲味道的气味布放置在早产儿鼻旁。

（3）用棉签蘸取母乳涂抹在早产儿的口周皮肤、嘴唇及舌头上。

（4）给早产儿父母提供做皮肤接触或袋鼠式护理的机会，让早产儿感受父母熟悉的味道。

二、体位支持

胎儿在子宫内不受重力的影响，肌张力从下肢向头部发育，屈肌张力从孕30周开始发育，略晚于伸肌张力。早产儿在神经肌肉发育尚不成熟时，过早离开子宫内环境，其自身活动能力差，不能对抗地心引力。若NICU护士没有进行早期体位支持干预，早产儿只能被动在一个固定的体位，大脑则会在发育关键期收到身体反馈信号——肌肉不需要收缩、伸展调节，不需要运动。研究发现，1岁时发生神经行为发育延迟的早产儿中，住院期间伸展的肢体是引起神经发育迟缓的重要原因。这是因为早产儿背部和四肢在没有体位支持情况下常呈现直线、僵硬、伸展的姿态。导致屈肌张力发育缓慢，出现较高的颈部、躯干和四肢伸肌张力，除表现为脊柱过伸外，还会有肩胛后缩，进一步引起颈部过伸和肩部外展，不利于其维持神经系统、行为状态的平衡，会阻碍早产儿的自我调节，进而导致其1岁时运动技能的发展迟缓，还会妨碍经口喂养能力的发展，甚至造成远期神经发育障碍。

NICU中通常采用“鸟巢”来达到体位支持的目标：保持早产儿肩部伸展，手能触及面部，头部和颈部保持中立，脚踝和髋部中立对齐，身体可自然柔软地弯曲。对于病情危重需要机械通气的早产儿，头部保持中立至关重要，这样可以避免压迫颈动脉或颈后动脉而阻塞大脑静脉回流，维持脑部血流稳定，预防脑出血（图11-2）。

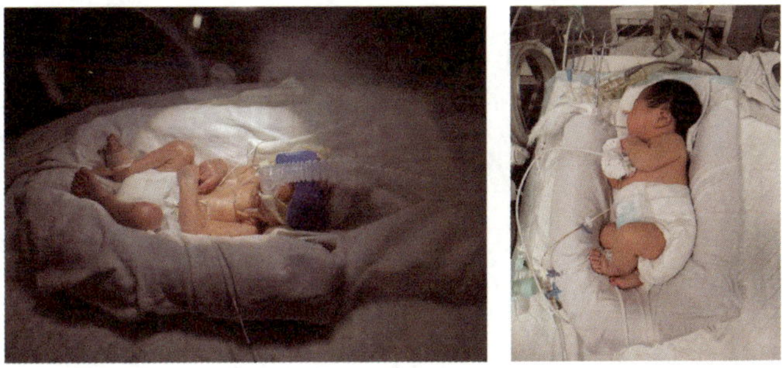

▶图11-2 “鸟巢”

1. “鸟巢”与体位支持　目前，国内NICU大多采用自制“鸟巢”，须满足以下要求。

（1）当早产儿脚踢或推挤“鸟巢”边界时，边界应足够稳固。

（2）“鸟巢”的边界应足够高，予以早产儿包裹感。

（3）“鸟巢”的边界应足够靠近早产儿，以便为其提供支撑。

（4）折叠比裹卷的方式更能为早产儿提供有效的边界。

将早产儿放入“鸟巢”后，护士应通过新生儿体位评估量表（IPAT）对体位支持效果进行评价（图11-3）。该量表总分12分，护士根据量表图示，对患儿各个身体部位进行0～2分的打分，总分9～11分为合格，≤8分则需要重新调整患儿体位。该量表一般应用在医护人员照顾患儿时。此外，还可用于培训NICU新入职人员及婴儿父母。IPAT的使用，可以让早产儿在NICU中接受标准化体位支持护理，从而促进低出生体重早产儿骨骼肌的发育，缩短胃管留置时间和肠内营养时间，促进早产儿的生长发育。

患儿姓名：　　　　　　　　矫正胎龄：　　　　　日期：　　　　　　签名：
患儿体位：□平卧位　□侧卧位　□俯卧位

项目	0	1	2	得分
头	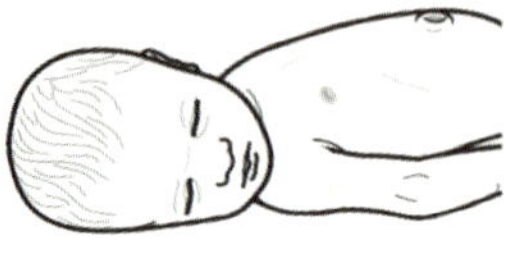 左右旋转偏离中线＞45°	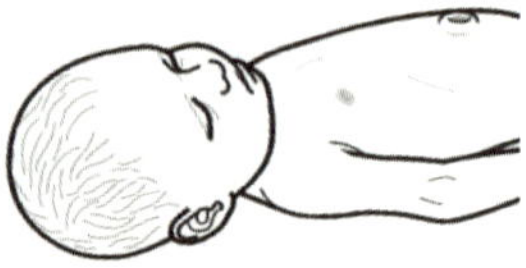 左右旋转偏离中线30°～45°	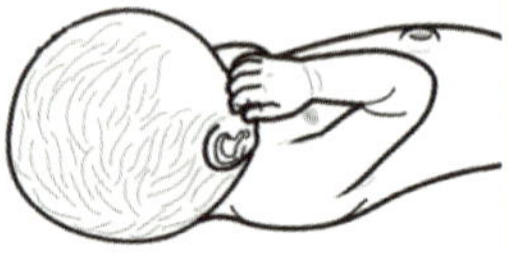 对齐中线，旋转角度＜30°	
颈	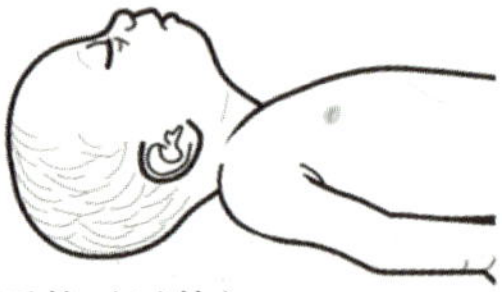 后仰（过伸）	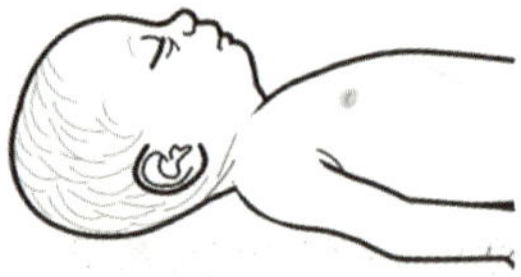 中立平直	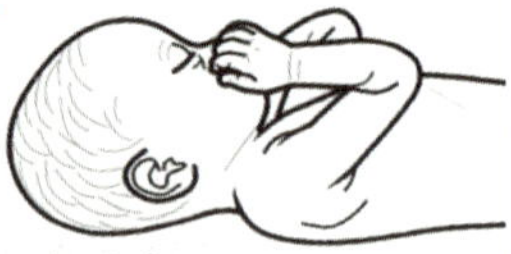 中立微曲	
肩	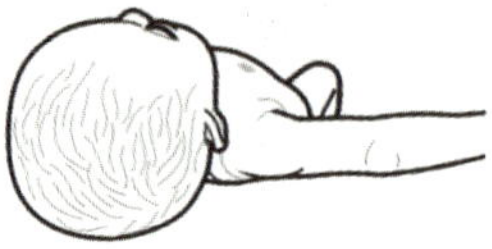 外翻	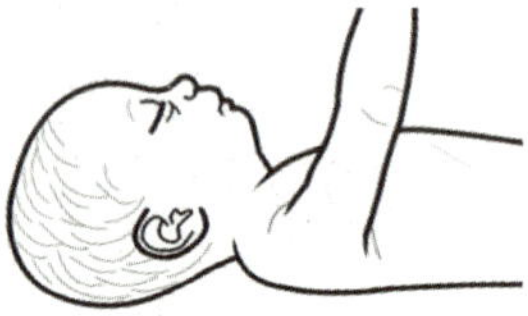 平放	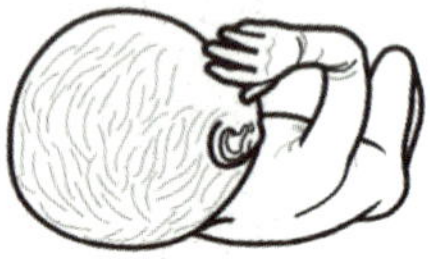 柔和屈曲	
手	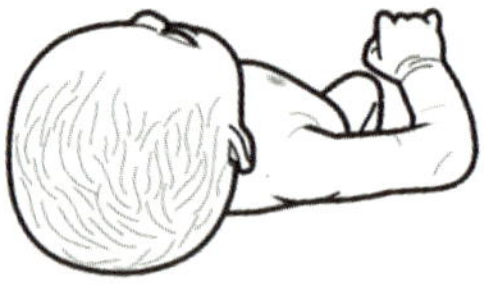 离开身体	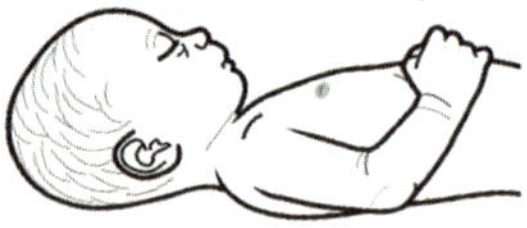 手触躯干	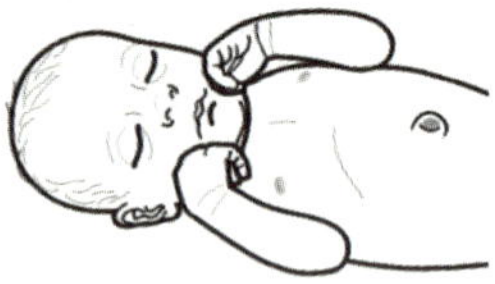 手触面部	
髋/骨盆	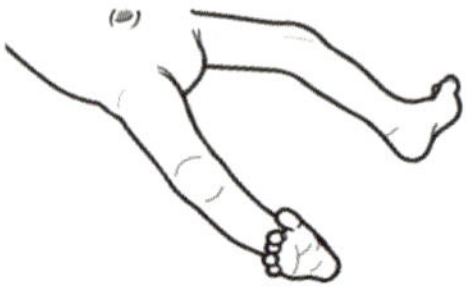 外展外旋	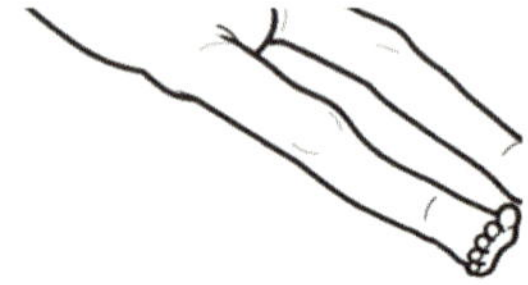 展平伸直	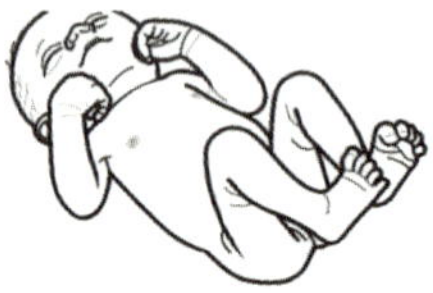 对齐柔和屈曲	
膝、踝、足（腿）	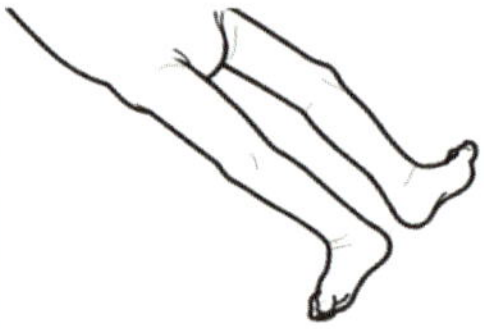 伸展外旋	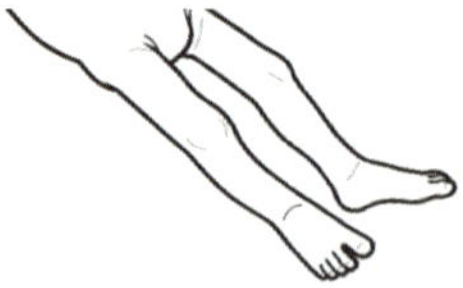 伸直	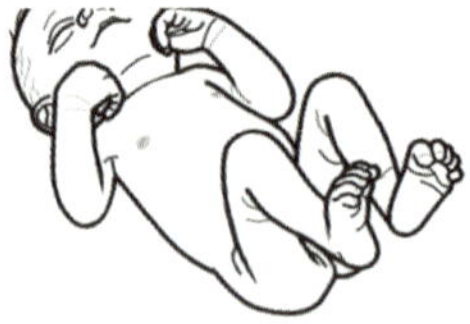 对称屈曲	
总分12分，9～11分合格，≤8分需调整体位			总得分	

▶ **图11-3　新生儿体位评估量表**

不同卧位对早产儿发育有不同的影响。①仰卧位：容易观察和护理，但会导致早产儿能量消耗增加，有效通气量减少，氧气需求量更高。②侧卧位：有助于早产儿用手触摸面部、身体和周围环境，促进其精细运动发育。③俯卧位：可刺激迷走神经兴奋，屈肌张力增高而四肢屈曲，这种屈曲状态可减少早产儿肢体活动、延长睡眠，从而提高自我行为调节能力及神经发育。

2. 体位支持干预原则 NICU医护人员在进行体位支持干预时，应遵循以下原则。

（1）交替采取3种卧位，保持早产儿的手臂和腿靠近身体，无头颈过伸。

（2）变换早产儿体位时动作应缓慢而稳定，宜轴线翻身。

（3）应正确使用体位辅助工具，选择体位辅助工具时应注意选择适宜的尺寸，既要给予早产儿合适的边界，又不能将体位辅助工具的全部重量放在早产儿身上。

早产儿出生后的体位与其日后的神经系统发育高度相关，住院期间的体位放置应尽可能避免不良体位。医护人员实施体位放置的过程中应尽可能避免或及时纠正不良体位，并考虑不同体位对早产儿睡眠及生理状态的影响。在选择和使用体位辅助用具的过程中，仔细评估用具对于早产儿维持生理性屈曲及促进肢体中线运动的作用，并以此作为体位辅助有效性的重要评判依据。

三、保护睡眠

在胎儿时期，睡眠和睡眠周期在胎龄26～28周逐渐发育，快速眼动睡眠在28～30周发育。尽管新生儿存在安静睡眠和积极睡眠，但由于未知的原因，新生儿并没有建立睡眠的昼夜节律。因此，新生儿的睡眠周期效率低且容易中断。在新生儿中，睡眠被分为3个不同的阶段，即主动睡眠、安静睡眠和不确定睡眠。在主动睡眠阶段，与年龄较大的儿童和成人一样，眼球运动迅速，此外，还以呼吸不规则、偶发性运动和连续的脑电图模式为特征。在安静睡眠阶段，存在非快速眼球运动、规则的呼吸模式、无运动和不连续的脑电图模式。最后，在不确定睡眠阶段，睡眠特征不能明确分为主动睡眠或安静睡眠。

新生儿睡眠模式分为不同的阶段，可实现正常的神经发育结果。此外，有证据表明，睡眠周期性是维持大脑可塑性的关键，特别是大脑在面对环境刺激时重组其神经通路的能力。

在早产儿中，缺乏休息或睡眠是一个重要的压力源，可能损害婴儿的整体发育。研究表明，较长的睡眠时间、规律性和睡眠质量与儿童注意力持续时间、行为、认知功能、情绪调节和身体健康的改善有关。虽然睡眠障碍对早产儿的影响尚不明确，但有研究证实，睡眠剥夺与生理不稳定和发育不良有关，支持睡眠在早产儿的整体生长发育中起着至关重要的作用。

当早产儿被送入NICU时，会受到持续的环境刺激，以及频繁的医疗、护理操作，导致难以建立昼夜节律，睡眠-觉醒过渡中断。研究表明，新生儿的睡眠在24小时内被打断约234次。因此，应特别注意NICU中早产儿的睡眠。

护士在照顾早产儿时，应了解睡眠的特点及睡眠的好处。为了保护早产儿睡眠，护士可从以下4方面进行干预。

1. 环境管理　通过康复环境的设置降低NICU环境中声音和光线的强度，可以改善睡眠的结构组织，延长安静睡眠时间。

2. 集中操作　在早产儿睡眠时，尽量减少各种操作引起的不必要接触，如减少换尿布、喂奶等操作的频率，做到个体化护理。

3. 放松技巧　在早产儿觉醒时，可以通过抚触、沐浴等良性皮肤刺激增加舒适感。

4. 体位支持　通过“鸟巢”等体位辅助工具保持早产儿体位稳定、有边界感，舒适的屈曲状态可减少肢体活动，改善睡眠。

第四节　发育支持护理评价

NICU中，可通过监测患儿脑实质结构发育和脑功能发育，来评价发育支持护理措施效果如何。日常工作中，医护人员也可通过表11-2实时检查发育支持护理工作完成情况。

表11-2　NICU发育支持护理完成表

项目	护理内容	完成	未完成
环境评估	1. 病区使用隔音材料 2. 病区安静，最大不超过50dB 3. 早产儿生活环境足够幽暗 4. 有床单位独立光源或可调控光线 5. 早产儿床单位用品柔软，无异味 6. 提供舒适的家庭照护房间		
NICU医务人员干预措施	1. 实施集中护理，保护早产儿睡眠 2. 接触早产儿时，动作轻柔 3. 为体重低于1500g早产儿称体重时，使用暖箱体质量模块，减少搬动患儿的次数 4. 使用大小合适的“鸟巢”提供边界 5. 早产儿头和躯体保持中立位，手可触及面部 6. 根据需要进行体位更换，轴线翻身 7. 有创操作时，使用非药物干预手段减轻早产儿疼痛 8. 指导早产儿母亲泌乳，促进早产儿母乳喂养 9. 提供初乳口腔护理 10. 对不能经口喂养的早产儿，在喂养前进行非营养性吸吮 11. 实施袋鼠式护理 12. 为父母进行多种形式的早产儿照护的宣教和培训		

发育支持护理的实践运用改变了以往医院只按程序表对患儿进行护理的工作方法。由于早产儿自身不能有效地控制正常的生理和行为反应，也无法适应周围环境对机体的刺激，医疗操作在挽救其生命的同时，也给其带来无法估计的伤害。通过推行发育支持护理的理念，尽量减少环境和医疗、护理活动给患儿带来的有害刺激，减少外界对患儿的干扰，从而更好地帮助患儿自身疾病的康复并促进生长发育。由于早产儿非常脆弱，更加需要来自父母的亲情帮助，发育支持护理的实践运用使得父母能积极参与早产儿的护理照顾，提高他们之间的亲子互动，使早产儿更有安全感。

综上所述，对早产儿实施发育支持护理不仅可有效减少早产儿住院期间的并发症，提高其存活率，减轻患儿及其家庭的痛苦，而且可促进其生长发育，增加患儿和家属间的情感交流，是NICU一切工作的出发点和落脚点，要确保每一位进入NICU的医护人员能够掌握并灵活运用。

（莫雅睿）

第十二章

NICU 医院感染的管理与防控

第一节 概　　述

产科及新生儿救治技术的不断完善，大大提高了早产儿、低出生体重儿、危重新生儿的救治水平，但由于侵入性操作多、新生儿机体免疫系统尚未发育完善、对外界抵御能力差、病原菌易感等原因，新生儿尤其是早产儿成为医院感染的高危人群。目前对于NICU医院感染预防与控制已成为医院管理的重点工作。

一、定义

新生儿医院感染是指新生儿在医院获得的感染。对于无明确潜伏期的感染，入院48小时及以上发生的感染或出院后48小时内发生的感染为医院感染；对于有明确潜伏期的感染，自入院时起超过平均潜伏期后的感染为医院感染。新生儿宫内感染、经胎盘传播获得的感染，如单纯疱疹病毒、巨细胞病毒、水痘-带状疱疹病毒、弓形虫等感染，不属于医院感染。

二、危险因素

1. *外源性感染因素*　①侵入性操作多：如气管插管、中心静脉置管、外周静脉穿刺、留置胃管。②输注药物时间长：肠外营养液配制、输注过程中增加药液污染和血流感染的风险；抗菌药物长时间使用增加二重感染风险；还包括激素、H_2受体阻滞剂等。③住院时间长，耐药菌感染风险增加。④病室环境：NICU空间拥挤；通风、净化系统、物表消毒措施不到位。⑤其他：医务人员的手是医院感染的重要传播途径，此外还包括医务人员紧缺等。

2. *内源性感染因素*　①患儿免疫功能不成熟：新生儿尤其早产儿发育不成熟，免疫功能不完善；胎龄、出生体重均与感染呈负相关，胎龄越小、体重越低，感染的风险越高。②患儿皮肤及胃肠道屏蔽功能不成熟：病原体易侵入门户导致感染。

三、常见病原体

新生儿病房医院感染的病原体包括细菌、病毒、真菌等，其中以各种细菌感染最常见，约占95%。

1. *细菌*　发达国家主要以革兰阳性菌居多，以凝固酶阴性葡萄球菌最常见；发展中国家主要以革兰阴性菌为主，如假单胞菌、大肠埃希菌、克雷伯菌等。近年来，随着抗生素的广泛使用，全球范围内新生儿病房均出现了各种耐药细菌的定植和感染流行，甚至发生感染暴发。

2. *病毒*　呼吸道合胞病毒、流感病毒、副流感病毒、肺炎病毒、轮状病毒、巨细胞病毒、单纯疱疹病毒均可引起新生儿医院感染。其中，轮状病毒肠炎容易引起新生儿医院感染暴发。

3. *真菌*　随着广谱抗生素的广泛应用，真菌感染也日趋增加，开始引起关注。据报道，NICU的真菌败血症发生率为0.4‰～2.0‰，新生儿病房医院感染病原菌中真菌占10%～15%。极低出生体重儿、超低出生体重儿、抗生素治疗、中心静脉导管真菌定植等是真菌感染的高危因素。

四、感染途径

包括呼吸道、血流、消化道、皮肤、中枢神经系统感染等，前两种感染最常见。呼吸道感染最常见的是呼吸机相关性肺炎，血流感染最常见的是导管相关性血流感染。

（田春辉）

第二节　医院感染的防治策略与措施

一、NICU建筑布局

（1）NICU可设置包括新生儿重症监护室、普通新生儿病房、家庭过渡病室、隔离病房等，各病房可独立管理，统一协调。NICU内设置医疗辅助室需包括沐浴室、配奶间、仪器室、处置室、听力筛查室、眼底检查室、检验室等，有些医疗机构还设置有消毒间、袋鼠式护理间、等候室、母乳库等。

（2）NICU以洁污分开为原则，患儿转入、转出流线，医护人员流线，物品（洁、污）流线及家属探视流线。应最大限度减少干扰和交叉感染，保障医患分流、洁污分流，各种布局流程合理、标识清晰。

（3）NICU首先应满足患儿医疗救治的需要配置基本设备，包括新生儿保温箱、一套监护治疗仪器、吊塔等，可配有各种氧气、空气源、负压系统等。无防护病室抢救单元每床使用面积≥6m^2，间距≥1m，推床宽度≥1.2m；其他床位每床使用面积≥3m^2，间距≥0.9m；设立单间或家庭过渡病室的每床使用面积≥14m^2。隔离病房应设有缓冲间，房间入口需设置有洗手池，以及存放清洁、污染垃圾的区域，每间房面积≥14m^2。

二、NICU环境消毒管理

（1）NICU应做到环境舒适、安静、整洁，保证空气清新与流通、温湿度适宜。可选用的空气净化方法包括：①通风。②安装具有空气净化消毒装置的集中空调通风系统。③空气洁净技术。④循环风紫外线空气消毒器或静电吸附式空气消毒器或其他获得卫生行政部门消毒产品许可批件的空气消毒器。⑤紫外线灯照射消毒。⑥能使消毒后空气中细菌总数≤4CFU/（15min·直径9cm平皿）、获得卫生行政部门消毒产品许可批件的其他空气消毒产品。NICU尽量采用空气洁净技术，在初、中、高3级过滤器的作用下，保证送入的空气是洁净的。采用空气洁净技术的病房，定期做空气培养及回风口清洁后的表面培养，从而监测层流效果。病房的回风口前不得放置任何物品，以免影响层流效果。没有采用层流洁净技术的医院应每日上下午各开窗通风1次，每次20～30分钟。

（2）病室内采用湿式清洁的方式，每日拖地2次，可选用清水或0.5‰含氯消毒液的拖布清洁消毒，有可见污物时应随时清洁并消毒，分区域使用，专室专用。

三、新生儿病室物品消毒管理

1. 医疗器械

（1）暖箱：①使用中的暖箱消毒。使用中的暖箱内表面使用清水擦拭，外表面每日用清水擦拭后用0.5‰含氯消毒液喷洒擦拭，内外表面擦拭次数均不低于3次，暖箱的操作窗是最易污染之处，每次最先擦拭该处，然后更换一块灭菌后的布巾，根据由里面向外面，由上到下的原则擦拭暖箱。水箱外壁、注水口处每日用0.5‰含氯消毒液擦拭3次，每日更换水槽内的水时要先倒掉剩余水，然后注入灭菌注射用水至合适水位线。②暖箱终末消毒。暖箱使用4日（患儿体重≥2000g）、7日（患儿体重＜2000g）进行更换、终末消毒1次，消毒时应卸下一切可卸部件，浸泡在0.5‰含氯消毒液中30分钟，用流动水冲洗干净后，用经高压灭菌的消毒布巾擦拭干燥。暖箱消毒后留取细菌培养（取水槽、通气口、操作窗等敏感部位）。

（2）复苏气囊、面罩抢救使用后用0.5‰含氯消毒液浸泡消毒，有条件者可选用一次性面罩；气管插管、插管导芯、吸痰管一次性使用；喉镜头先用酒精棉片将痰液等分泌物擦拭干净，再经环氧乙烷灭菌，单独包装备用。

（3）呼吸机、无创通气、温湿化高流量装置的管路专人专用，推荐使用一次性呼吸管路，可定时更换，或有痰液等污染随时更换，重复利用的管路需经供应室统一消毒后使用。湿化用灭菌注射用水及输液器每日更换。密闭式吸痰管每日更换，吸痰后及时用生理盐水冲洗管路，避免痰液遗留。无创通气使用的鼻塞每周更换，遇污染时随时更换。

（4）使用中的心电监护仪、输液泵、听诊器等器械专人专用，每日物表用0.5‰含氯消毒液擦拭不低于3次，彻底使用完毕进行终末消毒，用0.5‰含氯消毒液擦拭完毕整理好备用，血氧饱和度探头、血压袖带一次性使用。

（5）一次性氧气湿化瓶72小时更换，一次性密闭式负压吸引装置、一次性吸引管每日更换，一次性物品随用随开，并标记时间。

（6）雾化吸入器每日更换，使用后用流动水冲洗干净备用。

（7）电子体温表专人专用，用75%医用酒精擦拭消毒。

2. 生活用品

（1）被服：患儿的衣物及床单位使用的垫巾等每日更换，遇污染时随时更换，衣物、毛巾垫、被套、床围、床垫套等被服需清洁消毒、高压灭菌后方可使用。保证专人专用，不得共用或挪用。清洁被服坠地即认为污染，换下的床单等禁止随意乱放及扬尘，放入被服收集袋中集中处理。被套、床围、床垫套每周更换，污染时随时更换。患儿出院后床单位进行终末消毒，襁褓筐使用0.5‰含氯消毒液喷洒擦拭消毒，其他布类被服清洁消毒、高压灭菌后使用。

（2）配奶用具及可重复使用的奶瓶、奶嘴采用高压灭菌消毒。一次性奶瓶、奶嘴严格一次性使用，不可在患儿间交叉使用。

（3）沐浴物品专人专用；采用淋浴方式对新生儿沐浴，沐浴前后洁污分区，沐浴时采用一人一垫一布一消毒；沐浴后，沐浴支架用0.5‰含氯消毒液喷洒擦拭消毒，30分钟后清水洗净备用。

（4）患儿的纸尿裤、湿纸巾等日常物品专人专用，送至病房时需使用75%酒精进行外包装表面喷洒消毒。

四、患儿导管管理

新生儿救护所需要的导管种类包括静脉导管（外周静脉置管、经外周置入中心静脉导管、脐静脉置管）、动脉导管（外周动脉置管、脐动脉导管）、气管插管、导尿管等。这些导管的留置易出现相关并发症，如导管相关性血流感染、呼吸机相关性肺炎、导尿管相关性泌尿系感染。导管相关感染由于侵入性操作的扩展应用而不断增加，已成为医院感染导致死亡的主要原因，但也是新生儿病房最常见并且可以预防的医院感染。

（一）导管相关性血流感染管理

1. 概念　导管相关性血流感染（CRBSI）是指带有血管内导管或者拔除血管内导管48小时内的患儿出现菌血症或真菌血症，并伴有发热（＞38℃）、寒战或低血压等感染表现，除血管导管外没有其他明确的感染源。实验室微生物学检查显示：外周静脉血培养细菌或真菌阳性，或者从导管和外周血培养出相同种类、相同药敏结果的致病菌。其中，CRBSI是造成患儿发病和死亡的主要原因，同时，CRBSI是一项可以预防控制的医院感染类型，所以，最大限度地降低CRBSI发生率至关重要。

2. 危险因素

（1）出生体重和胎龄：出生体重越低的新生儿，皮肤角质层越薄，自身免疫力也越低。研究显示，出生体重≤1500g、胎龄≤32周与CRBSI的发生明显相关。

（2）导管置入部位及穿刺次数：导管置入部位定植的细菌、穿刺次数增加会损伤血管内壁等，每次导管进入都会增加细菌进入血管的风险。

（3）导管不规范操作及导管留置时间长等原因。

3. 预防措施

（1）选择最合适的中心静脉导管位置：导管置入部位会影响CRBSI和静脉炎的风险，部分导管感染的风险可能与血栓性静脉炎和局部皮肤菌群密切相关。在置管操作前，根据预期用途和使用时间，选择部位和导管类型，减少反复穿刺次数，最大限度地避免置管所可能引起的并发症。

（2）严格手卫生规范及无菌技术操作：正确的手卫生或消毒方法可以有效地减少CRBSI。在置管时、导管维护及输液过程中均应遵守无菌技术操作。

（3）消毒液的选择：采用卫生行政部门批准的皮肤消毒剂消毒穿刺部位的皮肤，为减少皮肤的刺激，新生儿可以使用0.5%络合碘消毒皮肤，用无菌生理盐水清洗碘伏残留物，避免使用葡萄糖酸氯己定或酒精消毒皮肤。在置入导管前和更换敷贴时，使用消毒剂消毒皮肤后，需要有待干时间。消毒三通接头、导管连接头、无针输液器等接口时可采用75%酒精（或氯己定）棉片多方位机械性摩擦消毒15秒以上。

（4）最大无菌屏障：在置管操作时，应严格执行最大的无菌屏障。

（5）敷贴的选择：正确固定导管以降低感染风险。推荐使用透明敷料或纱布类敷料，虽然两者在CRBSI发生率上无明显差异，但使用透明敷料可更好地观察穿刺点情况。透明敷料应在出现浸湿、松动、污染的情况下更换，不推荐定时更换。

（6）抗生素治疗：一旦怀疑CRBSI，无论是否拔除导管，均应采集血标本培养后立即应用抗生素治疗，药敏结果出来后，根据药敏结果及时调整抗生素。不推荐为预防导管内细菌定植或CRBSI，在插管前或留置导管期间常规使用全身抗菌药物。不要在插管部位使用抗菌膏或霜，因其可能促进真菌感染及抗菌药耐药。

（二）呼吸机相关性肺炎管理

1. 概念　呼吸机相关性肺炎（VAP）是指经气管插管行机械通气48小时后并发的肺部感染，或原有肺部感染用呼吸机通气48小时后又发生新的肺部感染并经病原学证实，属医院感染性肺炎。机械通气是危重新生儿生命支持的重要方法，但VAP也是影响新生儿存活及预后非常重要的因素。美国CDC报道的新生儿VAP占医院获得性感染的32.2%，平均增加患儿6.1天的住院时间，我国一项Meta分析显示，NICU患儿VAP发生率为42.8%，监督管理VAP是医院感染控制的重要工作。

2. 危险因素

（1）机体的内在因素，如早产儿、极低出生体重儿免疫系统发育不成熟。

（2）医源性因素，如气管插管、机械通气、吸痰等各种侵入性治疗和操作及应用抗生素等。

3. 预防措施

（1）手卫生：进行呼吸道、口腔护理前后，接触呼吸管理物品前后均需做好手卫生；处理冷凝水、触碰呼吸道及口腔分泌物时需戴手套。

（2）气管插管：严格执行手卫生规范、戴无菌手套，并在插管时铺无菌治疗巾，创造无菌环境，插管过程中使用的物品放置在无菌治疗巾上，每次插管使用新的无菌插管及灭菌过的喉镜片，插管导丝一次性使用或环氧乙烷灭菌后独立塑封包装备用。

（3）呼吸机管理：使用中的呼吸机表面每日使用0.5‰含氯消毒液清洁消毒至少3次，呼吸机管路尽量采用一次性管道及湿化罐，按照需要更换或遇到有明显痰液等污染时随时更换，使用过的管道及湿化罐应丢弃，不可重复使用。使用中的呼吸机要及时倾倒冷凝水，冷凝水倾倒至0.5‰含氯消毒液的收集桶内，呼吸机回路位置低于气管插管，防止冷凝水回流误吸。

（4）吸痰操作：采用密闭式吸痰管吸痰，按需吸痰，注意吸痰的深度、力度，避免损伤气道黏膜。生理盐水冲洗吸引管避免污染。

（5）体位管理：对没有临床禁忌证的患儿推荐采用“鸟巢”协助进行体位摆放，患儿体位保持中位线，将床头抬高30°～45°，减少胃内容物反流，在患儿病情允许情况下仰卧位、左侧卧位、右侧卧位及俯卧位交替轮换，改善通气效果。注意对压迫部位的皮肤进行相应的保护。

（6）口腔护理：使用无菌棉签蘸生理盐水轻轻擦洗舌上下、颊部、牙龈、上腭等部位，有条件的可使用母亲的初乳进行口腔护理。

（三）导尿管相关性尿路感染管理

1. 概念　导尿管相关性尿路感染（CAUTI）是指患儿留置导尿管后或拔除

导尿管48小时内发生的泌尿系统感染，是目前医院最为常见的医院感染类型，其中70%与留置导尿管直接相关。

2. 危险因素

（1）留置尿管时间：留置时间越长，发生CAUTI的风险越高。

（2）置管次数：增加置管次数，可能增加皮肤黏膜屏障的破坏，损伤机体防御功能。

（3）出生体重及胎龄：低出生体重儿及早产儿机体发育不成熟，对外界病原菌入侵的抵抗力差。

（4）入院日龄：新生儿免疫防御较低，对环境适应能力差，特别是入院日龄小的患儿，相对于日龄较大的留置导尿患儿更容易发生CAUTI。

3. 预防措施

（1）严格掌握导尿适应证，及时拔除导尿管是预防CAUTI的一项基础措施。限制不必要的导尿，只有绝对需要时才能导尿；对已留置导尿的患儿，每天评估留置导尿管的必要性，尽量缩短导尿管留置时间。

（2）手卫生是预防CAUTI最重要的措施之一。为患儿留置导尿前，收集尿液标本、排空引流袋前后，戴手套前、摘除手套后均要进行手卫生，置管时使用无菌手套，进行导尿管相关护理时使用清洁手套，手部被体液污染时应流动水下严格手卫生。

（3）保持尿道口相对无菌，留置尿管后每天用0.5%碘伏消毒外阴及尿道口周围2次，每次大便后及时擦洗尿道口及消毒会阴部，保持尿管清洁。

（4）采用密闭式引流装置，尽量避免尿管与集尿袋处断开，留取标本时应在密闭状态下取尿，集尿袋定期更换，并标注好时间。

（5）保持尿液引流通畅，避免尿管打折、弯曲、受压，引流管和集尿袋的位置应低于患儿的体位，避免尿液反流。

（6）保持患儿皮肤、会阴、床单位的清洁，以减少细菌繁殖，密切关注患儿尿液的色、质、量及体温情况，可根据临床需要定时行尿常规检测。

五、医务人员管理

医务人员的手是造成医院感染的直接途径，手卫生与医院感染之间的关系非常密切。医务人员对于消毒隔离技术的执行及感染控制的认识也关系到医院感染控制的效果。应从加强医院感染控制的认识、提高手卫生的依从性、严格执行无菌操作技术等方面进行医务人员的防控管理。

1. 加强培训　对新生儿病房医护人员定期培训手卫生知识及医院感染相关知识，尤其是对于新入室的工作人员、实习生、进修生等更应注重手卫生的培训。洗手是最经济、最简单、易执行的有效预防和控制医院感染的手段。

2. 改善手卫生设备　病室内设置多套完善的洗手设施，包括非接触式水龙头，对皮肤刺激性小的洗手液、充足的擦手纸，也可提供适量的润肤剂，降低手卫生产品引起的皮肤刺激，以及每个患儿床单位配备速干手消毒剂等方法提高手卫生依从性。

3. 洗手与卫生手消毒遵循原则

（1）当手部有血液或其他体液等肉眼可见的污染时，应用肥皂（皂液）和流动水洗手。

（2）手部没有肉眼可见污染时，宜使用速干手消毒剂消毒双手代替洗手。

4. 医务人员洗手方法（图12-1）　在流动水下，使双手充分淋湿；取适量肥皂（皂液）均匀涂抹至整个手掌、手背、手指和指缝；认真揉搓双手至少15秒，应注意清洗双手所有皮肤，包括指背、指尖和指缝，具体揉搓步骤如下。

（1）掌心相对，手指并拢，相互揉搓（图12-1A)。

（2）手心对手背沿指缝相互揉搓，交换进行（图12-1B)。

（3）掌心相对，双手交叉指缝相互揉搓（图12-1C)。

（4）弯曲手指使关节在另一手掌心旋转揉搓，交换进行（图12-1D)。

（5）右手握住左手大拇指旋转揉搓，交换进行（图12-1E)。

（6）将五个手指尖并拢放在另一手掌心旋转揉搓，交换进行（图12-1F)。

（7）必要时增加对手腕的清洗。

5. 手套的使用指征　一次性无菌手套不得重复使用，而且手套并不能代替洗手，以下情况可使用手套。

（1）接触患儿黏膜、体液或手可能被污染时，应戴清洁手套。

（2）做支气管镜或类似检查时，应戴清洁手套。

（3）接触可疑传染或传染患儿及处理他们的污物时，应戴清洁手套。

（4）护理免疫力低下的患儿时，应戴无菌手套。

（5）进行手术或进入体腔的侵入性操作时，戴无菌手套。

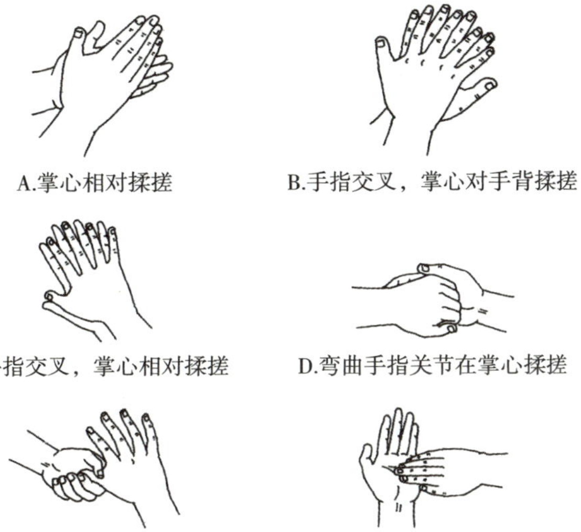

A.掌心相对揉搓　B.手指交叉，掌心对手背揉搓

C.手指交叉，掌心相对揉搓　D.弯曲手指关节在掌心揉搓

E.拇指在掌中揉搓　F.指尖在掌心中揉搓

▶ 图12-1　医务人员洗手方法示意

6. 手卫生监测　每季度进行医务人员手消毒效果监测。当怀疑医院感染暴发与医务人员手卫生有关时，应及时进行监测，并进行相应致病性微生物的检测，同时立即上报医务处院感办。

（田春辉）

第三节　医院感染的管理与监测

一、NICU医院感染管理要求

（1）三级甲等医院新生儿科的医院感染管理实行三级管理，即第一级为医院层面的医院感染管理委员会，第二级为医院行政职能部门的医院感染管理办公室，第三级为科室医院感染管理小组，组长为业务主管主任，副组长为护士长及病房主管医生，小组成员为各位医生、各能级护士及专（兼）职院内感控护士。

（2）医院感染管理小组负责新生儿病区医院感染工作，明确小组人员职责、工作内容，制定并不断完善病区的医院感染相关规章制度，并监督落实在医疗、护理工作实践中。

（3）结合病区多重耐药菌感染及耐药细菌定植情况，落实医院抗菌药物管理的相关规定，并对多重耐药菌感染及耐药细菌定植的患儿进行床旁隔离，严格执行手卫生规范，加强环境卫生消毒，必要时进行病室消毒。

（4）实行人员岗位培训及继续教育，病区内所有人员包括医生、护士、进修生、实习学生、护理员、保洁员应接受医院感染管理知识和技能培训，严格遵守各项规章制度和操作规范，人人自觉共同防止医院感染的发生。

（5）医务人员出现呼吸道、消化道等可传染的感染性疾病时，需暂时休息或调离该岗位，待康复后再返回科室。

（6）配合医院感染管理部门对本病区的医院感染监测，及时报告医院感染病例，定期对医院感染监测、防控的落实情况进行自查、分析，发现问题及时改进，并做好相应的记录。

（7）接受医院对本病区医院感染管理工作的监督、检查与指导，积极落实改进措施，评价改进效果，做好记录。

二、医院感染监测

1. 目标监测　病室院感护士每月进行目标性监测，对呼吸机管路、奶瓶、奶嘴、工作人员手部等进行培养，终末消毒后的暖箱进行培养监测，监测结果合格后方可继续使用。

2. 细菌监测

（1）所有入院的患儿均常规进行咽拭子和直肠拭子培养。

（2）高度怀疑宫内感染的患儿，出生后进行血培养及咽、直肠拭子培养，必要时进行眼分泌物、耳道、脐分泌物培养。

（3）对长期住院的患儿每周进行一次咽、直肠拭子培养，监测细菌定植情况，出现病情变化时可增加监测次数。

（4）及时查看所有的细菌监测结果，阳性结果及时记录，并备案。

（5）对所有可疑感染的患儿，在应用抗生素之前进行血培养等相关培养。

（6）对所有中心静脉置管、气管插管、导尿管拔除时留取管尖细菌培养，做好记录，异常结果时采取必要的措施。

3. 环境卫生学监测

（1）监测项目：包括空气消毒效果监测、物体表面消毒效果监测、使用中消毒剂监测等。

（2）监测目标：细菌菌落数应达到标准，空气菌落数≤200CFU/m^3，物体表面平均菌落数≤5CFU/m^2，检测消毒效果是否达到标准要求，追查消毒方法是否正确。

（3）监测周期：空气消毒效果监测及物表消毒效果监测每季度1次，使用中消毒剂监测每日1次，当怀疑医院感染与手及物表有关时随时进行监测。

三、医院感染暴发处理

NICU医院感染暴发复杂、难以控制，可能造成巨大损失与后果，应引起高度警惕和极大重视。根据感染病例数和严重程度要逐级上报，及早得到有效的治疗和实施感染控制措施，控制感染蔓延，避免患儿死亡，减少损失。

感染暴发的应急处理措施如下。

（1）隔离确诊或疑似患儿，划定专门的区域进行监护及救治。

（2）查找感染源及可能的传染途径，对感染患儿、接触者、环境、物品、医务人员等做病原学检查。

（3）加强医疗护理工作，确保患儿生命安全，安排有经验的医护人员管理，其他医务人员不得进入隔离区域。

（4）制订和落实有效的控制措施，加强空气、物表、医疗物品、生活物品的消毒。

（5）在医院感染流行期间，加强住院患儿周转，控制住院人数，必要时暂停接收新患儿。

（田春辉）

第十三章

以家庭为中心的护理模式

第一节　家庭参与式护理

一、家庭参与式护理的内涵

家庭参与式护理（FIC）是基于爱莎塔利亚的人文新生儿护理模式发展而来，是指在新生儿专科护士对家长进行教育和指导的前提下，允许家长进入NICU参与早产儿住院期间的非医学性常规生活护理的一种护理模式。

FIC改变了传统的护理模式，它侧重于鼓励早产儿主要照顾者成为其日常护理的核心，医务人员提供知识和技能的培训。FIC的护理模式可概括为4个方面，见图13-1。

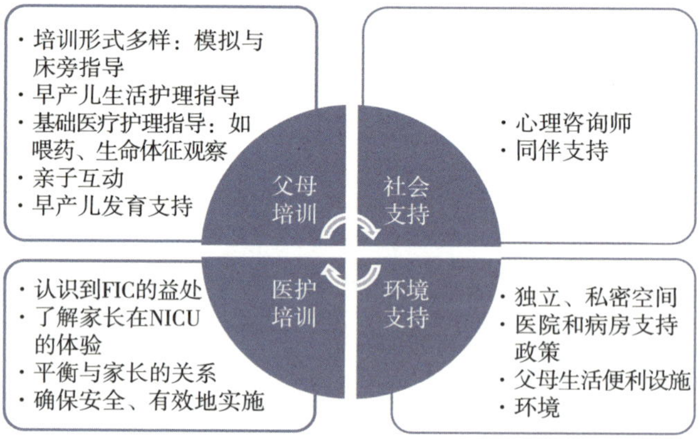

▶图13-1　FIC的护理模式

二、家庭参与式护理的意义

1. 患儿方面　满足患儿的生理和情感需求，促进早产儿生长发育，改善预后。

2. 护理方面　能够激发护士不断地去学习，以满足早产儿及家长对高质量护理的要求，从而提升护理质量及早产儿治疗效果，同时加快新生儿科护理队伍的发展。

3. 家庭方面　家长的参与即是一种学习和应对的过程，利于家长的角色适应，同时能缓解家长焦虑情绪，提升育儿胜任力，利于早产儿出院后的家庭护理。

4. 医疗方面　缓和医患关系，提高家长对医院的满意度。

三、家庭参与式护理的实施

（一）准备

1. 环境　病区设置独立私密空间，可用屏风或隔帘遮挡，有条件的可开设家庭病房，布置温馨、安静。病房备有应急抢救设备（监护仪、吸痰、吸氧等急救物品），泵乳设备和奶具清洁消毒设备，以及能够满足家长生活需求的设施。

2. 人员

（1）医护：组建FIC管理小组，并制定相关制度及流程规范。医生负责早产儿的病情评估，确定实施标准。由具有丰富临床经验和良好沟通能力的新生儿专科护士或高年资护士负责护理计划的制订和实施，以及家长护理知识、护理技能的宣教培训、随访等。

（2）早产儿：生命体征平稳24小时以上，无严重并发症。排除接受高水平呼吸支持（如有创呼吸机、ECMO治疗）、镇静、接受外科手术的早产儿。

（3）家长：固定以母亲为主的陪护人1～2名，排除近期患呼吸道、接触性等传染性疾病者，以及发热、胃肠不适者；选择无精神病史，有能力及自愿参与FIC者，且保证每天至少4小时。家长来院前，应熟悉NICU的管理要求，并做好个人卫生。

（4）同伴支持者：NICU医护应评估支持者的文化背景、知识水平、沟通协调能力，以及是否有时间，且是自愿参与的，医护人员可筛选合适的支持者推荐给家长。

（二）评估

1. 评估早产儿的主要照顾者

（1）照顾能力：评估家长的早产儿居家照护技能，疾病症状体征的识别，喂养、急救知识等的掌握情况。

（2）社会心理：评估家长的焦虑程度。

（3）家庭环境及资源（经济情况、社会支持）等。

（4）教学需求：评估家长对教育指导的内容及形式的需求。

2. 评估早产儿的病情　责任护士每日对早产儿进行病情评估，确认早产儿病情平稳，与主管医生沟通、确认邀请家长进病房参与护理的时间。

（三）实施

责任护士鼓励早产儿照顾者参与制订培训、护理计划，包括理论知识教学、床旁技术指导及日程安排等，为早产儿照顾者提供个性化的指导。

1. 日程安排　根据临床工作安排，一般选择上午进行袋鼠式护理，下午进行教学活动。责任护士可根据早产儿的病情、家庭情况（照顾者的身体情况、来院时间等），拟定一个日程表如表13-1所示，直至早产儿出院。

表13-1　FIC日程表

星期一	星期二	星期三	星期四	星期五	星期六	星期日
家庭会议（制订学习计划）	手卫生、抱娃姿势	奶瓶喂养	识别异常症状、体征	换纸尿裤、臀部护理	休息	休息
家庭会议（答疑）	沐浴	母乳喂养	海姆立克急救法	抚触	休息	休息
家庭会议（出院计划）	口服药	特殊需求（氧疗、造口等）	心肺复苏	安全防范	复盘/考核	出院

2. 袋鼠式护理（KMC）

（1）在家长第一次实施KMC前，可通过视频、图文等形式对家长进行宣教，使他们了解KMC的意义和注意事项。

（2）为保证KMC的持续性，嘱家长提前解决生理需求。

（3）责任护士准备好设备，如躺椅、屏风等，并协助家长摆好体位，妥善固定各种管路。

（4）如果是早产儿母亲实施KMC，可与此同时指导母乳喂养，包括正确的哺乳姿势、婴儿含接姿势，帮助妈妈从瓶喂慢慢过渡为亲喂。

（5）教会家长观察早产儿的生命体征和反应，责任护士定期巡视。

3. 培训形式 根据家长的需求和理解能力，选择家长更容易接受的方式教学。

（1）教室授课：在安静的环境中，父母更专注，主要是一些理论知识的学习。

（2）模拟教学：借助早产儿模型、教具等，指导家长掌握护理技能，家长能够在实践前反复练习，利于掌握操作方法。

（3）床旁教学：在实际操作中，给予家长个性化指导，及时纠正错误行为，实用性强。

4. 培训内容

（1）日常护理技能：强调手卫生的重要性及手卫生的要点；早产儿基础护理，如测量体温、换尿布、沐浴及脐部、眼部、口腔、臀部护理的方法等。

（2）喂养指导：母乳喂养的姿势、婴儿含接姿势、饥饿信号识别，母乳强化剂的使用注意事项，配方奶冲调方法，奶瓶的清洁与消毒等。

（3）发育支持护理：环境（声、光、温度），早产儿抚触方法，肢体被动操，多种睡眠姿势（使用“鸟巢”的意义），指导实施KMC。

（4）症状体征的观察：教会家长看监护仪（心率、血氧等），观察患儿呼吸频率、面色、是否腹胀及大便情况等。

（5）急救方法：心肺复苏、海姆立克急救法应用要点与方法。

（6）安全：睡眠安全、居家环境安全、出行安全。

（7）用药：口服药用量的计算和处理方法，喂药方法及注意事项。

（8）亲子互动：了解早产儿生长发育规律，进行相应的智护训练，安抚与交流方式。

（9）特殊早产儿护理：氧疗的注意事项；造口的护理和造口袋的更换等。

（10）鼓励家长参与护理计划的制订，如出院计划。

5. 同伴支持 在家庭参与式护理中，同伴之间有相同的身份，相似的经历和感受，同伴成功的经验可以使家长产生信任感，从而接纳其提供的观点、知识及技能，增强对早产儿照顾的信心，最终促使早产儿快速康复。

同伴支持者可由NICU医护人员主动联系或支持者自荐的方式筛选，然后进行专业培训、评估、考核，通过后方可进行。可以是同伴支持者与家长面对面地交流，开展座谈会的形式；或是通过网络平台，如微信群、电话交流等方式进行。

6. 鼓励家长记日记　记录早产儿的成长情况，每日的活动内容及自己的感受，有利于家长释放压力，同时激发家长的参与度。

（四）评价

主要进行早产儿照顾者自我评价和护士对早产儿照顾者的客观评价，要进行阶段性的评价，如每周一次，以便随时调整对家长所提供的支持，最后进行出院前的评价，要求照顾者各种知识、技能达标，方可出院。

（周　焸）

第二节　出院前管理

一、早产儿的出院标准

为了保障早产儿出院后能够很好地适应居家环境，通常早产儿出院时需达到以下标准。

（1）矫正胎龄＞34周，或体重＞2000g。

（2）无须借助暖箱来维持体温稳定。

（3）生命体征平稳，至少5～7天无呼吸暂停或心率＜100次/分。

（4）能够经口摄取全部所需营养和能量，吸吮－呼吸－吞咽协调。

（5）体重增长稳定且适宜，每日增长20～30g。

（6）没有需要特别处理的内科或外科问题。

但是，每个早产儿都有个体差异，能否出院还要根据其生理成熟度而定。

二、出院计划制订

当早产儿接近出院标准时，全面、准确地评估早产儿及家属的出院准备度，邀请家长参与制订出院计划，对早产儿出院后的安全及远期预后具有重要意义，是实施延续性护理的基础。出院计划应包括以下6个关键部分。

1. 家长教育　内容包括患儿病情的认知、特殊情况护理、日常居家护理、安全隐患和应急措施及出院后的随访安排等。

2. 早产儿目前情况评估　包括患儿病情、一般状况、生长发育、神经系统发育情况的评估，以及各种检查如新生儿疾病筛查、听力筛查、疫苗接种等是否完成。

3. 制订未解决或未完成的治疗的管理计划　如母乳强化剂、如何添加、添加到什么时候等制订详细管理计划。

4. 制订详细的家庭护理计划　①确定主要居家照护人，并予培训。②制订出院后营养方案。③做好居家照护所需设备、日用品和资源的准备。④推荐相关专家，进行后续的评估和治疗，提供线上咨询、微信等方式进行支持。⑤评估家庭环境，确保适合早产儿的治疗和护理，提供改进意见。⑥制订紧急情况下的应急预案。⑦根据家庭经济情况，合理分配资金。

5. 早产儿主要照顾者的评估　主要评估其身体素质、心理状况及照顾技能。

6. 出院后随访安排　由专科门诊医生制订。

三、出院教育内容

1. 保暖　室温一般在24～26℃，湿度55%～60%，维持早产儿体温在36.5～37.5℃，每日通风换气，避免将早产儿置于风口下。洗澡后立即给予早产儿吸干水分，避免受凉。

2. 限制来访客人　在早产儿回家最初几个月，尽量减少亲属的探视，来访的亲属尽量戴口罩，手洗干净后再接触婴儿，避免病菌感染。同时放低说话声音，为早产儿提供一个安静的环境。

3. 关注早产儿视网膜病　出生胎龄≤34周或出生体重＜2000g，以及诊断为严重NRDS或BPD的早产儿，应进行眼底病变筛查，随诊至周边视网膜血管化，由于视网膜病变后可治疗的时间只有2周，父母一定要遵医嘱按时带婴儿做眼科筛查。

4. 贫血的防治　尽量减少不必要的血液检查，在医生指导下补充铁剂至矫正胎龄6～12月龄，每2个月复查一次血常规。

5. 口服药　铁剂、钙剂不与奶同服，且两种药间隔至少半小时，维生素D可与奶同服，各种药物应遵医嘱服用，不可擅自增加或减少药量，同时要保证用药剂量准确，固体药品可磨碎后溶于水，按比例抽取。

6. 抚触　早产儿对抚触敏感性高，可促进其心智的发育，选择在早产儿身体状况良好，哺乳后1～2小时清醒时进行，每日1～3次，每次10～15分钟，注意动作要轻柔及亲子间的交流。

7. 呼吸暂停观察与处理　当早产儿呼吸停止超过20秒时，会出现青紫、心跳减速（＜100次/分）等症状，此时应轻拍婴儿背部、弹足底，刺激呼吸恢复正常。如处理无效或频繁发作，需立即就医。

8. 呕吐的预防和处理　早产儿胃肠道发育不完善，常引起呕吐。父母应掌握正确的喂养方法，尽量让婴儿采取半仰卧位吃奶，喂奶后，轻拍其背部，利于胃内气体排出，或采取少量多次的喂养方式。出现呕吐后，应让早产儿保持侧卧，避免误吸引起窒息，误吸后立即施行海姆立克急救法。若婴儿呕吐严重、持续，应及时就医。

9. 疫苗接种　存在复杂性先天性心脏病或先天性免疫缺陷、发热、急慢性严重疾病的早产儿需谨慎接种，家长应遵医嘱为婴儿进行接种。

10. 随诊　根据医生为早产儿制订的随访计划，按时随诊。

（周　奨）

第三节　出院后随访

一、早产儿随访的目的

（1）定期评估早产儿的营养和生长发育状况，早发现、早干预。

（2）评估家长的育儿能力，并给予有针对性的指导。

（3）提供预防保健指导。

二、随访频率

1. 低危早产儿

（1）出院后至矫正6月龄内：每1～2个月1次。

（2）矫正7～12月龄：每2～3个月1次。

（3）矫正12月龄后：每半年1次。

2. 高危早产儿

（1）出院后至矫正1月龄内：每2周1次。

（2）矫正1～6月龄：每1个月1次。

（3）矫正7～12月龄：每2个月1次。

（4）矫正13～24月龄：每3个月1次。

（5）矫正24月龄后：每半年1次。

三、随访团队

早产儿的管理是一种综合管理行为，需要多学科团队协作完成，设立早产儿管理服务系统，建立以专科医生为中心的神经内科、眼科、耳鼻喉科、内分泌科、药剂科、营养科、儿童保健、康复、护理等多学科协作随访团队，充分发挥各专业特长，以家庭为单位提供支持，提高早产儿的生活质量。

四、随访内容

（1）询问既往信息：喂养、睡眠、大小便、行为发育等情况。

（2）全身检查，监测体格发育指标。

（3）神经心理行为发育评估。

（4）特殊检查：早产儿视网膜病、头颅B超或MRI、脑电图、贫血检测等。

（5）喂养、护理、疾病预防及早期发展促进指导。

（6）异常情况早期识别和处理。

五、出院后的延伸护理

为了帮助早产儿顺利回归家庭和社会，需要专业人员将护理服务从医院延伸至家庭，对早产儿实施持续的随访和指导，帮助父母有效应对早产儿出院后面临的健康问题。延伸护理的方式如下。

1. 家庭访视　在国外，家庭访视通常由高级实践护士、社区专科护士等高年资护士实施。访视的内容包括早产儿生长发育的监测；了解早产儿照顾者护理技能的掌握情况，并实施有针对性的再教育；了解早产儿康复及有无其他并发症等。但目前国内受很多因素的限制，早产儿家庭访视的发展受到了制约，有待进一步探索适合我国国情的家庭访视。

2. **电话随访** 具有经济、便捷、高效等优势，但存在一定的失访率，且缺乏与早产儿父母面对面的交流，指导效果较弱。电话随访通常由病房专职护士或专科护士实施，了解早产儿出院后的健康状况、解答父母的问题，指导育儿技巧。

3. **互联网+护理模式** 利用网络平台实施健康教育，已成为早产儿出院后延伸护理的新方式，父母获取信息更加方便、快捷。科室可以建立微信公众号，定期发布早产儿护理科普文章、视频等内容，家长可根据自身需求览阅；建立早产儿父母微信群，推送早产儿相关科普知识，鼓励家属间交流，从而获取同伴支持。

（周　嬰）

下　篇

专科护理技术操作

第十四章

袋鼠式护理

一、定义

袋鼠式护理（KMC）又称皮肤接触式护理，世界卫生组织将其定义为新生儿出生早期将其裸露放在母（父）亲裸露的前胸，通过母婴接触满足新生儿温暖、母乳喂养、爱与安全感的需求，保护其免受感染、刺激的一种有效方式。KMC已被证实是一种降低早产儿及低出生体重儿死亡率和并发症发生率的有效干预措施，是为早产儿提供的持续与母亲胸部皮肤对皮肤接触，尽可能进行母乳喂养的护理方法。KMC包括四大要点：KMC护理体位、KMC母乳喂养、KMC早期出院管理及KMC随访。

二、临床获益

（1）减少早产儿低体温的发生。

（2）缩短住院时间，降低早产儿死亡率。

（3）稳定心率和呼吸，减少呼吸暂停的发生。

（4）促进体重增加及身长增长。

（5）减轻早产儿疼痛，改善早产儿睡眠质量。

（6）延长母乳喂养总时间（天），提高纯母乳喂养率。

（7）改善母亲焦虑抑郁情绪，促进母婴依恋。

三、袋鼠式护理实施者

（1）首选早产儿母亲。

（2）次选早产儿母亲或其他健康共同居住者。

（3）一般不推荐本科室的医护人员实施KMC。

实施者要有能力理解KMC操作要点、无异常健康状况（如呼吸道疾病、胃肠道疾病、接触性等传染疾病）和异常心理状况等。

四、适应证

生命体征平稳的早产儿和低出生体重儿。

五、禁忌证

无绝对禁忌证，相对禁忌证如下。

（1）病情不稳定的患儿：以下情况之一可暂缓KMC。患儿心率＜85次/分，需要刺激才能恢复至正常范围；每小时出现4次心率85～100次/分；频繁呼吸暂停；低血氧饱和度（SaO_2＜85%）；血压不稳定或使用血管活性药物。

（2）实施者健康状况及心理状况异常。

注：KMC无绝对禁忌，即使是患儿存在脐动静脉导管留置、频繁吸痰、胸腔闭式引流管留置、外周动脉导管留置、有创辅助通气等情况均不是KMC的禁忌证，在患儿生命体征平稳的情况下均可实施KMC。

六、操作流程

（一）评估

（1）患儿的胎龄、体重、生命体征、病情、治疗情况、对KMC耐受度。

（2）实施者的健康状况、心理状况，避免吸烟等不健康行为、实施KMC意愿、喂养意愿等。

（二）计划

（1）护士准备：对医务人员、实施者进行KMC技能培训，确保安全实施KMC。培训内容包括KMC实施益处、实施时间、流程、体位、实施中的监测（如低体温、呼吸暂停、呼吸困难、皮肤颜色改变等）。

（2）患儿准备：患儿戴好帽子，裹好尿裤裸露全身，心电监护仪和各管路固定良好。

（3）实施者准备：实施者保持愉悦轻松的心情，实施前应洗澡保持身体和局部皮肤清洁，更换干净宽松的开襟衣物。

（4）环境准备：①安静、保护隐私的空间（可播放舒缓音乐）。②环境温度在24～26℃，避免对流风。

（5）用物准备：舒适的躺椅（沙发）、脚蹬、毛毯、袋鼠护理袋或包巾、屏风、手持镜、水杯、医院级吸奶器、复苏急救设备用品、监护设备。

（三）实施

核对家长身份、患儿床号、姓名、手足腕条等身份信息，护士及家长做好手卫生。操作要点如下。

（1）将实施者躺椅角度调至45°～60°，使其着开襟衣服舒适半躺在躺椅上，也可提前穿好袋鼠护理袋或包巾。

（2）患儿裸露全身裹好尿裤，戴好帽子，护士协助使其俯卧在实施者胸前。患儿腿部呈青蛙状俯卧，保证身体肌肤紧贴最大面积皮肤接触。

（3）实施者一只手托住患儿颈部和背部，使患儿头部保持中线位置，避免头部过度屈曲和伸展，保持呼吸道通畅，另一只手托住患儿臀部避免患儿下滑。

（4）护士轻轻将患儿头部转向一侧有利于母婴目光交流；在患儿背部加盖毛毯，保证舒适温暖的趴睡姿势，也可利用护理袋或包巾固定患儿；保证患儿安全，全程注意保暖，注意避免压迫或阻断患儿呼吸。

（5）如患儿需要呼吸机辅助通气，整理呼吸机管路，保证呼吸机管路连接紧密，妥善安放；如患儿需要持续输液，保持输液管路固定安全、输液通畅。

（6）教会实施者通过心电监护仪密切监测心率、呼吸、经皮血氧饱和度。

（7）实施皮肤接触过程中，护士观察、评估患儿情况，家长通过手持镜观察患儿的面色，确保口鼻未被遮挡，及时调整患儿姿势。

（8）实施过程中鼓励家长与患儿进行交流，轻声说话、唱歌、读书、抚摸患儿。

（9）胎龄＞34周的早产儿，母亲在KMC时可尝试进行母乳亲喂。胎龄＜34周不能耐受母乳亲喂者可行鼻饲喂养，并在母亲排空的乳房上进行非营养性吸吮，促进经口喂养进程，促进母亲乳汁分泌。

（10）嘱实施者感觉不适或患儿出现不适反应时，应及时通知医护人员。

（11）结束后整理用物，记录实施时长、喂养及指导内容，有助于KMC执行和效果评价。

（四）评价

（1）KMC实施情况，包括早产儿肤色、呼吸、活力、血氧饱和度、体温等。

（2）早产儿体格生长发育情况。

（3）实施后家长的满意度、母亲的焦虑紧张情绪、育儿技能掌握情况等。

七、常见并发症及处理

（一）呼吸暂停/窒息

1. 临床表现　持续心电监护下，患儿经皮血氧饱和度/心率下降，呼吸费力，出现呼吸暂停，面色和口唇青紫、发绀，皮肤发凉等异常。

2. 原因　①错误的姿势引起口鼻堵塞。②患儿口鼻分泌物增多堵塞气道。③患儿病情不稳定。

3. 预防和处理　①教会实施者掌握正确的KMC姿势和操作流程，防止出现堵塞口鼻的情况。②实施KMC过程中严密观察患儿的生命体征，及时发现患儿病情变化。

（二）感染

1. 临床表现　患儿出现心率加快、经皮血氧饱和度降低、体温不升/增高、精神反应变差，也可出现频繁呼吸暂停等异常，监测感染指标升高。

2. 原因　①未做好手卫生。②患儿抵抗力弱。③实施者身体不适或处在某些疾病的潜伏期。

3. 预防和处理　①操作前实施者做好充分准备，洗澡并更换清洁衣物。②严格按七步洗手法做好手卫生消毒。③实施者应确保自身的健康状况，发现感染征象，积极对症处理防止加重感染，合理应用抗生素。

（张　倩）

第十五章

抚　触

一、定义

抚触是指通过对患儿皮肤进行有序的、有手法技巧的科学抚摸，让温和良好的刺激通过皮肤感受器传导到中枢神经系统，从而产生良好的心理生理效应，有效促进患儿生理和情感健康发育的医疗护理技术。

二、目的

（1）促进患儿生长发育，提升应激能力。

（2）改善患儿血液循环和新陈代谢，增强机体免疫力。

（3）促进患儿胃肠蠕动及食物消化，利于排便，减少喂养不耐受的发生。

（4）患儿父母的参与可促进亲子情感交流。

三、适应证

（1）生命体征平稳，病情稳定，可耐受抚触的早产儿。

（2）早产儿的皮肤完整性良好。

四、禁忌证

（1）窒息抢救、观察期、颅内出血、骨折的患儿。

（2）皮肤不完整，有破损、伤口的患儿。

（3）凝血功能异常，有皮肤出血点及其他出血倾向的患儿。

五、操作流程

（一）评估

（1）患儿一般情况及可耐受性、生命体征、胎龄、日龄、体重、诊断、病情、治疗方案。

（2）皮肤完整性。

（3）环境是否符合要求。

（二）诊断

无操作禁忌证，可进行操作。

（三）计划

1. 护士准备 着装规范，修剪指甲，无饰物，进行手卫生并温暖双手。

2. 患儿准备 喂奶后1小时进行。频次及时长可根据早产儿行为反应制订个体化方案，并与早产儿睡眠－觉醒周期一致。

3. 环境准备 环境清洁，室温26～28℃，湿度50%～60%，避免声光刺激，可播放舒缓的音乐。如患儿胎龄体重较小，可在暖箱中或在辐射暖台上进行。

4. 用物准备 处置台、干毛巾、婴儿抚触油、纸尿裤、干净衣物及包被。

（四）实施

（1）核对床号、姓名、病案号、床头卡及腕带，向母亲解释抚触目的和过程。

（2）松解包被，脱去衣服，观察全身皮肤情况，更换尿裤，必要时清洗臀部。

（3）操作者在手掌中倒适量润肤油，将手搓热。

（4）按以下步骤进行操作（图15-1、表15-1）。

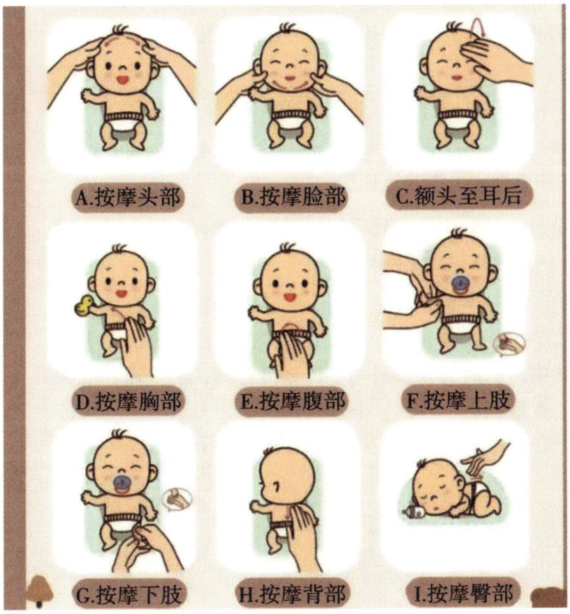

▶图15-1 抚触部位

注意事项：每个步骤可重复4次，整个过程不超过15分钟，持续时间以患儿能耐受为宜。抚触的过程中动作轻柔，密切关注患儿是否出现哭闹、皮肤花斑、打嗝、恶心、心动过缓甚至呼吸暂停等。出现上述不适时立即暂停抚触并安抚患儿，如患儿恢复平静可继续抚触；如不能被安抚，则停止此次抚触。

表15-1 抚触操作步骤和目的

步骤	操作方法	目的
头面部	双手拇指指腹从患儿前额眉心沿眉骨轻柔向外平推至太阳穴；然后双手拇指从下颌部中央向两侧耳垂滑动，使上下唇形呈微笑状；最后两手指指腹从前额发际向上、向后抚向囟门，至后下发际，并停止于两耳后乳突部，用两中指分别在乳突部轻压一下	稳定情绪，使患儿获得安全感
胸部	双手放在患儿的两侧肋缘下，右手沿左侧肋缘滑向右肩，然后左手同样手法沿右侧肋缘滑向左肩。抚触时应避开乳头	促进呼吸系统发育
腹部	两手依次从右下腹向上腹再向左下腹呈顺时针方向画半圆移动。注意动作要特别轻柔	促进胃肠蠕动及食物消化、利于排便、减少喂养不耐受的发生
上肢	双手轻轻挤捏患儿手臂，从上臂到手腕；用手指划小圈按摩手腕，再按摩手掌，用拇指抚摸手掌，使其手张开；让患儿抓住拇指，用其他四根手指按摩手背；一只手托住患儿的手，另一只手的拇指和示指轻轻捏住患儿手指，从小指开始依次转动、拉伸每个手指	促进血液循环和神经系统发育
下肢	用拇指、示指和中指轻轻揉捏患儿大腿的肌肉，经膝盖处一直按摩到脚踝下端；用一只手握住患儿足跟，另一只手拇指朝外握住小腿，沿膝盖向下捏压、滑动至脚踝	促进血液循环和神经系统发育
脚掌	一只手托住患儿的足跟，另一只手四指聚拢在脚背，用大拇指指肚轻柔足底，从脚尖抚摸到足跟	促进血液循环和神经系统发育
背部和臀部	使患儿保持俯卧位，注意头偏向一侧。双手大拇指平放在患儿脊椎两侧，其他手指并在一起扶住患儿身体，拇指指腹分别由中央向两侧轻轻抚摸，从肩部处移至尾椎；五指并拢，掌根到手指成为一个整体，横放在患儿背部，手背稍微拱起，力量均匀地交替从患儿头部开始，沿着颈部顺着脊柱向下按摩至臀部	促进大运动发育

（5）抚触结束后，穿好纸尿裤及衣物。

（6）整理用物，洗手，记录。

（五）评价

（1）患儿反应，皮肤颜色，操作过程中的耐受程度。

（2）肢端温暖，无冰凉感，皮肤无散在出血点。

六、并发症的预防和处理

（一）体温降低

1. 预防 室温保持在26～28℃，操作时需先将双手搓热，必要时使用暖箱或辐射暖台保暖。

2. 处理 立即停止抚触，包裹婴儿以恢复体温。

（二）皮下出血

1. 预防 操作过程中力度适宜，动作轻柔。单次抚触时间不宜超过15分钟。

2. 处理 待凝血功能恢复正常再进行抚触。

（三）疼痛

1. 预防 抚触手法要轻柔，逐渐加力，让患儿逐渐适应。操作时在手掌中倒适量润肤油，起到润滑皮肤的作用。

2. 处理 暂时停止抚触，让患儿休息，给予安慰。

（四）关节脱位、骨折

1. 预防 动作轻柔，不要强迫患儿屈曲伸直关节。

2. 处理 立即停止抚触，予患儿对症处理。

（淡海涛）

第十六章

口腔运动干预

一、定义

口腔运动干预是指通过口腔按摩、非营养性吸吮，刺激与吸吮-吞咽相关的肌肉组织，从而改善口咽的生理功能。

二、目的

增强口腔肌肉力量和扩大运动范围，促进吸吮、吞咽协调。

三、适应证

矫正胎龄＞32周，但不能全经口喂养的早产儿。

四、禁忌证

（1）气管插管的早产儿。

（2）口咽部皮肤、黏膜完整性受损的早产儿。

（3）存在鹅口疮等口腔疾病的早产儿。

五、操作流程

1. 评估　患儿的胎龄，意识状态、病情、治疗方案及口咽部皮肤、黏膜的状态。

2. 诊断　无操作禁忌证，可实施操作。

3. 计划

（1）时间选择：患儿吃奶前30分钟。

（2）护士准备：洗手、戴口罩、戴无菌手套。

（3）患儿准备：安静觉醒。

（4）环境准备：光线适宜、安静。

（5）用物准备：安抚奶嘴。

4. 实施　身份核对包括患儿床号、姓名和腕带。

具体实施步骤、操作方法见表16-1。

表 16-1　口腔运动干预操作方法

步骤	操作方法	目的	频次	时间
脸颊C形伸展	一个手指在脸颊内侧，一个手指在脸颊外侧，从前往后（向耳朵方向），再从上向下，再向前（呈C形）滑动	增强颊部肌肉力量和扩大运动范围，促进口唇封闭	每侧各2次	30秒
唇部捻动	1. 一个手指在上唇内侧，大拇指在外侧 2. 将嘴唇在两指间捻动	提高口唇运动范围，促进口唇封闭	上下唇各1次	30秒
唇部卷曲或伸展	1. 一个手指在上唇外，一个手指在上唇内 2. 轻轻地按压，并向中线方向向下拉伸，越过下唇；下唇重复上述动作，向上拉伸（如果口唇太小，抓不起来，可这样替代：手指横跨在上唇上，并轻轻按压向一侧水平移动组织，然后向另一侧，下唇重复上述动作）	增强口唇肌肉力量，扩大运动范围和促进口唇封闭	上下唇各1次	30秒
牙龈按摩	1. 把手指放在上牙龈一侧，用持续的力量缓慢地移动到对侧 2. 将手指移动到下牙龈（形成一个圈），用持续的力量缓慢地移动到对侧	扩大舌头的运动范围，刺激吞咽，促进吸吮	2次	30秒
舌的边缘或内颊	1. 将手指放在舌侧边和下牙龈之间，平磨牙水平 2. 将手指向中线移动，将舌头推向中线 3. 将手指移回，一直到脸颊，伸展脸颊	扩大舌头的运动范围和增强其力量	每侧1次	15秒
舌中叶和腭	1. 将手指放在口中央，持续按压硬腭3秒 2. 向下移动手指触及到舌中心边缘 3. 用力向下压舌头 4. 将手指移到硬腭中央	扩大舌头的运动范围和增强其力量，促进吸吮	2次	30秒
诱发吸吮	将手指放在口中央，轻轻刺激硬腭，诱发吸吮	促进吸吮，激活软腭		15秒
非营养性吸吮	在口中放手指或安抚奶嘴，使其吸吮	促进吸吮，激活软腭		2分钟

结束后整理用物，洗手，记录。

5. 评价　操作过程中，患儿心率、血氧饱和度可维持正常，无哭闹、恶心、呕吐发生。操作结束后，患儿口腔皮肤及黏膜完整。若患儿吸吮有力，可逐渐过渡到完全经口喂养。

六、并发症的预防和处理

1. 吐奶

（1）预防：动作轻柔，深度适宜。

（2）处理：出现症状，暂停操作，并清理口周吐出的奶液，避免误吸。

2. 分泌物过多

（1）预防：避免患儿张口时间过长。

（2）处理：及时清洁口周分泌物，头偏向一侧。

3. 呼吸暂停或间歇

（1）预防：及时清理口腔分泌物，保持呼吸道通畅。

（2）处理：暂停操作，让患儿休息，如不能好转，可轻拍患儿背部或足底，刺激呼吸。

（周　樊）

第十七章

注　射

第一节 皮下注射

一、定义

皮下注射是指将少量药液或生物制剂注入皮下组织的方法。

二、目的

（1）需迅速达到药效和不能或不宜经口服给药时。

（2）预防接种。

（3）局部给药，如局部麻醉用药。

三、适应证

（1）胰岛素等不宜选择其他注射方式的药物。

（2）药量少且要求迅速发生药效。

四、禁忌证

（1）注射部位皮肤有炎症、瘢痕、硬结、破溃等。

（2）注射药量较多时。

五、操作流程

1. 评估

（1）患儿一般情况：包括日龄、治疗方案、营养状况等。

（2）患儿病情：包括疾病诊断、精神反应、心肺功能、凝血功能、过敏史、用药史等。

（3）注射局部皮肤、皮下组织、血管、毛发情况和注射侧肢体活动度情况等。

2. 诊断 无操作禁忌证，可实施操作。

3. 计划

（1）护士准备：着装规范，洗手、戴口罩。

（2）患儿准备：体位舒适，暴露注射部位，注意保暖。

（3）环境准备：光线明亮、宽敞。

（4）用物准备：注射盘、药液、适宜型号的无菌注射器、消毒液、无菌棉签、PDA、快速手消毒剂等。药液抽吸好后放置于无菌盘内。

4. 实施

（1）携物品至病床旁，核对患儿身份及医嘱，向患儿家属解释用药目的及注意事项、向助手说明配合要点。

（2）注射部位：上臂三角肌下缘外侧。

（3）使用消毒液消毒注射部位皮肤两次，消毒范围5cm×5cm。两次消毒期间注意待干。

（4）穿刺前核对患儿身份。

（5）使用PDA扫描药物标签并执行，注射器排气；左手绷紧皮肤，右手持注射器针尖斜面朝上，使针头与皮肤成20°～30°角刺入。

（6）迅速刺入针头的1/3或1/2，固定针栓，抽吸活塞，如无回血即可推注药物。

（7）快速拔针，用无菌棉球轻压针刺入部位，勿按揉。

（8）再次核对患儿身份，并取舒适体位，处理用物。

5. 评价

（1）再次评估患儿面色、生命体征、穿刺点皮肤情况。

（2）记录患儿用药名称、药物剂量和使用时间。

（3）观察患儿用药后的反应及效果等。

六、并发症的预防和处理

局部硬结的预防和处理方式如下。

（1）预防：交替更换注射部位，选择长度最短、外径最小的针头。

（2）处理：热敷、按摩、理疗。

（王亚静）

第二节　皮内注射

一、定义

皮内注射是指将少量药液或生物制品注入皮肤的表皮与真皮之间的一种注射方法。

二、目的

（1）进行药物过敏试验。

（2）预防接种。

（3）局部麻醉。

三、适应证

（1）进行青霉素等药物过敏试验。

（2）进行卡介苗等预防接种。

（3）进行局部麻醉，如普鲁卡因皮试。

四、禁忌证

注射部位皮肤有炎症、瘢痕、硬结、破溃等。

五、操作流程

1. 评估

（1）患儿一般情况，包括日龄、治疗方案、营养状况等。

（2）患儿病情，包括疾病诊断、精神反应、心肺功能、凝血功能、过敏史、用药史等。

（3）注射局部皮肤、皮下组织、血管、毛发情况和注射侧肢体活动度情况等。

2. 诊断　无操作禁忌证，可实施操作。

3. 计划

（1）护士准备：着装规范，洗手、戴口罩。

（2）患儿准备：体位舒适，暴露注射部位，注意保暖。

（3）环境准备：光线明亮、宽敞。

（4）用物准备：注射盘、药液、1ml无菌注射器、消毒液、棉签、PDA、快速手消毒剂等。药液抽吸好后放置于无菌盘内。

4. 实施

（1）携物品至病床旁，核对患儿身份及医嘱，向患儿家属解释用药目的及注意事项，向助手说明配合要点。

（2）注射部位：上臂三角肌外侧（预防接种）、前臂掌侧下1/3处（过敏试验）。

（3）使用消毒液消毒皮肤，面积5cm×5cm，待干。

（4）使用PDA扫描药物标签并执行，注射器排气。

（5）穿刺前核对患儿身份。

（6）左手绷紧皮肤，右手持注射器针尖斜面朝上，使针头与皮肤成5°角刺入皮内。

（7）待针尖斜面全部进入皮内后以左手固定针栓，右手推注药液0.1ml，局部可见圆形隆起的皮丘，且皮肤变白并显露毛孔。

（8）快速拔针，勿按压。

（9）再次核对患儿身份，并取舒适体位，处理用物。

5. 评价

（1）再次评估患儿面色、生命体征、穿刺点皮肤情况。

（2）记录患儿用药名称、药物剂量、使用时间、过敏试验结果评价时间。

（3）观察患儿用药后的反应及效果等。

六、并发症的预防和处理

1. 疼痛

（1）预防：消毒后待干，操作熟练。

（2）处理：介绍配合要点和操作流程，并进行安抚。

2. 过敏性休克

（1）预防：用药前询问患儿家长其过敏情况，正确判断皮试结果。

（2）处理：及时发现过敏反应，并进行抢救。

（王亚静）

第三节 肌内注射

一、定义

肌内注射是指将一定量的药液通过注射器注入肌肉组织内的方法。

二、目的

（1）需迅速达到药效。

（2）预防接种。

三、适应证

（1）不能或不宜经口服、皮下或静脉给药时。

（2）药量较大或刺激性较强的药物。

四、禁忌证

（1）注射部位皮肤有炎症、瘢痕、硬结、破溃等。

（2）强刺激性药物、局部吸收较差药物、各类钙剂和血管活性药物等。

（3）严重出血倾向。

（4）破伤风发作期、狂犬病痉挛期、癫痫抽搐的患者。

五、操作流程

1. 评估

（1）患儿一般情况，包括日龄、治疗方案、营养状况、合作程度等。

（2）患儿病情，包括疾病诊断、心肺功能、凝血功能、意识状态、过敏史、用药史等。

（3）注射局部皮肤、皮下组织、血管、毛发情况和注射侧肢体活动度情况等。

2. 诊断　无操作禁忌证，可实施操作。

3. 计划

（1）护士准备：着装规范，洗手、戴口罩。

（2）患儿准备：体位舒适，暴露注射部位，注意保暖。

（3）环境准备：光线明亮、宽敞。

（4）用物准备：注射盘、药液、1～2ml无菌注射器、消毒液、棉签、PDA、快速手消毒剂等。药液抽吸好后放置于无菌盘内。

4. 实施

（1）携物品至病床旁，核对患儿身份及医嘱，向患儿家属解释用药目的、配合要点及注意事项。

（2）注射部位：上臂三角肌（上臂外侧）、股外侧肌（大腿中段外侧）等。

（3）使用消毒液消毒注射部位皮肤两次，消毒范围5cm×5cm。两次消毒间注意待干。

（4）使用PDA扫描药物标签并执行，注射器排气。

（5）左手捏起患儿肌肉组织，右手持注射器成90°角刺入皮肤，针头进入1/2左右时固定针栓，抽吸活塞，无回血即可快速推注药液。

（6）快速拔针，用干棉球轻压针刺入部位，勿按揉。

（7）再次核对患儿身份，并取舒适体位，处理用物。

5. 评价

（1）再次评估患儿面色、生命体征、穿刺点皮肤情况。

（2）记录患儿用药名称、药物剂量和使用时间。

（3）观察患儿用药后的反应及效果等。

六、并发症的预防和处理

1. 局部硬结

（1）预防：交替更换注射部位，选择相对细长针头的注射器。

（2）处理：热敷、理疗。

2. 局部感染

（1）预防：无菌操作。

（2）处理：局部抗炎、外科切开引流。

（王亚静）

第十八章

血液标本采集

第一节　动脉采血

一、定义

动脉采血是一项临床较常用的基础技术操作。通过抽取动脉血进行血气分析检测，能够帮助我们判断患儿体内的酸碱平衡及缺氧等情况，是临床诊治的重要手段之一。临床上，动脉采血通常选用桡动脉、肱动脉、颞动脉、足背动脉等。因桡动脉因位置表浅，穿刺成功率高，动脉血栓发生率低，是动脉采血的首选部位。

二、目的

采集动脉血做相关检查。

三、适应证

（1）需要监测血气结果、酸碱平衡的患儿。

（2）需采集血标本5ml或以上的患儿。

四、禁忌证

（1）Allen试验结果异常者，禁止进行同侧桡动脉穿刺。

（2）穿刺部位皮肤有炎症或动脉炎或血栓形成者（绝对禁忌证）。

（3）有出血倾向或凝血功能障碍的患儿，谨慎应用（相对禁忌证）。

五、操作流程

1. 评估　操作区无皮肤溃烂或皮肤感染性疾病，目标动脉无损伤；操作前1小时内无其他介入性操作。

2. 诊断　无操作禁忌证，可实施操作。

3. 计划

（1）护士准备：洗手、戴口罩。

（2）患儿准备：用包被包裹住患儿，仅暴露穿刺部位，助手将双手搭在患儿身体上，约束的同时使患儿保持蜷缩姿势（还原子宫内体位）。为有吸吮力的患儿提供非营养性吸吮，或联合24%蔗糖水进行疼痛安抚。

（3）环境准备：光线适宜、安静。

（4）用物准备：治疗盘、采血针或动脉血气针、真空采血管、碘伏、棉签、棉球，必要时准备肝素盐水用于注射器抗凝。

4. 实施

（1）接到医嘱，双人核对将标签贴在对应的采血管上。

（2）携用物至患儿床旁，核对患儿信息（床号、姓名和腕带）。

（3）穿刺点选择及定位（表18-1）。

表18-1　动脉穿刺点选择及定位

	定位方法	优点	缺点
桡动脉	1/4联合触摸法：在前臂掌侧第一、第二腕横纹线上下连线的中间做一条与腕横纹平行线，再将前臂纵向平均分成4份，在桡动脉侧的1/4处用右手示指指腹触摸动脉搏动最强点做一垂直线，两线交叉处为穿刺点 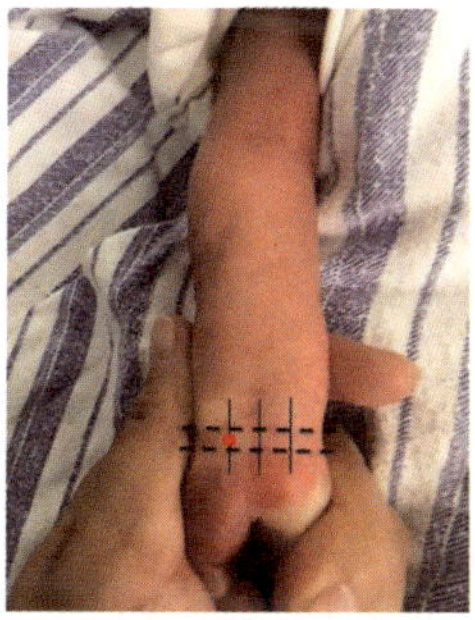	易于触及；位置表浅，易于压迫止血；不容易损伤神经	

续 表

	定位方法	优点	缺点
胫后动脉	左手握住患儿足部，使其内踝与跟骨在同一水平面上，从内踝中点到跟骨引一直线，平分3点，在靠近内踝1/3点处为胫后动脉采血点，穿刺点在采血点下方0.5～1.0cm处 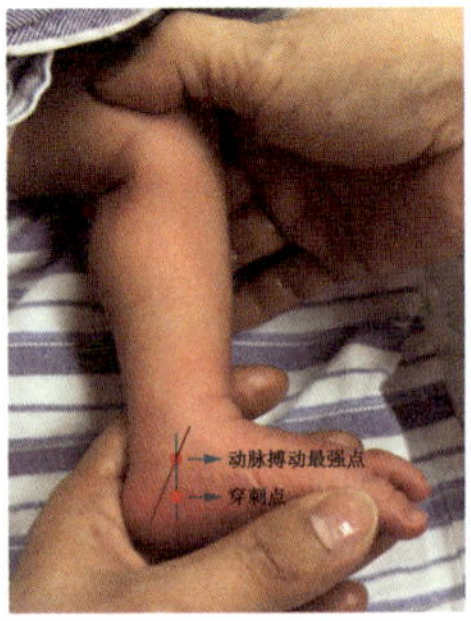	绝大多数清晰可见，痛感较小	血管较细，不易触及
足背动脉	足背内、外踝连线的中点，在第一和第二跖骨之间间隙触摸足背动脉，搏动最明显处，15°角进针 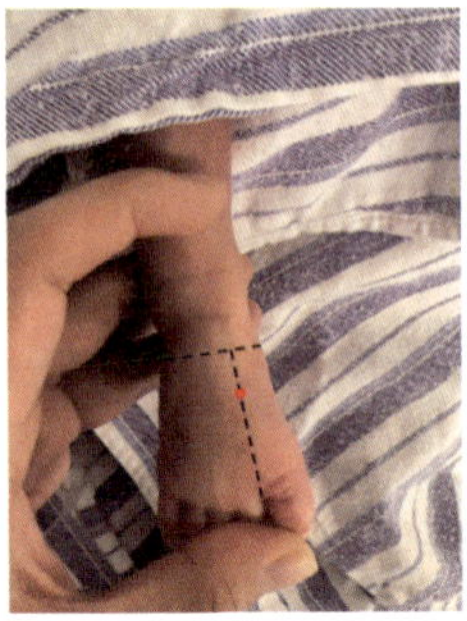	位置表浅，易触摸，皮下脂肪分布、周围软组织少，动脉管壁厚，弹性好	休克时压力低，搏动弱，回血量不足
股动脉	触摸法，连线法（详见股静脉采血）	管径粗，血流量大，搏动易触摸，适用于血容量不足、血压偏低、动脉搏动不明显的患者	部位隐秘，易造成污染；动静脉、神经伴行较多，易误伤神经或形成血栓；压迫止血困难，易形成血肿

续　表

	定位方法	优点	缺点
颞浅动脉	十字连线法：眉梢与耳轮前上端连一水平线，在耳轮前上端内侧约1cm处做连线的垂线，此线为颞浅动脉的走向，即为穿刺点 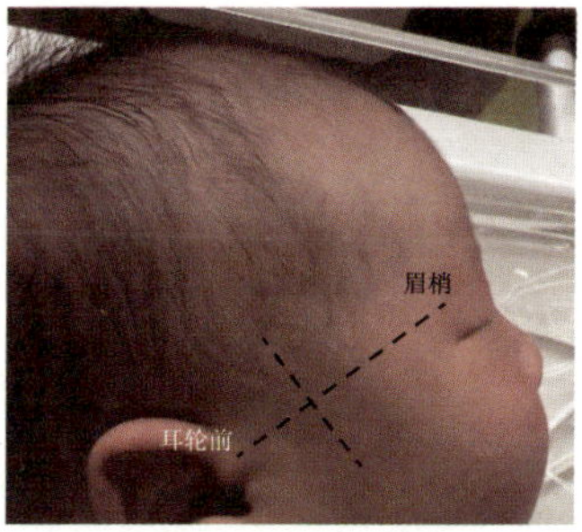	血管表浅，易触摸，管壁厚，不易压瘪，不易被污染，暴露面积小，血管压力高，流速快，采血过程中很少出现凝血阻塞现象	血管易滑动
肱动脉	十字交叉法：以肘横纹为横轴，肱动脉搏动为纵轴，其交叉点上0.5cm处 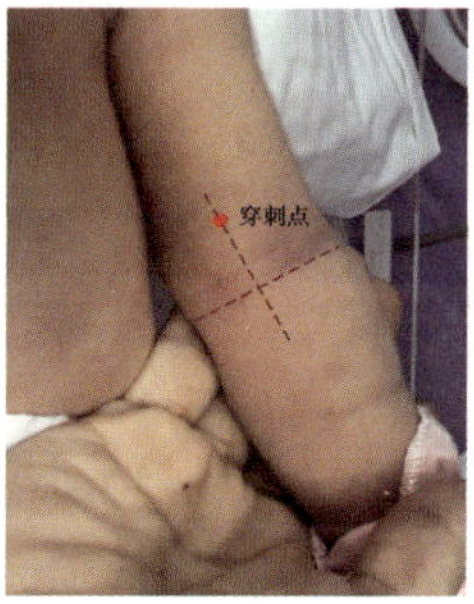	位置表浅，易触摸，易固定，不受体位的限制	无侧支循环，损伤后易造成肢体供血不足；毗邻组织关系变异多，易误伤神经或形成血栓

（4）常规消毒穿刺点周围皮肤，如操作者采用触摸法定位，需同时消毒操作者拟触摸的左手示指和中指。

（5）再次核对患儿信息，右手持针以10°～30°角进针（根据患儿胖瘦度选择），见回血后固定针头，左手轻轻抽回血至所需血量或连接真空采血管让血流出至所需量。

（6）右手拇指和示指指尖部位对针柄处进行夹闭，防止针尖滴血对血液及止血效果等指标的干扰，以最快速度拔针。

（7）按要求摇动采血管，保证血液与试剂混匀。

（8）针尖退出皮肤穿刺点后瞬间用无菌纯棉非织造布片进行“三明治式点赞法”（动脉、布片和拇指指腹按压），按压时注意脉搏跳动及穿刺侧肢体颜色，按压力度适中，持续按压5分钟。

（9）采血完成后再次核对患儿信息，及时记录采血时间并送检。

5. 评价

（1）观察穿刺部位是否有渗血、肿胀或疼痛。

（2）观察采血部位远端肢体末梢的颜色和动脉搏动情况，对比双侧肢体是否有差异。

六、注意事项

（1）严格执行无菌技术操作原则，做好三查八对。

（2）穿刺中密切观察患儿面色和呼吸情况，发现异常立即停止操作。

（3）采血过程中一旦出现血肿，应立即按压穿刺点，停止采血。

（4）穿刺不成功时，切勿粗暴地反复穿刺，以免造成动脉壁损伤和出血。

（5）严禁在输血、输液的肢体上抽取血标本。

（6）对有出血倾向或凝血功能障碍者应延长按压时间并观察局部渗血情况，防止出血形成皮下血肿。

（7）按压过程中应注意观察肢体血运情况，有无青紫或苍白出现，必要时给予按摩肢体。

第二节　股静脉采血

一、目的

用于婴幼儿外周静脉条件不良及肥胖儿的血标本采取。

二、适应证

周围静脉穿刺困难，但需采血标本。

三、禁忌证

（1）下肢有静脉血栓。

（2）有出血倾向或凝血功能障碍的患儿，谨慎应用。

四、物品准备

治疗盘、采血针或5ml注射器、真空采血管、碘伏、棉签、棉球、胶布。

五、操作流程

（1）接到医嘱，双人核对后将标签贴在对应的采血管上。

（2）携用物至患儿床旁，核对患儿信息，洗手、戴口罩。

（3）体位摆放：患儿取仰卧位，助手将患儿双手抱在胸前靠近头面部，约束非穿刺侧下肢。用布卷垫高穿刺侧臀部，尿布包裹好会阴部，以免排尿污染穿刺点。使穿刺侧髋部外展45°并屈膝90°，双下肢基本成“蛙状位”，充分暴露穿刺点。为有吸吮力的患儿提供非营养性吸吮，或联合24%蔗糖水。

（4）常规消毒穿刺点周围皮肤及操作者左手示指。

（5）再次核对患儿信息。

（6）定位穿刺点

1）触摸法：左手在患儿腹股沟中内1/3交界处触摸股动脉搏动，股动脉内侧0.5cm处即为股静脉。

2）连线法：髂前上棘和耻骨结节之间划一连线，股动脉走向和该线的中点相交，股静脉在股动脉内侧0.5cm处（图18-1）。

（7）穿刺

1）垂直进针：以左手示指触及股动脉搏动处，右手持注射器或采血针在股动脉搏动内侧0.5cm处垂直穿刺。

2）斜进针：在腹股沟下1～3cm处与皮肤成10°～30°角进针。有障碍感后边退针边回抽，见回血后固定，轻轻抽回血至所需血量或连接真空采血管让血流出至所需量。

（8）右手拇指和示指指尖部位对针柄处进行夹闭，防止针尖滴血对血液及止血效果等指标的干扰，以最快速度拔针。

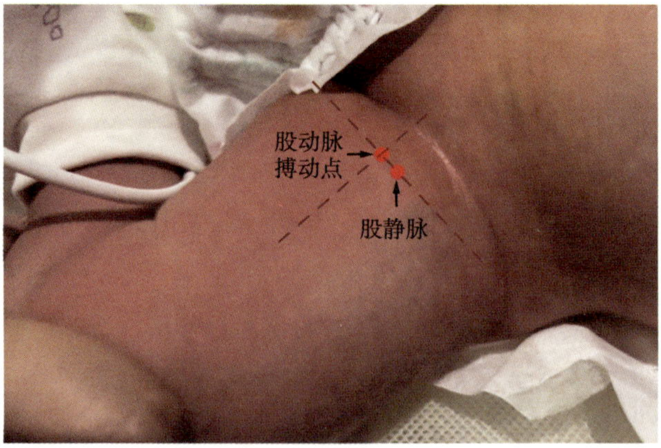

▶图18-1 连线法穿刺

（9）针尖退出皮肤穿刺点后瞬间用无菌棉球压迫穿刺点，手指与血管方向一致，约5分钟至血止，胶布固定。

（10）采血完成后再次核对患儿信息，及时记录采血时间并送检。

六、注意事项

（1）严格执行无菌技术操作原则，做好三查八对。

（2）严禁在输血、输液的肢体上抽取血标本。

（3）腹股沟处易被大小便污染，穿刺前应充分消毒皮肤。

（4）采血过程中一旦出现血肿，应立即按压穿刺点，停止采血。

（5）若穿刺失败，不宜在同侧反复多次穿刺。

（6）有出血倾向或凝血功能障碍者应延长按压时间并观察局部渗血情况，防止出血形成皮下血肿。

（7）穿刺后观察局部有无活动性出血。

（8）按压过程中应注意观察肢体血运情况，有无青紫或苍白出现，必要时给予按摩肢体。

第三节　足跟采血

一、目的

新生儿疾病筛查，动脉化末梢血气分析。

二、适应证

（1）需要监测血气结果，动脉穿刺困难的患儿。

（2）出生后72小时的新生儿采集足跟血做遗传代谢病筛查。

（3）血标本采血量低于1ml时（如血常规、配血等检查）。

三、禁忌证

循环衰竭的患儿。

四、物品准备

酒精、棉签、采血针、无菌手套、锐器桶。

五、操作流程

（1）接到医嘱，双人核对后将标签贴在对应的采血管上。

（2）携用物至患儿床旁，核对患儿信息，洗手、戴口罩。

（3）体位摆放：用包被包裹住患儿，采取头高足低位，露出双足，按摩或热敷患儿足跟1～2分钟，增加采血部位毛细血管充盈度，使局部血流加快，达到动脉化。为有吸吮力的患儿提供非营养性吸吮，或联合24%蔗糖水。

（4）采血前将卡片姓名、医嘱与新生儿腕条进行核对，避免差错。

（5）用75%酒精棉球或棉签消毒采血部位（足跟的内或外1/3），待酒精自然挥发或用无菌棉球擦掉多余酒精后再开始采血。

（6）使用一次性采血针针刺足跟选定部位，刺入深度小于3mm，因第一滴血含有体液或皮肤碎片，应用消毒过的棉球拭除，取第2滴血。

（7）末梢血气分析：将0.2ml血液迅速收集到肝素化毛细采血管内，用专用胶塞密封两端管口，充分混合，立即送检。

（8）新生儿疾病筛查：在距针眼较大范围处挤压（不允许挤压和揉搓针眼处），再放松形成足够大的血滴，将滤纸片接触血滴（勿触及周围皮肤），使血自然渗透至滤纸背面，共需3个血斑，要求血斑直径为1cm，禁止在1个圆圈处反复多次浸血。

（9）采血完毕用无菌棉球轻压采血部位止血。

（10）再次核对患儿信息，及时记录采血时间并送检。

六、注意事项

（1）采血前，充分温暖足跟，增加采血部位毛细血管充盈度，使局部血流加快，达到动脉化。

（2）采血时，避免大力挤压足跟而影响血气结果。

（3）新生儿啼哭、屏气、挣扎或标本内混入气泡、接触空气等均能直接影响血气数值，尤其是PaO_2，因此采集血气标本应尽量在患儿安静的情况下进行。

七、并发症的预防和处理

1. 皮下血肿、青紫

（1）预防：提高穿刺技能，避免反复穿刺。

（2）处理：局部热敷，可采用薄型泡沫敷料覆盖。

2. 穿刺点出血、渗血

（1）预防：提高穿刺技能；拔针后迅速按压，按压时间为5分钟以上。

（2）处理：继续按压止血。

3. 感染 表现为穿刺部位红、肿、热、痛，或有脓性分泌物，体温升高。

（1）预防：操作时严格遵守无菌操作原则，接触患儿前后均要洗手；保持穿刺部位周围皮肤清洁、干燥，如有潮湿、渗血、渗液，及时更换敷料。

（2）处理：局部消毒，遵医嘱予抗感染治疗。

4. 血栓 表现为肢体远端沿血管走行，呈片状皮肤发白、皮温低、动脉搏动减弱或消失，肢体末端发绀、苍白，甚至淤血、青紫。

（1）预防：首选桡动脉，尽量避免选用缺乏侧支循环的动脉（腋动脉、肱动脉、股动脉等）；提高穿刺技能，避免反复穿刺，减少血管内膜损伤。

（2）处理：遵医嘱实施全身静脉溶栓。

（莫雅睿）

第十九章

胃管的应用

第一节 洗 胃

一、定义

洗胃是将胃管由鼻腔或口腔插入胃内，先抽出胃内容物，再注入适量洗胃液，反复多次进行冲洗的方法。

二、目的

（1）清除胃内潴留物，减轻胃黏膜水肿。

（2）缓解呕吐、腹胀等症状，减轻患儿痛苦。

（3）排出胃中的异常分泌物，纠正患儿呕吐。

（4）为某些手术或者检查做准备。

三、适应证

（1）频繁呕吐的患儿。

（2）咽下综合征的患儿。

（3）消化道手术或检查前准备。

四、禁忌证

（1）先天性食管闭锁的患儿。

（2）上消化道出血或穿孔。

（3）摄入强腐蚀性溶液。

五、操作流程

（1）评估：患儿胎龄、日龄、体重、病情、腹部体征，药物过敏史。

（2）诊断：无操作禁忌证，可实施操作。

（3）计划

1）护士准备：着装规范，洗手，戴口罩。

2）患儿准备：平卧位，头偏向一侧，抬高床头30°。

3）环境准备：温度适宜，光线明亮。

4）用物准备：治疗盘、盛放适量洗胃液的治疗碗、弯盘、一次性胃管（早产儿选择6Fr）、无菌纱布、无菌棉签、生理盐水、10ml注射器、手套、胶布、一次性治疗巾、手电筒、听诊器，生理盐水可加热到35～38℃。

（4）实施：携用物至床旁，PDA双人核对患儿腕带信息、医嘱，具体步骤及操作流程见表19-1。

表19-1　洗胃操作流程及注意事项

步骤	操作流程	注意事项
准备	1．携用物至床旁，核对患儿腕带信息、医嘱 2．洗手、戴口罩	
放置胃管	1．将治疗巾垫于患儿颌下，弯盘放置于患儿前胸靠近下颌，助手固定患儿头部 2．检查患儿鼻腔或口腔，并清洁 3．再次核对患儿腕带信息 4．快速手消毒，戴手套 5．取出胃管，生理盐水浸润胃管前端 6．测量插入长度 7．经患儿口腔或鼻腔将胃管缓慢插入胃内，插入胃管时将患儿上半身抬高30°～50°，避免因刺激咽部后呕吐引起误吸	测量方法：鼻尖-耳垂-剑突和脐部中点的距离 注意检查胃管是否盘曲在口中
确认位置	确认胃管在胃内（3种方法） 1．抽吸后有胃内容物 2．置听诊器于患儿胃部，用注射器快速向胃内注入5～10ml空气（早产儿<5ml），可听到气过水声 3．将胃管末端置于盛水的治疗碗内，观察有无气泡溢出	
胃管固定	人字形或工字形胶布将胃管妥善固定于患儿鼻部（下颌），采用高举平台法将胃管尾端固定在面颊上 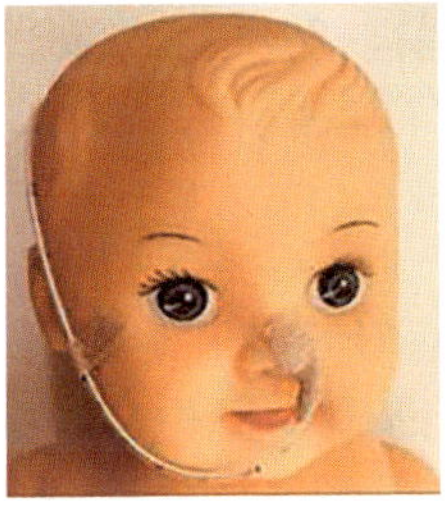 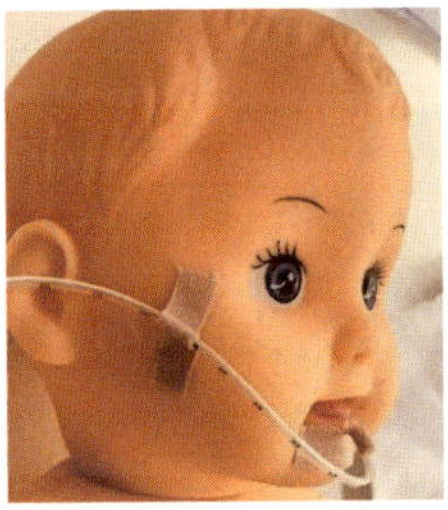	胃管末端粘贴标识贴，注明插入胃管日期、时间、深度

续 表

步骤	操作流程	注意事项
洗胃过程	1. 连接注射器，抽净胃内容物，必要时留取标本送检 2. 更换注射器抽吸洗胃液，将其注入胃内，每次注入量≤5ml 3. 回抽注入的洗胃液并弃去	观察胃内容物颜色、性质、量 动作轻柔，注入速度不宜过快 回抽量≈注入量，如出入不符，可上下轻轻活动或左右转动胃管，以防胃管贴在胃黏膜上，影响出量
	4. 重新抽吸新的洗胃液，反复重复上述过程，直至洗胃液澄清为止 5. 遵医嘱拔除或保留胃管 6. 再次核对患儿信息 7. 擦拭患儿面颊，移除治疗巾，取舒适体位	注意观察洗出液的性状，如有异常，立即停止洗胃，通知医生
整理/记录	1. 脱手套，整理用物，洗手 2. 做好护理记录和交接班	

（5）评价

1）患儿全程生命体征平稳。

2）患儿耐受良好，无并发症发生。

3）洗胃后消化道症状是否有所缓解。

六、并发症的预防和处理

1. 误入气管引起窒息

（1）预防：确定胃管位置正确，采取正确的洗胃体位，洗胃同时观察患儿面色、神志等。

（2）处理：出现症状，暂停操作，取平卧位，清理气道，通知医生，进行抢救。

2. 消化道黏膜损伤

（1）预防：选择适合的胃管型号，操作时动作轻柔，勿反复刺激喉咽部。

（2）处理：遵医嘱应用胃黏膜保护剂和止血药物，严重者立即停止操作。

3. 穿孔

（1）预防：操作时动作轻柔，遇阻力时切忌暴力操作。

（2）处理：插管过程中发生腹胀、呼吸困难应立即停止操作，拔除胃管，拍腹平片确诊，手术治疗。

4. 急性胃扩张

（1）预防：严格遵守操作规范。

（2）处理：保持洗胃液注入与抽出平衡，缓慢匀速推注或抽出洗胃液。

5. 呼吸心搏骤停

（1）预防：避免操作时刺激迷走神经。

（2）处理：立即拔出胃管，通知医生，吸氧，复苏。

第二节　胃肠道管饲

一、定义

胃肠道管饲是将胃管通过口腔或鼻腔插入胃或肠道内并保留，给患儿提供食物、药物、水、营养液的方法。

二、目的

（1）为患儿补充水分和食物，维持生长发育和营养需要。

（2）注入药物，治疗疾病。

三、适应证

（1）胎龄＜32周的早产儿。

（2）吸吮、吞咽障碍，不能经口喂养的患儿。

（3）疾病本身或治疗因素不能经口喂养的患儿。

四、禁忌证

（1）禁食的患儿。

（2）消化系统手术后的患儿。

五、操作流程

（1）评估：患儿胎龄、日龄、体重、病情。腹部体征，有无喂养禁忌证。是否有胃管/空肠营养管。

（2）诊断：无操作禁忌证，可实施操作。

（3）计划

1）护士准备：规范着装，七步洗手法洗手。

2）患儿准备：平卧位，头偏向一侧，床头抬高30°。

3）环境准备：病室干净整洁、光线明亮。

4）用物准备：治疗盘、治疗巾、无菌手套、胃管、2ml注射器、20ml注射器、奶瓶、奶液、生理盐水、听诊器、胶布。

（4）实施：具体步骤及操作方法见表19-2。

表19-2 胃肠道管饲操作方法及注意事项

步骤	操作方法	注意事项
准备	1. 在治疗室准备好所有用物后，携用物至床旁，核对患儿腕带信息 2. 戴口罩	
放置胃管	放置、确认位置、固定、标识胃管的具体方法见本章第一节洗胃	
腹部体征评估	1. 根据患儿腹部体征确定是否需要抽出胃内容物 2. 观察胃内容物颜色、性质、量。如出现咖啡色、墨绿色或血性物质，需立即通知医生进一步处理。如有胃潴留，通知医生，遵医嘱予以减量喂养	对于没有不良腹部体征的患儿不常规抽出胃内容物。如患儿出现不良腹部体征，需根据医嘱抽出胃内容物。抽吸时动作轻柔，避免负压过大，损伤胃黏膜
管饲	1. 核对患儿、管饲液种类、喂养时间和量 2. 根据患儿不同情况选择不同的管饲方式 （1）缓慢推注：适用于喂养量少的患儿，用20ml注射器抽出奶液，缓慢向胃管中推注 （2）重力滴注：适用于喂养量较多的患儿，除去20ml注射器活塞，连接针筒和胃管，将奶液倒入针筒，手持针筒，以重力缓慢流入 （3）持续泵入：适用于易反流或使用空肠营养管的患儿 3. 喂完后注入0.5～1.0ml空气，封闭胃管末端 4. 再次核对腕带信息	推注时要慢，注意观察患儿有无恶心、呕吐表现 确保注射器与胃管连接完好，避免断开后管饲液流出 如管饲量超过注射器最大量，奶瓶内剩余部分注意保温 如患儿哭闹、烦躁，注意安抚患儿，避免管饲时胃管脱出导致呛咳，全程陪伴患儿 注意观察有无反流发生，每4小时抽胃潴留1次，评价喂养耐受情况

续　表

步骤	操作方法	注意事项
整理/记录	1. 擦拭患儿面部，移除治疗巾 2. 根据患儿情况，协助患儿取舒适体位 （1）对于易潴留的患儿可以取右侧卧位 （2）对于易呕吐患儿可以取左侧卧位 （3）对于易反流的患儿可抬高床头30° 3. 整理用物，洗手，记录	

（5）评价

1）熟练、简洁的操作，显示良好临床知识、判断能力和技术，适当使用设备和资源。

2）确保患儿安全，根据护理标准正确且有效率地执行查对、无菌原则、消毒隔离。

3）全程保暖，体现人文关怀。

4）管饲后，患儿喂养可耐受。

六、并发症的预防和处理

1. 误吸　表现为面色发绀、呛咳、呼吸困难。

（1）预防：每次管饲前确定胃管位置，控制流速和管饲量。

（2）处理：立即停止操作，头肩抬高，侧卧位，清理气道，必要时吸氧。

2. 消化道黏膜损伤　表现为烦躁，拒乳，口腔、鼻腔黏膜出血，严重时感染、发热。

（1）预防：对于腹部体征好的患儿，不常规抽吸胃内容物；操作时动作轻柔；胃管妥善固定、避免长时间留置；选择适合型号鼻胃管。

（2）处理：洗胃，根据黏膜损伤程度使用药物治疗。

3. 腹泻　大便次数增多、腹胀、肠鸣音亢进。

（1）预防：管饲液现用现配，暂时不用的奶液可置于4℃冰箱，保存时间不超过24小时，严格无菌操作。

（2）处理：查找腹泻原因，对症治疗，乳糖不耐受患儿添加乳糖酶，更换配方奶种类等。

第三节 胃肠减压

一、定义

胃肠减压是利用负压吸引或虹吸的原理，将胃肠道积聚的气体和液体吸出，以降低胃肠道内压力，改善胃肠壁血液循环，有利于炎症的局限，促进胃部伤口愈合和胃肠道功能恢复的一种方法。

二、目的

（1）缓解无创呼吸支持时胃肠道胀气。

（2）解除或缓解肠梗阻所致腹胀等症状。

（3）消化道及腹部手术的术前准备，以减少胃肠胀气，增加手术安全。

（4）消化道及腹部手术术后减轻腹胀，减少缝线张力和伤口疼痛，改善胃肠壁血液循环，促进伤口愈合和消化功能恢复。

（5）观察胃肠减压引出物性状，判断病情变化并协助诊断。

三、适应证

（1）无创持续正压通气、复苏气囊加压给氧的患儿。

（2）腹胀、频繁呕吐的患儿。

（3）消化道及腹部手术前后。

（4）存在肠梗阻、肠麻痹等的患儿。

四、禁忌证

（1）先天性食管闭锁或狭窄的患儿。

（2）严重食管静脉曲张的患儿。

（3）食管和胃腐蚀性损伤的患儿。

（4）近期有消化道出血史的患儿。

五、操作流程

1. 评估

（1）患儿胎龄、日龄、体重、病情、药物过敏史。

（2）患儿腹部体征，有无胃肠减压禁忌证。

（3）是否有胃管。

2. 诊断 无操作禁忌证，可实施操作。

3. 计划

（1）护士准备：着装规范，洗手，戴口罩。

（2）患儿准备：平卧位，头偏向一侧。

（3）环境准备：温度适宜，光线明亮。

（4）用物准备：治疗盘、弯盘、一次性胃管（早产儿：5Fr，足月儿：6Fr）和胃肠减压器、无菌纱布、无菌棉签、生理盐水、10ml注射器、无菌手套、胶布、一次性治疗巾、手电筒、听诊器、免洗手消毒液。

4. 实施 具体步骤及操作方法见表19-3。

表19-3 胃肠减压操作方法和注意事项

步骤	操作方法	注意事项
准备	1. 携用物至床旁，PDA双人核对患儿腕带信息、医嘱 2. 洗手，戴口罩	注意三查八对
放置置管	放置、确认位置、固定、标识胃管方法见洗胃	
减压	1. 检查胃肠减压器，排出减压器内气体 2. 断开注射器，将胃肠减压器与胃管末端连接 3. 用别针将胃肠减压器连接管固定于患儿暖箱垫或床垫上 4. 将胃肠减压器妥善悬挂于暖箱、辐射台或婴儿床下 5. 再次核对患儿信息 6. 观察并记录引流液的颜色、性质、量	妥善固定，避免打折、断开 保持减压器位置低于患儿
整理/记录	1. 擦拭患儿面颊，移除治疗巾，取舒适体位 2. 整理用物，洗手，记录	

5. 评价

（1）患儿在置管的过程中生命体征平稳，耐受良好，无呛咳、呕吐发生。

（2）减压通畅有效，腹胀缓解。

（3）观察并记录引流液的颜色、性质、量，如出现咖啡色、墨绿色等引流物应及时通知医生。

六、并发症的预防和处理

（1）胃管滑脱、胃肠减压器打折、断开。预防方法为安抚患儿、保持安静，妥善固定胃管及减压器，使其紧密连接，及时调整减压器位置，防止过度牵拉。

（2）感染。预防：无菌操作规范，保持减压器位置低于患儿，防止引流物反流。处理：立即更换全套引流装置，遵医嘱应用抗生素。

（杨　冰　李海洋）

第二十章

吸　痰

一、定义

吸痰是指利用负压原理经口腔、鼻腔或人工气道将呼吸道内分泌物或吸入物吸出的一种方法。

二、目的

（1）有效清理呼吸道，保持呼吸道通畅。

（2）预防吸入性肺炎、肺不张、窒息等并发症。

（3）采集痰液标本。

三、适应证

（1）呼吸费力、听诊闻及痰鸣音、人工气道内可见分泌物。

（2）呼吸机吸气峰压增加或潮气量减少。

（3）可疑胃内容物或上呼吸道分泌物吸入。

（4）氧分压或血氧饱和度下降。

四、禁忌证

（1）颅底骨折或颅底手术患儿禁止鼻腔内吸痰。

（2）口鼻腔内急性活动性出血。

五、操作流程

1. 评估　患儿病情、面色、意识状态、呼吸、血氧饱和度、痰鸣音、辅助呼吸情况；口鼻腔、气道黏膜情况；患儿需求；患儿拟采用的吸痰方法。

2. 诊断　无操作禁忌证，可实施操作。

3. 计划

（1）护士准备：着装规范、洗手、戴口罩。

（2）患儿准备：舒适体位。

（3）环境准备：光线明亮、宽敞。

（4）用物准备：负压吸引装置、适宜型号的一次性吸痰管、密闭式吸痰管、生理盐水、注射器（5ml）、纱布、酒精、棉签、听诊器、手电筒、垃圾桶，必要时复苏气囊。

4. 实施 具体步骤及操作流程见表20-1。

表20-1 吸痰操作流程及注意事项

步骤	操作流程	注意事项
准备	1. 携用物至床旁，两种方法核对患儿身份信息 2. 连接负压吸引装置，检查吸引器、管路有无漏气，调节负压80～100mmHg 3. 不常规预充氧，对上次吸痰时出现氧合下降的患儿在吸痰前30～60秒及吸痰后1分钟，提高氧浓度，氧浓度较基线值增高10% 4. 协助患儿取舒适体位，使用包布包裹患儿，可提供非营养性吸吮等舒适措施 5. 以无菌方法打开吸痰管，戴无菌手套，取出吸痰管连接负压吸引装置 6. 测量吸引深度 （1）经口吸痰：吸痰管需到达口咽部 （2）经鼻吸痰：鼻尖到耳垂的长度 （3）气道内吸引：气管插管长度加外接长度，吸痰管尖端不超过气管插管	防止负压过大引起呼吸道黏膜损伤 减少吸痰时低氧血症；防止吸痰前后吸入高浓度氧气，增加早产儿视网膜病发生 严格无菌操作 深吸引易引起气道黏膜损伤
吸痰	1. 根据患儿的情况选择适宜的吸痰方式： （1）经口鼻吸痰：松开负压孔，阻断负压，将吸痰管插入口（鼻）咽部至所测量长度，按压负压孔，轻轻左右旋转并上提吸痰管，吸尽痰液 （2）开放式气道内吸引：助手协助断开呼吸机，复苏气囊进行人工通气，操作者松开负压孔，阻断负压，将吸痰管插入气管插管内至所测量长度，按压负压孔，轻轻左右旋转并上提吸痰管，吸尽痰液 （3）密闭式气道内吸引：密闭式吸痰管连接负压吸引管，打开开关，一手扶持气管插管，另一手将吸痰管送入气管插管至相应刻度，开启负压，边旋转边上提吸痰管 2. 观察患儿痰液的颜色、性质、量 3. 观察患儿血氧饱和度、生命体征变化及对吸痰的耐受程度	依次吸引气道、口腔、鼻腔，经鼻腔吸引会引起患儿不适和痛苦，只有在必要时进行 每吸引一个部位使用一根吸痰管 吸引在尽可能短的时间内完成，一次吸引总时间不超过10～15秒，开放负压时间不超过5秒；每次吸引至少间隔1分钟，1～2次完成吸引，不超过3次 当患儿出现缺氧症状，如发绀、心率下降时应立即停止吸痰，待患儿稳定后再吸

续 表

步骤	操作流程	注意事项
吸痰后	1. 吸痰完毕，用生理盐水冲洗管路 （1）一次性吸痰管：直接吸引少许生理盐水冲洗负压吸引管 （2）密闭式吸痰管：用5ml注射器以无菌方式抽取5ml生理盐水并除去针头，酒精棉签消毒冲洗孔后连接注射器，将吸痰管尖端放置在冲洗孔处，在推注生理盐水的同时开启负压；冲洗结束后除去注射器 2. 关闭负压，吸痰管用手套翻转包裹后放入医用垃圾桶，密闭吸痰管每天更换 3. 患儿呼吸平稳后，将呼吸机参数调回原有水平 4. 用纱布清洁患儿口鼻，安置舒适体位 5. 整理用物，垃圾分类处理，洗手，记录	注意生理盐水勿进入气管插管内

5. 评价

（1）痰液的颜色、性质、量。

（2）吸痰时患儿无缺氧症状出现。

（3）吸痰后氧合改善，听诊患儿双肺呼吸音改善。

六、并发症的预防和处理

1. 低氧血症

（1）预防：根据患儿日龄、病情、体重选择型号适宜的吸痰管、吸痰方式、吸痰时间和负压。吸痰前后提高氧浓度，每次吸痰时间不超过10秒。

（2）处理：发生低氧血症时立即停止操作，给予氧气吸入，必要时予复苏气囊加压给氧。

2. 呼吸道黏膜损伤

（1）预防：①选择型号适宜的吸痰管、吸痰方式、吸痰时间和负压。②吸痰时动作轻柔。③插入吸痰管时阻断负压。④吸痰管插入深度适宜。

（2）处理：发生呼吸道黏膜损伤时应立即停止吸痰，严重者遵医嘱给予药物。

3. 感染

（1）预防：①严格执行无菌操作。②操作过程中吸痰物品一旦污染或疑似污染应立即更换。③吸痰前不使用生理盐水润滑吸痰管。④吸痰管一次性使用。⑤在冲洗密闭式吸痰管时，注意无菌操作，冲洗孔需使用酒精严格消毒。

（2）处理：明确感染时遵医嘱应用抗生素。

（于素杰）

第二十一章

气管插管的护理配合

一、定义

气管插管是指将特制的气管导管插入气管内的一种技术，可为患儿提供通畅的呼吸通路，为吸引、气管内给药提供条件，是早产儿危急重症抢救的重要措施。气管插管此项操作需由医生进行，该操作往往是在紧急抢救时进行，密切的医护配合是实现快速成功插管的重要环节。

二、目的

（1）迅速清除进入气管内的羊水、胎粪、黏液等，保持呼吸道通畅。

（2）迅速建立人工气道，进行辅助呼吸。

（3）气管内给药。

三、适应证

（1）吸入胎粪性羊水需气管内吸引。

（2）气囊－面罩正压通气效果不佳时。

（3）需胸外按压时。

（4）经气管内注入药物时，如肺表面活性物质、肾上腺素等。

（5）极不成熟的早产儿、先天性膈疝等特殊复苏情况。

四、禁忌证

（1）喉头水肿。

（2）急性喉炎。

（3）喉头黏膜下血肿。

五、操作流程

1．评估

（1）患儿病情、生命体征。

（2）患儿体重、胎龄、日龄。

（3）呼吸道分泌物情况。

2. 诊断

无操作禁忌证，可实施操作。

3. 计划

（1）护士准备：手卫生，戴口罩、圆帽。

（2）患儿准备

1）患儿置于辐射暖台上，早产儿尤其是超/极低出生体重儿用塑料薄膜包裹患儿，全程注意保暖。

2）将患儿头部移至床边，肩下垫1～2cm肩垫，置患儿于鼻吸气位。

（3）环境准备：光线明亮、安静、宽敞；患儿身旁铺无菌巾，建立无菌区。

（4）用物准备：不同型号的气管导管、导丝、喉镜、喉镜叶片（00号主要用于超低出生体重儿，0号主要用于早产儿，1号主要用于足月儿）、无菌手套、复苏气囊（T-组合复苏器）、负压吸引、吸痰管、胎粪吸引器、听诊器、吸氧装置、监护仪、胶布（固定气管插管）、丝线、水胶体敷料或皮肤保护膜、剪刀等。

4. 实施

（1）准备阶段

1）使用T-组合复苏器或复苏气囊正压通气。

2）根据患儿体重确定气管导管型号及插管深度（表21-1），也可根据公式计算插管深度，插管深度计算公式：插管深度（cm）＝体重（kg）＋6。

表21-1　气管导管的选择及插管深度

出生体重（g）	气管导管内径（mm）	插管深度（cm）*
＜1000	2.5	6
1000～2000	3.0	7～8
2000～3000	3.5	8～9
3000～4000	4.0	9～10

注：*为上唇至气管导管端的距离。

3）采用无菌技术将型号适宜的气管插管、喉镜及喉镜叶片、导丝放入患儿身旁的无菌区。

4）清理呼吸道分泌物。

（2）插管配合

1）协助医生固定患儿体位，在声门暴露不佳时轻压环状软骨处，使气管向下暴露声门裂，必要时吸引咽喉部分泌物。

2）插管过程中将氧气导管放置于患儿口鼻腔附近，提供常压给氧。

3）密切监测患儿生命体征，如出现血氧饱和度明显下降，停止气管插管，立即予以正压通气，待血氧饱和度上升至90%以上再行气管插管。

4）气管导管插入后，拔出导丝，立即连接复苏气囊或T-组合复苏器，继续正压通气。

（3）确定位置：确定插管成功的方法包括如下。

1）胸廓起伏对称，听诊双肺呼吸音一致，胃部无气过水声，无扩张。

2）呼气时导管内有雾气。

3）心率、血氧饱和度快速上升，患儿反应好转。

4）患儿心率、血氧饱和度改善不明显时，需要注意是否导管插入太深，进入右主支气管，听诊时右肺呼吸音更响，可根据呼吸音调整导管位置。

（4）固定导管

1）剪两条长度足够的“人”字形胶布和一条“人”字形水胶体敷料（图21-1A）。

2）清洁患儿面颊部胎脂，早产儿使用水胶体敷料或涂抹皮肤保护膜保护面颊部皮肤（图21-1B）。

3）将气管导管置于口角一侧，确认导管插入刻度，在刻度上系上丝线，做好标记（图21-1C）。

4）取一条“人”字形胶布，胶布“人身”部分粘贴于患儿颊部，胶布剪开起始部位接近患儿的口角，胶带“上腿”部横过患儿的上嘴唇并粘贴，“下腿”部包绕并粘贴气管导管（图21-1D）。

5）取另一条胶带与步骤四反方向粘贴，固定下嘴唇和气管导管（图21-1E）。

6）固定后再次确定导管位置，继续进行下一步治疗。

（5）整理/记录

1）整理用物，洗手，记录。

2）喉镜及喉镜叶片消毒备用。

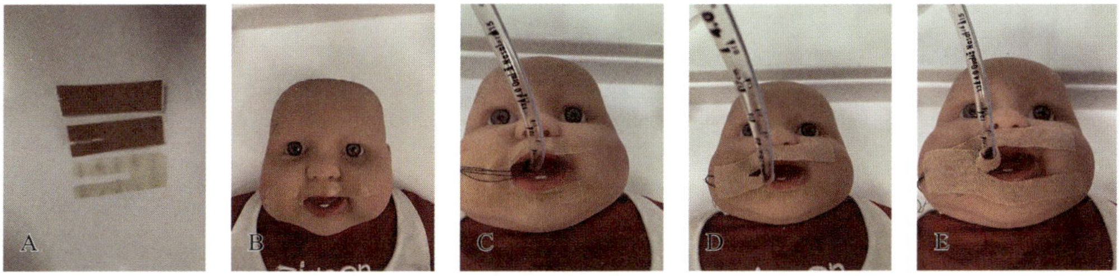

▶图21-1　气管导管固定

5. 评价

（1）护理配合熟练度。

（2）正确摆放体位、实施插管配合、妥善固定导管。

（3）全程注意保暖，严格无菌操作。

六、常见并发症的预防和处理

1. 误入食管

（1）临床表现：患儿反应、心率、氧合未见好转；呼吸时导管内无雾气；听诊无呼吸音而胃内有气过水声。

（2）处理措施：立即拔出气管导管，继续正压通气；重新摆放体位，必要时清理呼吸道，更换气管导管、导丝、喉镜及喉镜叶片重新插管。

2. 误入右主支气管

（1）临床表现：听诊右侧呼吸音强左侧弱；X线片提示气管导管尖端在右主支气管。

（2）处理措施：重新计算置入深度，缓慢退出少许导管，边退边听诊呼吸音，重新固定气管导管。

3. 口腔软组织损伤

（1）临床表现：插管后口腔中有新鲜血液；吸痰时经口腔中吸出新鲜血液。

（2）预防措施：插管时动作轻柔；困难气道者由操作熟练者进行气管插管；正确选择气管导管型号和喉镜叶片型号。

（陈　瑶）

第二十二章

光照疗法

一、定义

光照疗法简称光疗，是一种降低血清间接胆红素的方法，主要作用是使体内的间接胆红素在光的作用下转变为水溶性的胆红素异构体，而不需要葡萄糖酸醛结合，即可从胆汁及尿液中排出，从而降低间接胆红素水平。

二、工作原理

光疗的作用部位在皮肤的浅层组织，光源发出的光子透过皮肤，使皮肤浅层毛细血管中的胆红素分子发生光能量的变化，产生异构体，从脂溶性转变为水溶性。胆红素吸收光线，以波长450～460nm的光线作用最强，蓝光的波长主峰在425～475nm，白光波长380～780nm，临床常用蓝光和白光。

三、目的

（1）降低血清间接胆红素浓度。

（2）降低胆红素脑病风险。

四、适应证

（1）新生儿高胆红素血症。

（2）出生后36小时内出现黄疸且胆红素值升高快的患儿。

（3）换血前后的辅助治疗。

（4）早产儿尤其是极低出生体重儿、超低出生体重儿预防性光疗。

五、禁忌证

（1）直接胆红素＞68.4μmol/L。

（2）有心肺或肝功能损伤。

（3）有出血倾向。

（4）有呕吐或腹泻症状。

（5）胆汁淤积。

（6）尿量减少。

（7）体温＞38.5℃。

（8）先天性卟啉病。

（9）蓝光过敏患儿。

六、设备选择

（1）光疗箱：适用于胆红素水平较高，且体温稳定的患儿。

（2）光疗灯：光疗箱控温效果不如暖箱理想，超/极低出生体重儿和体温不稳定的患儿可在暖箱中使用光疗灯进行光疗。

（3）光疗毯：适用于母婴同室光疗、家庭光疗者。

七、操作流程

1. 评估

（1）患儿的诊断、体重、胎龄、日龄、胆红素水平、生命体征、皮肤情况等。

（2）光疗设备是否清洁，接通电源后设备能否正常使用，灯管是否有效。

（3）光疗箱周围环境的温湿度。

2. 诊断　无操作禁忌证，可进行操作。

3. 计划

（1）护士准备：护士应着装整齐，洗手，戴口罩。

（2）患儿准备：患儿全身裸露，仅穿着尿不湿，剪短指甲、清洁皮肤，皮肤禁忌涂粉或油类护肤品，以免影响治疗效果及灼伤皮肤。

（3）用物准备：光疗箱、温湿度计、体温表、大小合适的光疗眼罩和纸尿裤、手足保护套、“鸟巢”、快速手消毒液、灭菌注射用水、遮光布。

（4）环境准备：调节室温到24～26℃，湿度55%～65%。光疗箱放置位置，避免阳光直射、有对流风或取暖设备附近，以免影响光疗箱内的温度。

4. 实施　具体步骤及操作方法见表22-1。

表22-1 光疗操作方法及注意事项

	操作方法	注意事项
开始光疗	1．根据患儿体重及胎龄、日龄选择合适的光疗设备	
	2．接通电源，打开开关，调节光疗箱温度预热，一般为30～34℃，水槽内加入适量的灭菌注射用水到水位线，控制湿度在55%～65%	
	3．预热完成后，核对医嘱信息和患儿身份信息	
	4．打开箱门，将患儿轻柔地抱入光疗箱	
	5．患儿全身裸露，佩戴光疗眼罩，更换纸尿裤，做好臀部护理，包裹手足保护套保护皮肤 6．将光疗箱皮肤温度传感器贴于患儿上腹部	尽可能多地暴露皮肤。男婴注意保护阴囊皮肤。佩戴眼罩、手脚保护套松紧适宜，避免影响血液循环
	7．根据患儿病情，选择合适的体位 8．关闭箱门，打开蓝光灯	可提供“鸟巢”式护理。身下垫透光软垫，保护骨隆突处皮肤，防止压伤
	9．箱外铺好遮光布 10．记录开始治疗时间	减少蓝光对其他患儿和工作人员的影响
停止光疗	1．核对医嘱信息、患儿身份信息	
	2．除去皮肤温度传感器和光疗眼罩，检查患儿皮肤情况，尤其是眼部及会阴	
	3．予患儿更换尿裤，穿衣，襁褓入筐	
	4．记录停止治疗时间	
	5．关闭光疗箱及电源，整理用物，终末消毒处理	

光疗期间病情观察，监测患儿体温和光疗箱温度，每2～4小时测体温一次，根据病情、体温调节箱温。监测生命体征和胆红素值，观察患儿精神反应、黄疸消退情况、大小便的颜色与形状、体温、吃奶情况，有无呼吸暂停、烦躁、嗜睡、腹胀、呕吐等，有异常及时通知医生，给予相应处理。保持光照均匀，观察患儿皮肤有无皮肤干燥、发红及皮疹情况。注意皮肤保护，如骶尾部、肘关节处等，每2小时更换体位。加强巡视，以防患儿口鼻受压影响呼吸，观察患儿眼罩和手足保护套有无脱落，加强臀部护理，及时更换纸尿裤。光疗时定时喂奶，注意补充水分，监测出入量，必要时遵医嘱补液。

5．评价

（1）患儿胆红素水平下降至正常范围内。

（2）患儿光疗期间无并发症出现。

八、常见并发症及处理

1. 发热　体温≥37.5℃，予降低箱温（每小时不能超过1℃），当体温≥38℃需区别是光疗引起的还是感染等因素引起的。

（1）预防：密切监测体温变化，及时调整箱温。

（2）处理：根据病情遵医嘱予物理降温，必要时暂停光疗，密切观察患儿精神反应。

2. 腹泻　患儿大便次数＞10次/天、性状稀。

处理：遵医嘱补充液体，记录出入量，做好臀部护理，及时更换纸尿裤，涂抹护臀霜进行保护，必要时遵医嘱给予药物治疗或暂停光疗。

3. 皮疹　常见于面部、下肢、躯干部出现红斑。

处理：光疗后皮疹可自行消退，不留痕迹。严重者需暂停光疗，观察皮疹消退情况。

4. 青铜症　胆汁淤积性黄疸患儿光疗后，皮肤、血清和尿液呈青铜色。

（1）预防：密切观察患儿皮肤颜色，胆红素水平下降到安全范围时及时停止光疗。

（2）处理：停止光疗后青铜色会消退，但时间较长。

5. 视网膜损伤　预防：光疗时注意光疗眼罩遮挡，保护患儿。

（唐　娜）

第二十三章

换血疗法

一、定义

换血疗法是指用大量的（通常为患儿血容量的2倍）库存血或新鲜血液置换出患儿病理血液，以降低患儿血液及细胞外液中的间接胆红素至安全水平，防止胆红素脑病的发生，是治疗重症新生儿高胆红素血症最迅速且有效的方法。

二、目的

（1）置换出血液中胆红素，并为胆红素结合提供游离白蛋白，可快速降低胆红素浓度，防止胆红素脑病的发生。

（2）置换出溶血性抗体和致敏的红细胞，减轻溶血。

（3）纠正贫血。

三、适应证

（1）各种原因引起的高胆红素血症达到换血标准值，换血标准参考第四章第三节黄疸护理。

（2）产前明确有新生儿溶血病，出生时脐血胆红素达到4.5mg/dl以上，血红蛋白低于110g/L，伴有水肿、肝脾大和心力衰竭的患儿。

（3）出现早期胆红素脑病的患儿，不论胆红素值是否达到换血标准。

四、禁忌证

（1）急性心力衰竭患儿慎用。

（2）凝血功能严重障碍患儿慎用。

五、操作流程

1. 评估

（1）患儿胎龄、日龄、体重。

（2）患儿病史、胆红素水平、生命体征。

（3）脐血管及外周动静脉血管条件。

2. 诊断

无操作禁忌证，可实施操作。

3. 计划

（1）护士准备：洗手，戴口罩、圆帽，穿隔离衣。

（2）患儿准备：①持续加强光疗4～6小时。②换血前禁食一次或抽出胃内容物。③安抚患儿，避免严重哭闹，必要时遵医嘱予以镇静。

（3）环境准备：环境消毒处理或在层流病房进行，辐射暖台预热，室温在24～26℃。

（4）用物准备：生理盐水、肝素、5%和10%葡萄糖注射液、必要时准备水合氯醛和急救药品、留置针、延长管、贴膜、三通、输血器、注射器、采血管、百特袋、输血泵两台、输液泵两台、安尔碘、棉签、必要时脐动/静脉置管装置。

4. 实施　具体操作步骤及注意事项见表23-1、图23-1。

表23-1　换血疗法操作步骤及注意事项

	操作步骤	注意事项
换血前	1. 将患儿取平卧位于辐射暖台上，可借助“鸟巢”为患儿摆放舒适体位，适当约束，必要时予镇静 2. 建立血管通路（可选择中心血管通路或外周血管通路） （1）中心血管通路：脐动脉为出血通路，脐静脉为输入通路 （2）外周血管通路：1个外周动脉通路，3个外周静脉通路。静脉通路分别用于输入红细胞、血浆和给药 3. 换血量：遵医嘱，一般为血容量的2倍，以150～160ml/kg为宜，红细胞与血浆比为2∶1 4. 换血前，抽取动脉血进行血糖、电解质、血气分析、血清胆红素、血常规等进行检验 5. 核对：有2名医护人员核对交叉配血单、血袋标签各项内容及血袋有无破损渗漏、血液颜色是否正常；在床旁核对患儿床号、姓名、病案号、性别、日龄、血型及是否与将换血的血型一致	中心血管通路：易感染，易并发血管穿孔，易影响血流灌注，并发症多 建立外周动脉通路，首选桡动脉，桡动脉穿刺前行Allen试验，也可选腋动脉、股动脉；因肱动脉缺乏侧支循环，禁止进行穿刺 血型选择：血型不合溶血需O型洗涤红细胞，AB型血浆或同型血浆；Rh血型不合性溶血病用Rh血型与母亲相同，ABO血型用与患儿相同的红细胞悬液，加ABO同型新鲜血浆
换血中	1. 采用动静脉同步换血术 （1）输入：按照输血常规进行，红细胞及血浆使用输血泵分别与两条静脉通路连接 （2）输出：输血器与百特袋连接，另一端连接三通，三通的侧口与10U/ml肝素盐水的输液管路连接，使用肝素盐水润滑输血器、三通后，通过三通连接动脉通路。输血器反向安装于输液泵上，输液泵位置低于患儿（见下图）	可使用输血加温器对血液进行复温，不超过37℃ 输出通路使用肝素全程抗凝，避免堵管。一般肝素盐水泵入速度为30ml/h

续　表

	操作步骤	注意事项
换血中	2．调节换血速度：输入红细胞速度＋输入血浆速度＋肝素盐水速度＝输出通道速度，红细胞与血浆速度一般为2∶1。遵循先慢后快原则，观察患儿无不良反应后换血速度可调节至4ml/min，即240ml/h 3．持续监测患儿生命体征，换血开始时，每15分钟测血压1次，血压稳定者，可30分钟测血压1次。对于血压不稳定者，增加监测频率，必要时行持续有创动脉血压监测 4．每15分钟核对出入量 5．换血量达100ml时复查电解质、血气、血糖、血常规、胆红素等，如正常每半小时监测1次 6．换血过程中严格无菌操作；整个过程中需穿隔离衣、戴口罩和圆帽，防止感染发生	
换血后	1．及时拔除动脉通路，按压5分钟 2．继续光疗 3．监测血常规、电解质、血气分析、血糖、胆红素等 4．继续禁食6～8小时，可根据血糖值进行静脉营养液的输注 5．密切观察患儿有无嗜睡、烦躁、抽搐、反射等情况，持续监测血氧饱和度、呼吸、脉搏的变化 6．继续药物治疗，必要时遵医嘱预防性应用抗生素 7．整理用物，洗手、做好换血记录	观察有无出血及血肿 可根据患儿情况进行喂养，喂养时需密切观察患儿有无呕吐、腹胀等不适

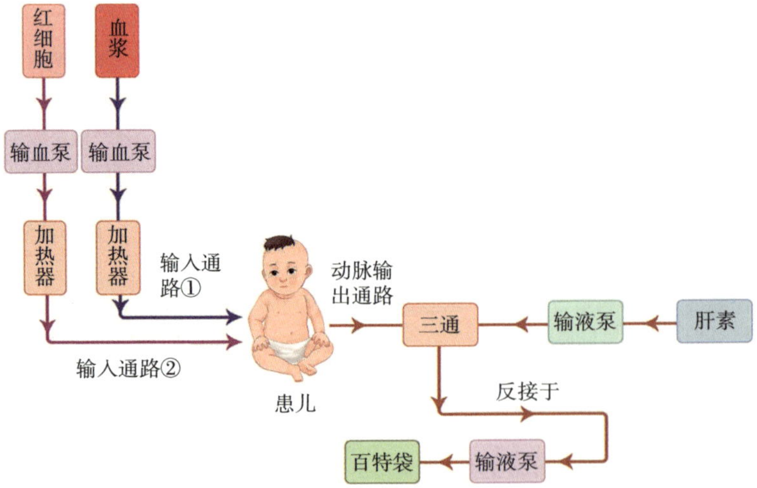

▸ 图23-1　动静脉同步换血装置连接示意图

5. 评价

（1）换血过程中，患儿生命体征平稳。

（2）患儿胆红素水平下降程度。

（3）换血过程中及换血后，无并发症发生。

六、并发症的预防和处理

1. 心功能障碍

（1）临床表现：心律失常。

（2）原因：输入低温的库存血、库存血钾含量高、入量与出量不同步。

（3）预防：输入的血液置于27～37℃预温，输注过程中使用加温器，设置适宜的温度。

（4）处理：立即暂停换血，根据血钾值对症处理或遵医嘱用药，并注意抽血、输血速度保持一致。

2. 败血症

（1）临床表现：感染症状加重、CRP升高。

（2）原因：有创操作多、环境污染。

（3）预防：严格无菌操作，保持管路装置密闭，UAC/UVC置管患儿执行脐部护理治疗方法，尽早拔除不必要的动静脉通路。

（4）处理：遵医嘱应用抗生素治疗，按照败血症的治疗方法对患儿进行救治。

3. 电解质紊乱

（1）临床表现：高血钾导致的心律失常甚至心搏骤停；低血钙导致四肢抖动、抽搐。

（2）原因：库存血血钾含量高；血液中枸橼酸盐与钙结合。

（3）预防：加强监测电解质的变化。

（4）处理：遵医嘱口服钙剂或静脉应用葡萄糖酸钙。

4. 坏死性小肠结肠炎

（1）临床表现：腹胀、肠鸣音减弱、胃潴留增加。

（2）原因：换血过程中，门静脉系统产生反压，阻滞血液流到肠道，引起缺血、坏死。

（3）预防：操作前后禁食，密切关注腹部症状。

（4）处理：立即禁食，回抽出胃内残余奶液并胃肠减压，静脉营养液持续输注，根据坏死性小肠结肠炎分级进行治疗，必要时进行外科手术。

5. 凝血功能障碍

（1）临床表现：穿刺部位渗血、皮下出血点。

（2）原因：血小板或凝血因子减少。

（3）预防：避免换血过程中肝素进入患儿静脉。

（4）处理：暂停换血，遵医嘱输注血小板或予凝血酶原复合物对症处理。

（田春辉）

第二十四章

输　　血

一、定义

输血是将全血或成分血如血浆、红细胞、白细胞及血小板等通过静脉输入体内的方法。

二、目的

（1）输注全血，可补充血容量，维持胶体渗透压，维持有效循环血量，升高血压。

（2）输注红细胞，纠正贫血，增加血液携氧能力。

（3）输注新鲜血浆，补充多种抗体及白细胞，增强机体抵抗力。

（4）输注人血白蛋白或血浆可纠正低蛋白血症。

（5）补充各种凝血因子和血小板，改善凝血机制。

三、适应证

（1）严重感染。

（2）失血性休克。

（3）各种原因引起的大出血。

（4）贫血、低蛋白血症。

（5）凝血功能障碍。

四、禁忌证

（1）急性肺水肿。

（2）充血性心力衰竭。

（3）恶性高血压。

（4）红细胞增多症。

（5）肾功能极度衰竭。

（6）对输血有变态反应者。

五、操作流程

1. **评估** 早产儿的胎龄、日龄、体温、病情、药物过敏史、心肺功能、外周血管通路及局部皮肤情况。

2. 诊断　无操作禁忌证，可实施操作。

3. 计划

（1）护士准备：着装规范，洗手，戴口罩。

（2）患儿准备：体位适宜，家长签署知情同意书。

（3）环境准备：温度适宜，光线明亮。

（4）用物准备：输血泵、治疗盘、输血器、无菌棉签、安尔碘、生理盐水、胶布、血液、注射器、垃圾桶。

4. 实施　具体步骤及操作流程见表24-1。

表24-1　输血操作流程及注意事项

步骤	操作流程	注意事项
准备及核对	1. 取血时，仔细检查血的质量，有效期，包装完整性，出现以下情况不予取血：①标签破损。②血袋有破损。③血液中有凝块。④血浆呈乳糜状或暗红色。⑤血浆中有明显絮状物或粗大颗粒。⑥红细胞呈紫红色 2. 严格执行核对原则，双人核对：①核对医嘱。②查看“输血治疗同意书”上医生、家属的签字及时间（经签字后3个月内有效）。③输血者的姓名、病案号、血型配血结果（ABO、Rh因子）、血袋编号、供血者血型配血结果、采血日期、血量、血液成分 3. 携物至床旁，双人核对患儿腕带信息、医嘱、血液血袋号、血型及交叉配血结果，并在输血记录单上签字	血液取回后勿剧烈震荡，以免红细胞被破坏而引起溶血
输血	1. 将患儿置于适宜体位 2. 取出输血器使用生理盐水冲洗，摇匀血液并连接血袋，排尽输血器中的生理盐水，使血液预充整个输血管路 3. 安装输血泵及输血加温器，加温器设置为37℃ 4. 常规消毒外周静脉通路接头。静脉推注1～2ml生理盐水，检查留置针是否完好通畅 5. 再次核对患儿身份及血液信息 6. 连接输血器与留置针并妥善固定 7. 遵医嘱调节输血总量及速度 8. 再次核对患儿身份及血液信息 9. 整理用物，洗手，记录	使用输血泵便于精确控制输入量及泵入速度。只能使用输血加温器，避免不正规的加温方式，防止血红蛋白变质 遵循先慢后快的原则，输血开始时15分钟慢速输入，患儿无不适后可加快速度

注意事项如下。

（1）输血过程中，密切观察患儿血液输注情况，穿刺部位皮肤及有无输血反应发生，并做好护理记录。

（2）输血结束后，血袋需常温保留24小时后方可丢弃。

5. 评价

（1）患儿贫血、凝血功能障碍、水肿等病情改善情况。

（2）无输血反应发生。

六、并发症的预防和处理

1. *发热反应* 是最常见的输血反应，体温达38～41℃。患儿血液中含有白细胞及抗体，输血会发生抗原抗体反应，激活补体，引起白细胞溶解而释放致热源。

（1）预防：严格遵守无菌操作原则，根据患儿的病情、日龄、输血量及医嘱调节泵入速度。

（2）处理：①通知医生，根据医嘱减慢输血速度或暂停输血，明确原因。②去除血制品中的白细胞。③对症处理，物理降温，密切监测体温情况。

2. *过敏反应* 多见于过敏体质的患儿、IgA缺乏者，表现为血管神经性水肿、荨麻疹，重者出现喉头水肿、气管痉挛、呼吸困难、发绀、过敏性休克等症状。

（1）预防：既往有输血过敏史者可遵医嘱给予抗组胺药物。IgA缺乏者应输注特定血液。

（2）处理：①轻度过敏反应，密切观察，减慢输血速度。②严重过敏反应，应立即停止输血，遵医嘱给予地塞米松、0.1%肾上腺素等药物。遵医嘱给予患儿恰当给氧方式，严重者进行气管插管，预防窒息。

3. *溶血反应* 输入的红细胞在患儿体内发生异常破坏而引起的反应。表现为面色潮红、烦躁、发热、血红蛋白尿、黄疸，甚至休克、弥散性血管内凝血、急性肾衰竭等。

（1）预防：严格核对制度，血制品保存得当。

（2）处理：①立即停止输血，保持静脉通路通畅，通知医生，配合抢救。预防肾衰竭，抑制免疫反应。②重新鉴定血型及测定试验。③密切观察生命体征及尿量、尿色并记录，警惕急性肾衰竭。④出现休克症状，给予抗休克治疗，预防和纠正弥散性血管内凝血。

4. 循环超负荷　常发生在输血后1～24小时内，表现为明显烦躁不安，并进行性加重，呼吸困难，脉搏增快，心律不齐，双肺底出现中细湿啰音。

（1）预防：严格控制输血速度。输注冷藏血前适当加温或使用输血输液加温器。

（2）处理：①发生循环超负荷时，立即停止输血并通知医生，配合抢救。②清理呼吸道分泌物，保持呼吸道通畅。③遵医嘱予以镇静、强心、利尿、血管扩张剂等药物治疗，减轻心脏负荷，密切观察患者变化并做好记录。

（谢羽庭）

第二十五章

腹膜透析

一、定义

腹膜透析是利用腹膜为半透膜，向腹膜内注入透析液，借助毛细血管内血浆及腹膜腔内的透析液中的溶质浓度和渗透梯度，通过弥散和渗透原理以清除体内代谢废物及潴留过多的水分、代谢产物和毒素，纠正水电解质紊乱及酸碱平衡失调，从而维持机体内环境稳定。新生儿单位体重的腹膜面积相对较大，大于肾小球滤过总面积，腹膜透析效果较好。

二、目的

（1）清除机体潴留的代谢产物和过多的水分。

（2）纠正电解质紊乱。

（3）维持酸碱平衡。

（4）达到肾脏替代或支持的目的。

三、适应证

（1）急性肾损伤。

（2）液体超载。

（3）常规治疗不能改善的电解质紊乱。

（4）难以纠正的酸中毒。

（5）毒性代谢蓄积或先天性代谢紊乱。

四、禁忌证

1. 绝对禁忌证

（1）腹膜广泛粘连或纤维化。

（2）腹部或腹膜后手术导致严重腹膜缺损。

（3）外科无法修补的疝。

（4）严重的凝血功能障碍。

（5）原发性腹膜炎。

2. 相对禁忌证

（1）腹部手术3天内，腹腔置有外科引流管。

（2）腹腔有局限性炎症病灶。

（3）肠梗阻。

（4）腹部疝未修补。

（5）严重炎症性或缺血性肠病。

（6）腹内巨大肿瘤及巨大多囊肾。

（7）严重肺功能不全。

（8）严重腹部皮肤感染。

（9）长期蛋白质及热量摄入不足所致严重营养不良。

（10）高分解代谢。

五、操作流程

1. 评估

（1）患儿病情和生命体征。

（2）患儿肾功能状况及水电解质紊乱、酸碱平衡失调程度。

（3）患儿腹膜透析管路情况。

2. 诊断　无操作禁忌证，可实施操作。

3. 计划

（1）护士准备：着装规范，修剪指甲，洗手，戴圆帽、口罩。

（2）患儿准备：放置于辐射暖台，仰卧位，暴露腹部，保持安静，适当约束。

（3）环境准备：光线明亮，温湿度适宜，减少人员流动。

（4）用物准备：床旁超声机、透析管、腹腔穿刺包、碘伏、一次性注射器、利多卡因注射液、无菌手套、无菌隔离衣、无菌洞巾、无菌耦合剂、体表导管固定器、输液接头、无菌贴膜、胶布、腹膜透析液、输液恒温器、输液泵、输液器、一次性三通、无菌引流袋、快速手消液。

4. 实施

（1）管路的建立　目前，婴儿腹膜透析管路的选择及建立的方法尚无统一标准，体重＜5000g的婴儿可手术置入新生儿腹膜透析管。对于早产儿，常采用床旁超声引导下，经皮多侧孔灌注导管穿刺置管技术，该技术具有创伤小、安全性高、并发症少、置管后可立即使用等优点（表25-1）。

表25-1 腹膜透析管路建立的操作流程及注意事项

步骤	操作流程	注意事项
穿刺点定位	腹正中线脐下0.5～1.0cm处与左或右髂前上棘连线中内1/3处	
建立无菌区	操作者穿无菌隔离衣、戴无菌手套，用碘伏以穿刺点为中心向外环形消毒3遍，铺无菌洞巾	建立最大无菌屏障，助手协助固定患儿体位
局部麻醉	操作者抽取利多卡因注射液，在穿刺点周围进行局部麻醉	
穿刺	打开腹腔穿刺包，床旁超声引导下，在穿刺点穿刺针以“Z”形轨迹进针，进入腹腔后注射器中出现腹水	超声引导下进行穿刺可有效避免肠穿孔和膀胱穿孔的发生。超声引导时注意无菌操作，使用的耦合剂需提前灭菌处理
送管	穿刺针进入腹腔后送入导丝，退出穿刺针，尖刀以穿刺点为中心扩皮，沿导丝将导管送入腹腔，达到预定长度时退出导丝，管道末端连接接头	超声评估是否达到预定位置
固定	使用体表导管固定器，将多侧孔灌注导管固定在腹壁上，无菌贴膜覆盖。导管尾部采用高举平台法固定于腹壁，标记管路名称、置管日期、时间、置管深度	避免体表导管固定器遮挡穿刺点，便于观察；无菌贴膜以穿刺点为中心，需覆盖导管固定器
整理记录	整理收拾用物，垃圾分类，做好记录和交接班	

（2）实施透析：具体步骤及操作流程见表25-2。

表25-2 实施腹膜透析的操作流程及注意事项

步骤	操作流程	注意事项
选择透析液	根据患儿病情需要及医嘱合理选择腹膜透析液	新生儿常用1.5%或2.5%葡萄糖透析液，原则上以低浓度开始
连接管路	将输液器连接腹膜透析液，输液器尾端连接三通开关。排尽输液器及三通内气体。腹膜透析液悬挂于输液架上，输液器安装于输液泵上，输液泵以下的输液器安装输液加温器。将三通开关患儿端连接于多侧孔灌注导管上。三通另一端连接无菌引流袋	整个过程严格无菌操作，保证管路的密闭性
设定温度	输液恒温器设定37℃	透析液温度过低，导致腹痛和透析效率下降，并引起低体温；温度过高易引起渗血和无菌性腹膜炎

续　表

步骤	操作流程	注意事项
腹膜透析	用输液泵控制输入总量及输入速度，初始每次输入透析液10ml/kg，之后逐渐增加至30ml/kg，于15～30分钟内缓慢泵入，留腹时间30～60分钟，流出时间15～30分钟。一次透析时间60～80分钟，根据病情具体情况，每天透析18～20次	根据患儿的病情和治疗需要，遵医嘱合理调整输入总量、输入时间、留腹时间及流出时间
整理/记录	密切观察患儿透析情况，做好护理记录	

5. 评价

（1）透析管路通畅、固定妥善、无感染发生。

（2）超滤液的颜色、性质、量、无浑浊。

（3）患儿尿量、水肿情况、血气、电解质及血生化指标改善。

六、并发症的预防和处理

1. 出口处感染　表现为出口处存在脓性分泌物，伴或不伴导管皮肤交界处的皮肤红斑。如出现红斑、压痛、肿胀、肉芽肿或结痂但无脓性分泌物时，应警惕出口处感染。

（1）预防：①更换敷料时严格无菌技术，保持伤口和敷料的清洁、干燥。②保持导管固定不动，避免损伤或牵拉出口处。③密切观察出口处皮肤状态。

（2）处理：①抗生素治疗，根据培养结果调整治疗方案。②如果抗炎无效，导管感染同时伴腹膜炎，考虑拔管。③复发感染，对抗炎效果不明显者可重新换位置置管。

2. 腹膜炎　表现为患儿发热、寒战、体温不升、呕吐、腹泻，可有腹肌紧张、透析液浑浊，可见絮状物。

（1）预防：①导管置入、维护，实行腹膜透析时均严格无菌操作。②保持管路通畅，定时挤压导管，避免打折和堵管，必要时冲洗管路。③开始透析前3天，每天留取腹膜液常规，之后每周评估腹透液常规、生化及培养。④观察透析液性质，如出现浑浊、絮状物，及时通知医生。⑤腹透期间避免患儿便秘或腹泻。⑥必要时遵医嘱预防性使用抗生素。

（2）处理：遵医嘱予以抗生素治疗，真菌及结核分枝杆菌感染一经确诊立即拔管，并予以抗真菌或抗结核治疗。

3. 导管堵塞（引流不畅） 表现为引流液明显少于灌入液体量，且没有管周渗漏的证据。

（1）预防：①密切观察，及时发现引流不畅。②定时挤压引流管，避免打折和堵管。

（2）处理：①变换患儿体位、轻揉腹部。②使用透析液冲洗导管。③如果怀疑有纤维蛋白凝块，可以尝试将组织型纤溶酶原激活剂2.5mg与10ml生理盐水混合并缓慢注入导管放置1小时，然后轻轻抽吸和冲洗导管。④原位置换新的导管或在不同位置插入新导管。

4. 导管周围透析液渗漏 表现为出口处渗液，也可表现为不对称的皮下隆起的水肿，渗出液引流减少，体重增加。

（1）预防：避免透析液大量进入腹腔。

（2）处理：①渗漏较多时需要停止腹膜透析24～48小时，腹膜愈合后再继续透析。②原位置换更大规格的导管或在不同位置插入新导管。③出现渗漏会增加感染风险，需要密切观察有无感染征象，必要时予以抗感染治疗。

（李　悦）

第二十六章

亚低温治疗

一、定义

亚低温治疗是指用人工方法将患儿体温降低到33～34℃，并维持72小时，然后慢慢复温，以达到神经保护效果，从而降低缺氧缺血性脑病（HIE）患儿的死亡率和脑瘫的发生率。

二、目的

降低脑代谢，降低细胞毒素的大量聚集，抗细胞凋亡，增加神经元分化。

三、适应证

出生6小时以内，胎龄≥35周和出生体重≥2000g，并且同时存在下列情况。

（1）有胎儿窘迫的证据。

（2）有新生儿窒息的证据。

（3）有新生儿HIE或振幅整合脑电图脑功能监测异常的证据。

四、禁忌证

（1）存在严重的先天性畸形。

（2）颅脑创伤或中重度颅内出血。

（3）全身性先天性病毒或细菌感染。

（4）临床有自发性出血倾向或血小板计数＜50×10^9/L。

五、操作流程

1. 评估

（1）患儿病情符合亚低温治疗适应证。

（2）患儿呼吸支持情况。

（3）患儿全身血管条件，使用血管活性药物情况。

（4）患儿皮肤完整性。

2. 诊断　无操作禁忌证，可实施操作。

3. 计划

（1）护士准备：洗手、戴口罩。

（2）患儿准备

1）需要机械通气的患儿应先妥善固定气管插管，记录气管插管深度。

2）建立静脉通路，如需要使用血管活性药物或全身血管条件较差的患儿应放置UVC或PICC。

3）头部皮肤破损的患儿应先处理头部皮损处。

4）监测患儿生命体征，振幅整合脑电图监测脑功能。

5）完善治疗前检查：常规心电图、血常规、CRP、血气分析、乳酸、血电解质、血糖、肝肾功能、凝血功能、头颅B超。

6）家属签署知情同意书。

（3）环境准备：光线适宜、安静、室温24～26℃。

（4）用物准备：亚低温治疗仪，灭菌注射用水，远红外辐射暖台，大小合适的冰帽，直肠、鼻咽部、皮肤温度监测装置。

4. 实施　身份核对，包括患儿床号、姓名和腕带。具体措施及注意事项见表26-1。

表26-1　亚低温治疗具体措施及注意事项

	具体措施	注意事项
准备阶段	1. 将患儿放置在远红外辐射暖台上，关闭电源 2. 患儿尽量裸露，除去身体部位一切可能的加温设施 3. 将亚低温治疗仪水箱中加入灭菌注射用水至水位计标线水平，开机打开电源，完成设备自检 4. 选择大小合适的冰帽覆盖头部 5. 放置各温度传感器，具体要求如下 （1）直肠温度传感器：插入直肠5cm，固定于会阴部和一侧大腿 （2）鼻咽部温度传感器：放置长度为鼻孔到耳垂的距离，蝶形胶布固定 （3）皮肤温度传感器：放置于患儿剑突和脐部中间的腹部，避开肝区 6. 记录亚低温开始时间	机械通气的患儿，湿化器温度按照常规设置 冰帽不应覆盖眼睛和颈部，易受压部位予以泡沫敷料保护 温度传感器放置后应标记刻度，作为操作后无滑脱的检验提示

续 表

	具体措施	注意事项
初始阶段	1．患儿体温已经在亚低温治疗的可接受温度范围内，直接进入维持治疗状态 2．患儿体温没有达到可接受的温度范围，开始诱导亚低温治疗，1～2小时达到亚低温治疗的目标温度 3．连续监测患儿皮肤、鼻咽部、直肠温度，每15分钟记录各温度一次，直至达到目标温度	目标温度为34℃，可接受温度为33～35℃ 初始阶段患儿会出现烦躁，可以使用安抚奶嘴对其进行安抚 直肠温度降至33℃时，应开启远红外辐射暖台电源给予维持体温
维持阶段	1．达到亚低温治疗的目标温度后转为维持治疗72小时 2．连续监测皮肤、鼻咽部、直肠温度，每1小时记录各温度一次，6小时后每2小时记录各温度一次 3．予患儿每2小时翻身，检查患儿耳廓、后颈等与冰帽接触的部位有无冻伤；压迫部位有无压力性损伤；皮肤有无肿胀等 4．治疗期间，如患儿需要进食，应使用胃管鼻饲，在鼻饲前抽取胃残余量 5．严格记录出入量 6．严密监测患儿生命体征，包括心率、呼吸、血压、血氧饱和度等，如有异常立即通知医生 7．密切观察患儿的意识状态	低于或高于目标温度1℃时应立即通知医生 患儿皮肤发暗或呈灰色时，如血氧饱和度正常可不予特殊处理 严格遵医嘱给与奶量，密切观察患儿胃残余及腹部体征 亚低温治疗期间需要密切监护脏器功能，出现严重不良事件应积极处理，经过积极处理不能缓解的需要终止亚低温治疗
复温阶段	1．直肠或鼻咽部温度每2小时升高0.5℃，直至温度升至36.5℃ 2．取下冰帽，仔细检查皮肤有无冻伤 3．将患儿放入暖箱复温 4．观察患儿生命体征及意识状态	应采取缓慢复温，复温速度≤0.5℃/h，复温时间≥5小时。快速复温可能引起低血容量性休克、高血钾、凝血功能障碍、血糖紊乱、惊厥和低血压等。因此，应对肛温、生命体征、神经系统症状和体征进行密切监测。如果出现上述情况应暂停复温，维持原来温度至少4小时或直到症状缓解，然后再开始复温治疗
操作完毕	结束后，整理用物，洗手，记录	

5．评价

（1）熟练、正确地使用亚低温治疗仪。

（2）患儿在亚低温治疗过程中正确监测鼻咽部温度、直肠温度、皮肤温度。

（3）患儿出现病情变化时能够及时发现和正确处理。

（4）治疗过程中确保患儿安全。

六、并发症的预防和处理

1. 体温过低、皮肤冻伤

（1）预防：防止直肠温度传感器脱出导致测量温度不准；避免皮肤与冰帽直接接触，可使用泡沫敷料保护局部皮肤。

（2）处理：开启远红外辐射暖台电源给予维持体温或放入暖箱保暖至目标温度。

2. 压力性损伤

（1）预防：每2小时变动一次体位，每次翻身时注意各种管路，防止皮肤受压。

（2）处理：详见第七章第四节压力性损伤的护理。

3. 心律失常

（1）预防：持续心电监护，严密监测患儿生命体征，患儿心率低于80次/分时，及时通知医生。

（2）处理：及时调整降温速度或停止亚低温治疗。

4. 低血压

（1）预防：持续心电监护，严密监测患儿生命体征，出现血压降低时及时通知医生。

（2）处理：遵医嘱予以血管活性药物，必要时调整降温速度或停止亚低温治疗。

5. 凝血功能障碍

（1）预防：密切观察患儿有无出血征象，及时进行凝血功能测定。

（2）处理：出现严重凝血功能障碍需提前终止亚低温治疗。

6. 肝肾功能受损

（1）预防：准确记录出入量，及时进行肝肾功能的监测。

（2）处理：积极配合医生处理，必要时停止亚低温治疗。

（陈　瑶）

第二十七章

造口护理

一、定义

人工造口护理是针对各类造口术后患儿行造瘘口处皮肤清洁和护理的一种方法。此方法可保持患儿造口周围皮肤清洁，保护造口周围的正常皮肤组织。

二、目的

（1）评估造口情况，及时发现并处理早期造口并发症。

（2）保持造口及周围皮肤清洁，防止皮炎等并发症的发生。

（3）指导家长学习造口护理的知识，帮助家长达到照顾婴儿的目的。

三、适应证

各类型的造口手术患儿。

四、禁忌证

无绝对禁忌证。

五、操作流程

1. 评估

（1）患儿病情、家长照护能力，了解患儿家长对护理方法和知识的掌握程度。

（2）造口的种类、位置、颜色、高度、造口开口的方向、造口和周围皮肤情况、排泄物性状、使用造口袋的种类。

（3）肠道造口患儿需评估进食时间。

2. 诊断　无操作禁忌证，可实施操作。

3. 计划

（1）时间选择：肠道造口患儿需在喂奶前30分钟进行。

（2）护士准备：着装规范，修剪指甲，洗手，戴口罩。

（3）患儿准备：卧位舒适，保持安静。

（4）环境准备：光线明亮，温湿度适宜，减少人员流动。

（5）用物准备：治疗盘、一次性造口袋、弯头剪刀、造口度量表或尺子、夹子、棉签、纱布、温水（无新鲜伤口时）、皮肤消毒液（有伤口时）、一次性护理袋、造口粉、皮肤保护膜、防漏膏（必要时）、弯盘、快速手消液。

4. 实施　核对患儿身份：床号、姓名、腕带，核对医嘱。具体步骤及操作方法见表27-1。

表27-1　造口护理操作方法和目的

步骤	操作方法	目的
安置患儿	协助患儿取舒适体位，充分暴露造口位置，铺垫巾	患儿舒适，避免污染床单位
移除旧造口袋	手卫生，戴手套，一手固定造口底盘上方皮肤，用棉签蘸温水，另一手由上而下轻柔揭除底盘，也可使用粘胶去除剂，更易去除造口袋底盘	避免用力去除造口底盘造成皮肤损伤
观察造口底盘	造口底盘内侧粘胶有无溶解、变色及范围	根据造口底盘浸渍情况确定更换频率
清洁造口及周围皮肤	取一棉球置于造口上，用生理盐水或温水纱球自外向内清洁造口及周围皮肤，待干或蘸干造口周围皮肤	防止粪便流出，清洁造口及周围皮肤无排泄物及粘胶残留
观察造口及周围皮肤	造口的形状、颜色有无异常，皮肤黏膜缝合处有无出血、造口周围的皮肤有无坏死及皮炎	及时发现造口相关并发症，及时处理
测量造口根部大小及造口排泄高度	根据造口形状测量造口根部大小：圆形测量直径，椭圆形测量长和宽，不规则形可用透明膜描记	为造口底盘的裁剪做准备
裁剪造口底盘	根据测量的造口根部大小在造口底盘上描记，范围大1～2mm；用弯剪剪裁造口底盘，再用手指将剪裁孔的边缘捋平	剪裁造口底盘过大会导致粪水性皮炎，太小会摩擦刺激造口黏膜引起出血等
贴造口袋	1. 造口周围先涂抹薄薄一层造口粉，再喷皮肤保护剂 2. 由下而上粘贴底盘，再用手指来回旋转轻压造口内侧底盘粘贴处约30秒，以确保造口底盘与皮肤完全粘贴 3. 造口袋的下端朝向应根据患儿的体位而定（如平卧位选择与床面垂直，半卧位选择斜向地面） 4. 向造口袋内预充少量气体，夹闭造口袋底端开口	造口粉可以使造口周围皮肤保持干燥，减轻渗出物对皮肤的刺激。皮肤保护剂用于造口周围皮肤免受排泄物和造口底盘粘胶的刺激按压是利用底盘热塑性增加底盘粘贴的牢固性防止造口袋紧贴于造口黏膜，刺激造口黏膜
整理、记录	撤垫巾、脱手套，整理患儿衣物，整理用物，洗手、记录	保持床单位整洁、规范记录

5. 评价　操作过程中，患儿心率、血氧饱和度维持正常、无哭闹、无烦躁，患儿舒适安全。操作后造口周围皮肤完好无破损、造口底盘大小剪裁合适、造口

袋粘贴牢固。

六、常见并发症和处理

1. 造口皮炎

（1）原因：造口袋底盘开口过大，造口周围皮肤暴露，长时间与排泄物接触刺激；造口袋更换过于频繁，剥离时导致皮肤损伤；造口袋粘贴不当，出现皱褶，排泄物流出刺激皮肤；对造口袋材质过敏。

（2）临床表现：皮肤发红、糜烂，有渗液，可伴有红色丘疹，严重者皮肤出血、破溃。

（3）预防及处理：准确测量造口大小，保持造口袋底盘和造口黏膜的间隙1～2mm。勿频繁更换造口袋，视粪便性质而定，一般3天更换。可使用防漏膏后再贴造口袋，可避免渗漏。选择适合的造口袋，预防皮肤过敏。使用造口附件产品及敷料，可以更好地改善皮炎。去除变应原，更换适宜的造口用品，出现皮疹，可局部使用抗过敏药物，再使用保护膜。

2. 造口出血

（1）原因：造口黏膜与皮肤连接处的毛细血管及小静脉破裂出血。

（2）临床表现：造口表面及造口内出血。

（3）预防及处理：改善护理流程、换药时勿用力、动作轻柔，裁剪大小合适，监测凝血功能。造口表面出血，应避免刺激，用棉球按压止血。造口内出血，应及时通知医生，查找原因。

3. 皮肤黏膜分离

（1）原因：造口黏膜缝线太紧；伤口感染；营养不良。

（2）临床表现：皮肤与造口分离，出现一条开放性伤口。

（3）预防及处理：造口黏膜缝线力度适中，勿太紧；预防伤口感染；加强患儿营养。用生理盐水棉球清洗伤口及造口皮肤，分离处填充造口粉或藻酸盐敷料，以水胶体敷料外敷，涂上防漏膏，最后贴造口袋。2～3天换药1次，有渗漏应及时更换。

4. 造口脱垂

（1）原因：腹壁肌层开口太大，腹部长期用力，腹压过大；患儿剧烈哭闹；营养不良，皮下脂肪缺乏。

（2）临床表现：造口脱出于腹腔外。

（3）预防及处理：避免患儿哭闹，腹压过大，可予安抚奶嘴安抚，预防性使用腹带。及时通知医生，发现造口黏膜颜色发黑、发紫，可行手法还纳，造口袋底盘剪裁以突出肠管最大直径为准，边缘剪成放射状，预防脱垂时底盘开口嵌顿造口。严重者切除脱垂肠管、保持肠道通畅、重建造口。

5. 造口回缩

（1）原因：术后造口坏死与皮肤分离；造口缝线过早脱落；造口肠管过短；术后伤口瘢痕形成；体重增加；造口位置不当。

（2）临床表现：造口凹陷于皮肤表面或造口低于表面。

（3）预防及处理：密切观察黏膜高度，加强造口周围皮肤保护，必要时使用防漏膏垫高造口边缘，使造口黏膜被动抬高。预防性使用凸面底盘造口袋，勿过早拆除支撑棒，术后监测患儿体重增长，避免体重增加过快。回缩至腹腔内需急诊重建造口术。

6. 造口狭窄

（1）原因：手术原因，造口黏膜受损，瘢痕组织形成。

（2）临床表现：外观皮肤开口缩小，看不见黏膜或外观正常，指诊时造口有紧缩感；排出粪便变细，排便困难，腹胀，常有便秘。

（3）预防及处理：手术皮肤切口大小适宜；预防造口黏膜损伤；预防性造口扩张，放置引流管。轻度狭窄可用手指或扩肛器扩张开口处，重度狭窄或出现梗阻时建议手术治疗。便秘可以服用通便剂或灌肠。

7. 造口水肿

（1）原因：手术创伤；肠道的应激；血液、淋巴液回流受阻；低蛋白血症。

（2）临床表现：外观比预期的直径更大或更突出，红色或粉红色。

（3）预防及处理：严密观察水肿情况，避免造口黏膜损伤和缺血，解除局部压迫，必要时去除支撑棒探查腹壁开口，必要时间断拆除周围缝线减压。轻度水肿术后6～8周可自行缓解，剪裁造口底盘呈放射状，孔径比造口根部略大，避免摩擦刺激。重度水肿可用3%高渗盐水或50%硫酸镁湿敷。纠正低蛋白血症，治疗原发病。

（胡米佳）

缩略语表

缩略语	英文全称	中文
AB	actual bicarbonate	实际碳酸氢盐
A/CMV	assist/control mode ventilation	辅助/控制通气
AGA	appropriate for gestational age	适于胎龄儿
APIB	the assessment of preterm infants' behavior	早产儿行为评估量表
BE	base excess	碱剩余
BiPAP	bi-level positive airway pressure	双水平气道正压通气
BPD	bronchopulmonary dysplasia	支气管肺发育不良
CAUTI	catheter-associated urinary tract infection	导管相关性尿路感染
CDC	Centers for Disease Control	疾病预防控制中心
CHO	Chinese hamster ovary	中国仓鼠卵巢
CRBSI	catheter-related blood stream infection	导管相关性血流感染
CRP	C-reactive protein	C反应蛋白
CRRT	coutinuous renal replacement therapy	连续性肾脏替代治疗
CVC	central venous catheter	中心静脉置管
CVP	central venous pressure	中心静脉压
ECMO	extracorporeal membrane oxygenation	体外膜氧合
ELBWI	extreme low birth weight infant	超低出生体重儿
ESR	erythrocyte sedimentation rate	红细胞沉降率
FI	feeding intolerance	喂养不耐受
FIC	family-integrated care	家庭参与式护理
FIL	feedback inhibitor of lactation	泌乳反馈抑制物
FiO_2	fraction of inspired oxygen	吸入氧浓度
GA	gestational age	胎龄
GER	gastroesophageal reflux	胃食管反流
HBIG	hepatitis B immunoglobulin	乙肝免疫球蛋白
HBV	hepatitis B virus	乙型肝炎病毒

续 表

缩略语	英文全称	中文
HFFIV	high frequency flow interrupter ventilation	高频气流阻断通气
HFJV	high frequency jet ventilation	高频喷射通气
HFNC	heated humidified high-flow nasal canula	经鼻温湿化高流量吸氧
HFOV	high frequency oscillation ventilation	高频振荡通气
HIE	hypoxic-ischemic encephalopathy	缺氧缺血性脑病
HMF	human milk fortifier	母乳强化剂
IASP	International Association for the Study of Pain	国际疼痛研究协会
IPAT	infant position assessment tool	新生儿体位评估量表
KMC	kangaroo mother care	袋鼠式护理
LBWI	low birth weight infant	低出生体重儿
LGA	large for gestational age	大于胎龄儿
MAP	mean airway pressure	平均气道压
MARSI	medical adhesive related skin injury	医用粘胶相关性皮肤损伤
MDRPI	medical device-related pressure injuries	医疗器械相关压力性损伤
MIST	minimally invasive surfactant therapy	微创表面活性物质治疗
N-PASS	neonatal pain，agitation and sedation scale	新生儿疼痛、躁动及镇静量表
NCPAP	nasal continuous positive airway pressure	经鼻持续气道正压通气
NIDCAP	newborn individualized developmental care and assessment program	新生儿个体化发展护理和评估程序
NIPS	neonatal infant pain scale	新生儿疼痛量表
NRDS	neonatal respiratory distress syndrome	新生儿呼吸窘迫综合征
NSCS	neonatal skin condition score	新生儿皮肤状况评分表
NSRAS	neonatal skin risk assessment scale	新生儿皮肤风险评估量表
OI	oxygenation index	氧合指数
$PaCO_2$	parital pressure of carbon dioxide	动脉二氧化碳分压
PaO_2	partial pressure of oxygen	动脉血氧分压
PCT	procalcitonin	降钙素原
PEEP	positive end-expiratory pressure	呼吸末正压
PI	pressure injure	压力性损伤
PICC	peripherally inserted central catheter	经外周置入中心静脉导管

续 表

缩略语	英文全称	中文
PIP	peak inspiratory pressure	吸气峰压
PIPP	premature infant pain profile	早产儿疼痛量表
PIPP-R	premature infant pain profile-revised	修订版早产儿疼痛量表
PLT	platelet	血小板
PS	pulmonary surfactant	肺表面活性物质
PSV	pressure support ventilation	压力支持
ROP	retinopathy of prematurity	早产儿视网膜病
SB	standard bicarbonate	标准碳酸氢盐
SGA	small for gestational age	小于胎龄早产儿
SIMV	synchronized intermittent mandatory ventilation	同步间歇指令通气
SpO_2	pulse oxygen saturation	经皮血氧饱和度
Ti	time of inspired	吸气时间
UAC/UVC	umbilical artery/venous catheterization	脐动/静脉置管
UVC	umbilical veuous catheterization	脐静脉置管
VAP	ventilator-associated pneumouia	呼吸机相关性肺炎
VEGF	vascular endothelial growth factor	血管内皮生长因子
VLBWI	very low birth weight infant	极低出生体重儿
WBC	white blood cell	白细胞

参考文献

[1] 张巍，童笑梅，王丹华. 早产儿医学［M］. 2版. 北京：人民卫生出版社，2018.

[2] 童笑梅，韩彤妍，朴梅花. 新生儿重症监护医学［M］. 北京：北京大学医学出版社，2019.

[3] 邵肖梅，叶瑁，丘小汕. 实用新生儿学［M］. 5版. 北京：人民卫生出版社，2018.

[4] 桂永浩，薛辛东. 儿科学［M］. 3版. 北京：人民卫生出版社，2015.

[5] 周伟，周文浩. 新生儿治疗技术［M］. 北京：人民卫生出版社，2022.

[6] 封志纯，洪小杨，张晓娟. 儿科体外膜肺氧合操作手册［M］. 北京：人民卫生出版社，2019.

[7] 张玉侠. 实用新生儿护理学手册［M］. 北京：人民卫生出版社，2019.

[8] 李杨，彭文涛，张欣. 实用早产儿护理学［M］. 北京：人民卫生出版社，2014.

[9] 丁炎明. 伤口护理学［M］. 北京：人民卫生出版社，2017.

[10] 王泠，胡爱玲. 压力性损伤临床防治国际指南2019［M］. 3版. 北京：人民卫生出版社，2021.

[11] 苏绍玉，胡艳玲. 新生儿临床护理精粹［M］. 北京：人民卫生出版社，2017.

[12] 胡晓静. 极超低出生体重早产儿精细化照护技术［M］. 北京：人民卫生出版社，2021.

[13] 张大华，蒙景雯. 北京大学第一医院儿科护理工作指南［M］. 北京：人民卫生出版社，2016.

[14] 王泠，胡爱玲. 伤口造口失禁专科护理［M］. 北京：人民卫生出版社，2021.

[15] 范玲，张大华. 新生儿专科护理［M］. 北京：人民卫生出版社，2020.

[16] 吴欣娟，张晓静. 实用临床护理操作手册［M］. 北京：中国协和医科大学出版社，2018.

[17] 程锐，卢红艳. 新生儿病房医院感染管理手册［M］. 北京：人民卫生出版社，2023.

[18] CLOHERTY J P，EICHENWALD E C，STARK A R. Manual of neonatal care（6th ed）［M］. Philadelphia：Lippincott Williams & Wilkins，2008.

[19] 中华医学会肠外肠内营养学分会儿科协作组. 中国新生儿营养支持临床应用指南［J］. 临床儿科杂志，2013，31（12）：1177-1182.

[20]《中华儿科杂志》编辑委员会，中华医学会儿科学分会新生儿学组. 早产儿管理指南［J］. 中华儿科杂志，2006，44：188.

[21] 中国医师协会新生儿科医师分会循证专业委员会，中国医师协会新生儿科医师分会呼吸专业委员会. 2020新生儿机械通气时气道内吸引操作指南［J］. 中国当代儿科杂志，2020，22（6）：6-15.

[22] 中华医学会儿科学分会新生儿学组，中国妇幼保健协会医院感染控制专业委员会，国家

儿童医学中心首都医科大学附属北京儿童医院. 新生儿脐静脉置管相关并发症防控指南[J]. 中华新生儿科杂志，2021，36（2）：1-9.
[23] 中国医师协会新生儿科医师分会循证专业委员会. 新生儿经外周置入中心静脉导管操作及管理指南（2021）[J]. 中国当代儿科杂志，2021，23（3）：201-212.
[24] 中国医师协会新生儿科医师分会循证专业委员会. 重症监护病房新生儿皮肤管理指南（2021）[J]. 中国当代儿科杂志，2021，23（7）：659-670.
[25] 中国医师协会新生儿科医师分会循证专业委员会. 早产儿和低出生体重儿袋鼠式护理临床实践指南（2022）[J]. 中国循证医学杂志，2023，23（3）：249-264.
[26] 中华医学会眼科学分会眼底病学组. 中国早产儿视网膜病变筛查指南[J]. 中华眼科杂志，2014，50（12）：933-935.
[27] 国家儿童健康与疾病临床医学研究中心，儿童发育疾病研究教育部重点实验室，儿科学重庆市重点实验室，等. 中国新生儿疼痛管理循证指南（2023年）[J]. 中国当代儿科杂志，2023，25（2）：109-127.
[28] 中华医学会儿科学分会新生儿学组，中华儿科杂志编辑委员会. 中国新生儿肺表面活性物质临床应用专家共识（2021）[J]. 中华儿科杂志，2021，59（8）：627-632.
[29] 杨童龄，王丽，胡晓静，等. 新生儿医源性皮肤损伤的评估要点和预见性护理的专家共识[J]. 中国循证儿科杂志，2020，15（3）：161-165.
[30] 中华医学会儿科学分会新生儿学组，中华儿科杂志编辑委员会. 新生儿高胆红素血症诊断和治疗专家共识[J]. 中华儿科杂志，2014，52（10）：745-748.
[31] 中国医师协会新生儿科医师分会营养专业委员会，中国医师协会新生儿科医师分会早产儿专业委员会，中国当代儿科杂志编辑委员会. 早产儿肠内营养管理专家共识[J]. 中国当代儿科杂志，2024，26（6）：541-552.
[32] 中华医学会儿科学分会新生儿学组，中华儿科杂志编辑委员会. 亚低温治疗新生儿缺氧缺血性脑病专家共识（2022）[J]. 中华儿科杂志，2022，60（10）：983-989.
[33] 国际血管联盟中国分部护理专业委员会. 极低出生体重儿中心静脉血管通路装置安全管理中国专家共识[J]. 循证护理，2024，10（11）：1901-1909.
[34] 中华医学会儿科学分会儿童保健学组，中华医学会儿科分会新生儿学组. 早产、低出生体重儿出院后喂养建议[J]. 中华儿科杂志，2016，54（1）：6-12.
[35] 何碧云. 新生儿疼痛、躁动及镇静评估量表的汉化及信效度评价[D]. 杭州：浙江大学，2017.
[36] 黄小知. 三种量表用于机械通气新生儿急性疼痛评估的比较[D]. 广州：南方医科大学，2017.
[37] 何星蓉，郑显兰，柯淞淋，等. 基于3个英文版新生儿疼痛量表评估新生儿术后疼痛的信度和效度研究[J]. 中国循证儿科杂志，2021，16（3）：186-191.
[38] 李蕊，王晶，韩志英，等. IPAT在NICU低出生体重早产儿发育支持中的应用效果[J]. 护理研究，2020，34（5）：875-877.
[39] 林楠，诸纪华，徐红贞，等. 早产儿体位管理的最佳证据总结[J]. 中华护理志，2022，57（4）：486-492.

［40］董文辉，邓博引，悦光，等．美国新生儿重症监护室床旁即时超声检查的临床方案解读［J］．中国当代儿科杂志，2023，25（7）：672-677.

［41］桂圆圆，范玲．NICU新生儿医用粘胶相关性皮肤损伤的风险评估及预防措施［J］．中华护理杂志，2016，51（8）：979-983.

［42］谢朝云，李文华，蒙桂鸾，等．新生儿导尿管相关性尿路感染影响因素分析［J］．临床儿科杂志，2021，39（12）：891-894.

［43］FENTON T R，KIM J H．A systematic review and meta-analysis to revise the Fenton growth chart for preterm infants［J］．BMC Pediatr，2013，13：59.

［44］TSANG R C，RICARDO U，BERTHOLD K，et al．Nutrition of the Preterm Infant（2nd）［M］．Atlasbooks Dist Serv，2005.

［45］KLAUS M H，FANAROFF A A．The physical environment．Care of the high risk neonate（5th ed）［M］．Philadelphia：WB Saunders，2001.

［46］CLOHERTY J P，EICHENWALD E C，STARK A R．Manual of neonatal care（6th ed）［M］．Philadelphia：Lippincott Williams & Wilkins，2008.

［47］PEJOVIC B，PECO-ANTIC A，MARINKOTIC-ERIC J．Blood pressure in non-critically ill preterm and fullterm neonates［J］．Pediatr Nephrol，2007，22：249-257.

［48］ALS H，DUFFY F H，MCANULTY G B，et al．Early experience alters brain function and structure［J］．Pediatrics，2004，113（4）：846-857.

［49］ALS H．Toward a synactive theory of development：Promise for the assessment and support of infant individuality［J］．Infant Ment Health J，1982，3（4）：229-243.

［50］XIE W，WANG X，HUANG R，et al．Assessment of four pain scales for evaluating procedural pain in premature infants undergoing heel blood collection［J］．Pediatr Res，2021，89（7）：1724-1731.